新・泌尿器科臨床病理学

ホットトピックスを徹底的に究明する!!

大保亮一 Northwestern大学名誉教授

大園誠一郎 浜松医科大学泌尿器科学講座教授

荒井陽一 東北大学大学院医学系研究科泌尿器科学分野教授

Uropathology for
practicing urologists and
surgical pathologists

インターメディカ

序に代えて

泌尿器科医と病理医とのダイアローグ

　2003年から5年間に渡って刊行された「泌尿器科臨床病理シリーズ 大保亮一教授が答える日常臨床の疑問点」は、臨床現場の泌尿器科医と病理医とをつなぐ新しい試みであった。これらは2008年に「日常臨床の疑問に答える泌尿器科臨床病理学」として一冊の単行本として刊行された。

　その序文に以下の文章が引用されている。

> "Pathology should form the basis of every physician's thinking about his patients"
> W.A.D. Anderson (Anderson's Pathology, 1948)

　医学における病理学の基本と臨床医とのダイアローグの重要性を見事に表している。一方、臨床医と病理医とのダイアローグは双方向性でなければならない。臨床医は病理医から報告された所見を正しく理解し、治療に反映しているであろうか？　その前に、診断に重要な臨床所見を正しく述べ、自らの疑問を病理医に積極的に投げかけているであろうか？　臨床医と病理医が絶えず成長し成熟した関係になっているであろうか？　泌尿器科医は臨床現場で病理医と顔の見える関係を構築できているであろうか？

　上記のシリーズはこのような問題意識の下で刊行され、大変好評を得た。その後も病理学、泌尿器科学、そして分子生物学などの進歩により新たな知見が加わった。腎腫瘍では2013年に新しい分類法が提唱され、2004年WHO分類との異同が注目される。小径腎腫瘍に対するnephron-sparing surgeryとともにactive surveillanceも注目されるようになってきた。尿路上皮癌では

2004年WHO分類で高異型度癌と低異型度癌の分類法が用いられ、取扱い規約でも正式に採用されている。臨床的にはpT1またはpT2高異型度癌の取扱いが注目されている。前立腺癌の増加は続いており、2020年には本邦男性の癌罹患数トップになることが予測されている。2005年ISUP（International Society of Urological Pathology）の報告を受け、Gleason分類が大きく変わった。active surveillanceを含め、限局癌の治療法も多様化している。一方で去勢抵抗癌の分子メカニズムの研究が進み、新規の治療法が続々と登場している。

このようななかで、前版の問題意識を引き継ぎ、今回も泌尿器科臨床医の疑問に答える、"Question and Answer"形式で本書を刊行することとなった。Questionはより重要なものに焦点を絞り、腎癌7、膀胱癌6，前立腺癌14とした。前回の版になかった新たなQuestionを取り上げるとともに、臨床上重要な疑問については再度取り上げて、最新の知見を盛り込んで解説を行った。

本書が、多くの泌尿器科医と病理医とのダイアローグに役立ち、泌尿器科臨床のさらなる向上につながることを願いたい。

大保亮一　大園誠一郎　荒井陽一

序に代えて 02

ホットトピックスを徹底的に究明する!!
新・泌尿器科臨床病理学

I 腎癌

Question 1 10
2013年に腎腫瘍の新しい分類が提唱されたとの報告がありますが、それについて説明してください。2004年版のWHO分類とはどのように異なるのですか?

Question 2 12
管状嚢胞状腎細胞癌(tubulocystic renal cell carcinoma: TCRCC)について説明してください。その病理像は? その臨床的病態は?

Question 3 16
淡明細胞型乳頭状腎細胞癌(clear cell papillary renal cell carcinoma: CCPRCC)といわれる腎癌が最近文献でみられます。その生物学的特徴を解説してください。淡明細胞型腎細胞癌(clear cell renal cell carcinoma: CCRCC)や乳頭状腎細胞癌(papillary renal cell carcinoma: PRCC)とどのように異なるのですか?

Question 4 28
甲状腺様濾胞型腎細胞癌(thyroid-like follicular renal cell carcinoma: TLFRCC)というのはどんな腫瘍ですか? 甲状腺の機能を持つ癌ですか、それとも甲状腺癌の腎転移ですか?

Question 5 30
腎腫瘍の穿刺診断(renal mass biopsy: RMB)の意義について解説してください。どのような症例が診断の対象となりますか? 穿刺で診断の確立される頻度は? 穿刺に伴うリスクは?

Question 6 36
腎癌に対する腎保存手術(nephron-sparing surgery: NSS)、すなわち腎部分切除術(partial nephrectomy: PN)の適応を論じてください。NSS後の再発のリスクはどれほどですか? PNの場合、どれくらい正常組織をつけて切除すべきでしょうか? PNは腎機能に対して長期的にどのような影響を及ぼしますか?

Question 7 44
早期腎癌に対して、active surveillance(AS)が選択肢として提供されています。どのような患者がその対象になりますか? ASを継続するためにはどのような臨床観察条件を満たすことが必要ですか? ASから脱落して外科的処置に切り換える根拠は何ですか?

目次
Contents

II 膀胱癌

Question 1 52
2004年版WHO尿路上皮腫瘍分類の特徴の一つは、低悪性度乳頭状尿路上皮腫瘍の一部をPUNLMP（papillary urothelial neoplasm of low malignant potential）の名称で紹介したことですが、この疾患名は臨床家にとって、果たして有意義なものでしょうか？「腎盂・尿管・膀胱癌取扱い規約」では正式な診断項目として採用されていません。

Question 2 62
病期pT1尿路上皮腫瘍の性格について解説してください。進行癌に移行するタイプの特徴というものがありますか？

Question 3 66
pTa高異型度尿路上皮癌（urothelial carcinoma, high grade: CaHG、2004年版WHO分類）と初期診断された腫瘍の病態について説明してください。どのような臨床経過をたどりますか？

Question 4 69
膀胱尿路上皮腫瘍は、大別して2つあることは承知しています。大多数は、筋層非浸潤（表在）性で再発を繰り返すが比較的良好の臨床経過をたどるもので、第二は初期から高異型度（筋層）浸潤性腫瘍として出現し、進行性の病態を示すものです。両者に特異的な分子生物学的特徴はありますか？予後の推定に役立つマーカーがあれば説明してください。

Question 5 76
pT1高異型度癌（urothelial carcinoma, high grade: CaHG）の病態について説明してください。臨床観察で進行型となるものを予測できる因子がありますか？もしfibroblast growth factor receptor 3（FGFR3）変異が認められれば、予後を改善しますか？ p53遺伝子の役割は？

Question 6 79
尿路上皮腫瘍において免疫組織化学反応の役割は？使用する妥当性と有用性について解説してください。

III 前立腺癌

Question 1 ……… 90
前立腺に被膜（capsule）はありますか？ 泌尿器科医だけでなく病理医も、前立腺摘除検体の癌の進展度（stage）診断の際、"被膜"という言葉を使う傾向がありますが。

Question 2 ……… 94
前立腺の解剖学的構築について説明してください。泌尿器科医のみならず、外科病理医にとって重要な標識は何ですか？

Question 3 ……… 99
根治的前立腺摘除術（radical prostatectomy: RP）標本の病理学的検索により癌組織が前立腺外に浸潤していたり、外科的切除断端に進展していたという所見が報告されたとき、患者のその後の見通しはどうなりますか？ このような結果でも術後に無治療で経過観察していると、前立腺特異抗原（prostate specific antigen: PSA）上昇がみられる患者と長期にわたり上昇がみられない患者とを経験します。病理学的に予知ができますか？ また病理学的検索の結果、RPに成功したと思われていた患者の一部にPSA上昇がみられることもあります。病理医の立場からこの現象を説明してください。

Question 4 ……… 106
限局性前立腺癌に対する根治的前立腺摘除術（radical prostatectomy: RP）においては、癌の"被膜"外進展があって切除断端が陽性であれば、病期進行のリスクになることが知られています。では、癌病変のある前立腺実質に偶然切り込んで切除断端陽性（positive surgical margin: PSM）となった場合のリスクはどうなりますか？

Question 5 ……… 109
前立腺前部癌（anterior prostate cancer: APC）あるいは前立腺前部優勢癌（anterior predominant cancer）と呼ばれる癌について説明してください。はるかに多い後部癌（posterior prostate cancer: PPC）とどのように異なりますか？

Question 6 ……… 114
移行領域（transition zone: TZ）由来の腺癌の臨床的意義を説明してください。根治的前立腺摘除術（radical prostatectomy: RP）後の患者の予後を、定期的に前立腺特異抗原（prostate specific antigen: PSA）値の測定で追跡した場合、辺縁領域（peripheral zone: PZ）腺癌より予後がよいといわれていますがそのとおりですか？ 病理医からの報告が"TZ由来腺癌"であれば"予後は良好である"と患者に伝えてもよろしいですか？

Question 7 ……… 119
意図的に移行領域（transition zone: TZ）を針生検（prostate needle biopsy: PNB）することの意義と妥当性について解説してください。

Question 8 ……… 124
前立腺癌の組織分類は、2005年国際泌尿器病理学会（International Society of Urological Pathology: ISUP）の改定報告を受けて、初期のGleason分類から大きく変わりました。「前立腺癌取扱い規約」でもかなり詳しく報告されていますが、いったいどのように変わったのか、そして改定の臨床的意義も説明してください。

Question 9 131

Gleasonパターン4病巣の存在は、パターン3の病巣の症例に比べて、前立腺癌の予後を増悪するといわれていますが、そのとおりですか？ 病理学的に根拠を説明してください。

Question 10 137

去勢抵抗性前立腺癌（castration resistant prostate cancer）とはどういう腫瘍ですか？ 初期の癌とどのように異なるのですか？

Question 11 146

末期前立腺癌は、大多数の症例において骨転移を併発し、いかにしてこの問題に対処するかが臨床上の問題点です。骨転移はどのような機序によって起こるのか解説してください。

Question 12 153

前立腺病変で篩状構造（cribriform）を示す病変（cribriform lesions）は、どのように分類したらよいのですか？ 高度前立腺上皮内腫瘍（high grade prostatic intraepithelial neoplasia: HGPIN）とGleason パターン4 病巣との鑑別はどのようにしたらよいのですか？また、最近 intraductal carcinoma（IC）という名称が文献で使われていますが、どのような病変ですか？ 導管腺癌（ductal carcinoma: DC）とはどのように異なるのですか？

Question 13 161

前立腺癌における神経内分泌細胞の臨床的意義は何ですか？ ホルモン療法後、この細胞が増加し、前立腺癌細胞の増殖を促すといわれていますが、そのとおりですか？

Question 14 166

最近、前立腺特異抗原（prostate specific antigen: PSA）スクリーニングによって発見された前立腺癌に対して直ちに治療開始せず、定期的観察によって治療開始時期を遷延させる手段が報告されています。どのような条件を満たす症例なら、この手段にまかせてよいでしょうか？ どのような方法で患者の追跡をしますか？

索引 175

I 腎癌

Question 1

2013年に腎腫瘍の新しい分類が提唱されたとの報告がありますが、それについて説明してください。2004年版のWHO分類とはどのように異なるのですか？

■ 略語一覧　　RCC: renal cell carcinoma
　　　　　　　TCRCC: tubulocystic renal cell carcinoma
　　　　　　　TLFRCC: thyroid-like follicular RCC
　　　　　　　CCRCC: clear cell renal cell carcinoma
　　　　　　　PRCC: papillary renal cell carcinoma

Answer

2004年にWHO分類として発表された悪性腎腫瘍分類は、免疫組織化学反応と一部の腫瘍では、分子生物学的所見を反映する画期的なものでした。これに基づいて、筆者らは前著で腎腫瘍の病理学的特徴を詳しく紹介しました（**大保**）。

その後、多数の研究者らによる新知見に基づき、従来"分類不能"のカテゴリーに属していた腫瘍、および現存する腫瘍のさらなる検討によって、新しい型の腎腫瘍の誕生が続いています。そこで、これらの腫瘍の臨床的・病理学的意義を明らかにする目的で、国際泌尿器病理学会（International Society of Urological Pathology: ISUP）が、カナダのバンクーバーで開催され、検討結果がISUPバンクーバー分類として2013年に発表されました。これは、2004年のWHO分類の改訂版として位置づけられるものです。

この報告（**Srigley**）での重要点は、次の5種類の腎腫瘍を新型として加えたことです。

① 管状嚢胞状腎細胞癌（tubulocystic renal cell carcinoma: TCRCC）
② 後天性嚢胞性疾患に併発するRCC（acquired cystic disease-associated RCC）
③ clear cell（tubulo）papillary RCC
④ MiT family translocation RCC（特にt(6;11)）
⑤ hereditary leiomyomatosis and RCC syndrome-associated RCC

このうち、hereditary leiomyomatosis and RCC syndrome-associated RCCの腫瘍は、fumarate hydratase遺伝子の先天性変異を伴うもので、その結果、高頻度で皮膚および子宮の平滑筋腫発生がみられ（Chenらによれば100%に近い高率）、さらにきわめて悪性型の腎細胞癌が20-30%の頻度でみられます。腎癌の組織像は多様です。乳頭状、管状、管状乳頭状、硬結像、嚢胞状を示し、一部では集合管癌像も併発します。フマール酸蓄積の結果出現する異常蛋白S-（2-succinocystein: 2SC）が核および細胞質に蓄積します。これを免疫組織化学反応で特異的に検索できるので診断に有用です（**Chen**）。

新分類の腫瘍群は、分子生物学的および細胞遺伝学的検査の結果を強く反映するものであることが明らかです。さらに、もう3種類の新型腫瘍の誕生も、間もないことのようです。これらは、甲状腺様濾胞型腎細胞癌（thyroid-like follicular RCC: TLFRCC）、succinated dehydrogenase β deficiency-associated RCC、およびALK translocation RCCですが、いずれもきわめて稀な腫瘍で、独立疾患として認知される前にさらなるデータが必要です。

一方、2004年版WHO分類の腫瘍のなかで、ある腫瘍の概念の変更がみられます。

第一に、淡明細胞型腎細胞癌（clear cell renal cell

carcinoma: CCRCC）のなかの多嚢胞型の亜型 multicystic RCC は、低悪性腫瘍として別個に扱われること。

第二に、乳頭状腎細胞癌（papillary renal cell carcinoma: PRCC）を2つの亜型に分けることは意義があるも、第2型（好酸性細胞型）を独立した疾患として分類することには賛成しないこと。

第三に、ハイブリッドの oncocytic chromophobe cell 腎腫瘍群（Birt-Hogg-Dube 症候群）、renal oncocytosis および散発型（sporadic）のハイブリッド腫瘍は、形態学的に類似しているが、遺伝子変化には相違がみられます。このなかで共通した変化として、染色体 20 の monosomy は特異的なもので、オンコサイトーマや chromophobe RCC にはみられないことが挙げられます（**Petersson**）。いずれのハイブリッド腫瘍も良性の臨床像を呈し、chromophobe RCC とは異なるのですが、現時点では chromophobe RCC のカテゴリーに含めておくことにしました。

第四に、angiomyolipoma のうち、epithelioid 型は従来悪性腫瘍と考えられてきましたが、その後の調査によれば、悪性病態をとるものはごくわずかであり、転移能力のあるものは異常な細胞形態を示すもののみということが確認されました。

第五に、cystic nephroma と mixed epithelial and stromal tumor は、同一カテゴリーの腫瘍として分類することに意見の一致をみました。

そこで、次項以降で、**Question / Answer** で、新しい型の腎腫瘍の病理／臨床像を紹介します。

References

1. 大保亮一, 吉田修, 荒井陽一: 日常臨床の疑問に答える 泌尿器科臨床病理学. インターメディカ, 2008年.
2. Srigley JR, Delahunt B, Eble JN, Egevad L, Epstein JI, Grignon D, Hes O, Moch H, Montironi R, Tickoo SK, Zhou M, Argani P; ISUP Renal Tumor Panel. The International Society of Urological Pathology (ISUP) Vancouver Classification of Renal Neoplasia. Am J Surg Pathol 2013, 37: 1469-1489.
3. Chen YB, Brannon AR, Toubaji A, Dudas ME, Won HH, Al-Ahmadie HA, Fine SW, Gopalan A, Frizzell N, Voss MH, Russo P, Berger MF, Tickoo SK, Reuter VE. Hereditary leiomyomatosis and renal cell carcinoma syndrome-associated renal cancer: recognition of the syndrome by pathologic features and the utility of detecting aberrant succination by immunohistochemistry. Am J Surg Pathol 2014, 38: 627-637.
4. Petersson F, Gatalica Z, Grossmann P, Perez Montiel MD, Alvarado Cabrero I, Bulimbasic S, Swatek A, Straka L, Tichy T, Hora M, Kuroda N, Legendre B, Michal M, Hes O. Sporadic hybrid oncocytic/chromophobe tumor of the kidney: a clinicopathologic, histomorphologic, immunohistochemical, ultrastructural, and molecular cytogenetic study of 14 cases. Virchows Arch 2010, 456: 355-365.

Question 2

管状嚢胞状腎細胞癌（tubulocystic renal cell carcinoma: TCRCC）について説明してください。その病理像は？　その臨床的病態は？

■ 略語一覧
TCRCC: tubulocystic renal cell carcinoma
PRCC: papillary renal cell carcinoma
IHC　: immunohistochemistry
CCRCC: clear cell RCC
AMACR: alpha-methylacyl-CoA racemase

Answer

15～6年以上前、低グレードの集合管癌（collecting duct carcinoma）としてMacLennanらにおいて報告されていた腎癌が、これに相当します。その後、免疫組織化学反応、細胞遺伝学的研究に基づく病理検査で、集合管癌は発生源の異なる低悪性度疾患としての報告が相次ぎました。周囲より明確に境界された管状・嚢胞状の腫瘍で、ほとんど全例においてpT-1N0M0です。

肉眼所見および組織所見はきわめて特徴的で、鑑別診断は容易です。細胞遺伝学および免疫組織化学反応は、乳頭状腎細胞癌（papillary renal cell carcinoma: PRCC）の群と共通する所見がみられます。しかも、かなりの症例においてPRCC病巣も共存すると報告されており、両腫瘍間に発生学的に類似する（あるいは共通する）点が多いので、TCRCCを独立疾患として分類することには、慎重な意見もあります。

しかしながら、明白なことは、肉眼的および組織学的所見において、両者間にあまりにも大きな差があり、一応、類似するも別の腎癌として分類するのが妥当のようです。

Comments

分化度の高い管状型の腎細胞癌の存在はかなり前から知られており、低グレードの集合管癌として分類されてきました（**MacLennan, 大保**）。分類の根拠は、単にHE染色標本所見の印象に基づくものでした。過去10年間にimmunohistochemistry（IHC）反応、細胞遺伝学的研究による解明が進み（**Azoulay, Yang, Amin, Zhou**）、2013年にバンクーバーで開催された国際泌尿器病理学会（International Society of Urological Pathology: ISUP）（**Srigley**）でTCRCCを独立した疾患として分類することが推奨されました。

しかしながら、PRCCとの間にかなり共通するゲノム変化が発見されており、独立疾患と認定してもPRCCと近い親戚関係にあることは事実です。

1　臨床像

この腫瘍は、男性にはるかに多く発生する（7：1あるいはそれ以上）（**Azoulay, Srigley**）のが第一の特徴です。多くの症例で単発性です（Yangらによれば3/4の症例）。

第二の特徴として、かなりの症例でPRCC病巣が同時に単発ないし多発性に存在し（Yangらの報告では

Fig. 2-1　管状嚢胞癌

境界明瞭な病変。嚢胞性に拡張した腫瘍腺は低立方型の好酸性細胞に被覆され、大きい核と際立った核小体を伴う。分裂は実質的にみられない。間質は相対的に細胞が少ない。

提供：シカゴ、ノースウエスタン大学ファインバーグ医学部Michael Pins博士。

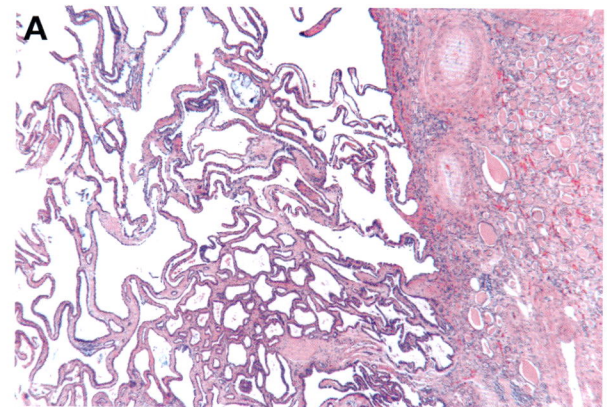
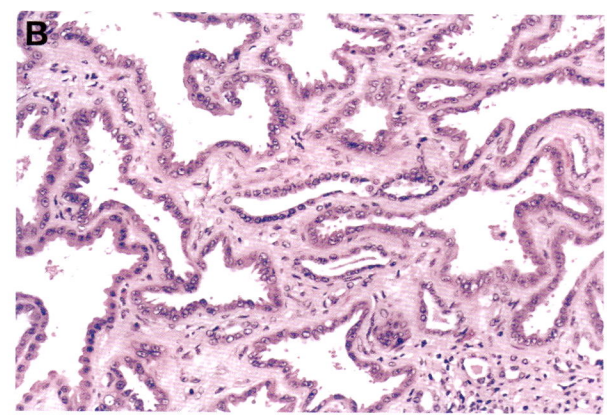

13例中5例で、Zhouらの報告では20例中6例）、そのあるものではTCRCC病巣内に混在しています。

2　肉眼所見

境界明瞭ではあるが、被膜を欠き皮質および髄質にまたがる腫瘍で、割面は透明な漿液を含む融合した多数の嚢胞で形成されます。この所見はきわめて特異的です。

Aminらはその肉眼所見をbubble-wrap（緩衝材として使われる気泡性材料）と表現していますが、この例えは必ずしも適当ではありません。なぜなら嚢胞のサイズや形が均等ではないからです。

3　組織学的所見

嚢胞および併存する管状構造は高分化の小型から中型の単層の円柱上皮細胞で覆われています（**Fig.2-1A,B**）。細胞は好酸性、したがって一見オンコサイトーマを思わせます（後述の鑑別診断を参照）。核は細胞質の中央に位置しますが、場所によりhobnail構造（核が嚢胞腔に向かって突出する結果、ドーム様の表面となる）を示します。

核はFuhrmanグレード2から3（**Fuhrman**）ですが、核分裂像はほとんど皆無に等しく、壊死や血管内浸潤像もみられません*。嚢胞あるいは管状構造間の間質は繊細な結合組織で形成され、集合管癌の特徴である線維形成反応（desmoplastic reaction）はみられません。ほとんどの症例がpT1N0M0です。

PRCCの共存する症例では、TCRCC病巣の近位に独立した腫瘍（Zhouらの報告では20例中7例）、あるいは同一病巣内（20例中4例）に存在しました。PRCCはType1が3例、Type2が5例です。いずれの症例においても核のグレードは各病巣に共通でした。

4　免疫組織化学反応

TCRCCは、HE染色での組織像がきわめてユニークなので、特殊染色を必要とすることはまずないのですが、その反応を示します。多くの症例で、近位尿細管のマーカーであるCD10、alpha-methylacyl-CoA racemase（AMACR）（p504s/racemase）、Pax 2陽性です（**Srigley, Azoulay, Yang**）。この反応はPRCCに類似します。

しかし、同時に遠位尿細管のマーカーであるCK19, parvalbumin, kidney-specific cadherinにも反応します（**Amin**）。したがって、TCRCCは集合管癌とははっきりと異なる反応を示しています。

---

* 2013年に集合管癌の組織像を伴うTCRCCが報告されている（**Al-Hussain**）。したがって、TCRCCが必ずしも低グレード腎癌とみなすことは危険で、多数の組織切片（特に硬結巣があれば、その部分を含めて）の組織検査が望ましい。

もう一つの特徴は、PRCCで強陽性にみられるCK7にも陽性です（Amin, Yang）。免疫組織化学反応をみるかぎり、その反応はPRCCとかなり共通していることが分かります。

5 超微構造

超微構造の解析報告は多くはありませんが、brush border構造の表面にはmicrovilliがみられ、近位尿細管構造と一致します。ただし、他部では集合管部のintercalated cellの構造がみられました（Amin）。

6 遺伝子表現のプロフィール
（gene expression profile）

Microarray分析は、腫瘍間に遺伝子の発現においてどのような違いがあるかを検索する比較的新しい手段です。腫瘍によって百パーセント違いが示されるわけではありませんが、各腫瘍タイプに特徴的変化が検索できるので、有用な手段の一つです（Furge）。

例えば、淡明細胞型腎細胞癌（clear cell renal cell carcinoma: CCRCC）、PRCC、chromophobe RCCのmicroarrayに基づく分析をみると、各腫瘍についてかなり特徴があるのが分かります（Furge）。TCRCCにおける遺伝子発現は、PRCCときわめて類似することが分かりました（Yang）。染色体のトリソミー17（PRCCの特徴の一つである）はTCRCCにもみられましたが、トリソミー7（PRCCのもう一つの特徴）は認められませんでした（Yang）。

7 鑑別診断

鑑別診断として考慮すべきものは多数あります。嚢胞形成腫瘍としてcystic nephroma、multilocular cystic RCCがまず挙げられます。

前者では、嚢胞は扁平から立方型上皮で覆われており、核は小さく、核小体の肥大はありません。hob-nail型の核が認められますが、細胞質は透明で、この点でCCRCCにやや似ています。cystic nephromaに特徴的なことは、卵巣の間質型間質で形成されていること（大保）、鑑別は困難ではありません。

同様に、multilocular cystic RCCは、透明細胞が嚢胞を覆っていますが、TCRCCと異なり、嚢胞壁（すなわち間質）にも透明細胞群が散在すること（浸潤像）です。

好酸性の細胞質を持つ腫瘍との鑑別として、onco-cytomaがあります。切除標本においては、肉眼像は両者間に明らかな差があるので鑑別に問題ありませんが、穿刺標本においては問題となります。oncocytomaでは、細胞群は充実した島嶼を形成し、嚢胞形成や管状構造は稀です。TCRCC同様、核小体の著明な増大は一つの共通所見ですが、oncocytomaでは滑らかな境界を有するのに対して、TCRCCの核膜は不規則です。間質を比較してみると、oncocytomaでは疎であるのに対して、TCRCCでは線維形成がはるかに著明です（Amin）。

8 まとめ

TCRCCは、低悪性腎癌できわめて特徴的な肉眼および顕微鏡所見を呈しているので、その特徴が示されていれば鑑別診断において問題になりません。遺伝子発現パターンは、PRCC群に類似するのみならず、PRCCを併発することが多いことから、両者の間に密接な関係があることは明らかです。

References

1. MacLennan GT, Farrow GM, Bostwick DG. Low-grade collecting duct carcinoma of the kidney: report of 13 cases of low-grade mucinous tubulocystic renal carcinoma of possible collecting duct origin. Urology 1997, 50: 679-684.
2. 大保亮一, 吉田修, 荒井陽一: 日常臨床の疑問に答える 泌尿器科臨床病理学. インターメディカ, 2008年.
3. Azoulay S, Vieillefond A, Paraf F, Pasquier D, Cussenot O, Callard P, Sibony M. Tubulocystic carcinoma of the kidney: a new entity among renal tumors. Virchows Arch 2007, 451: 905-909.
4. Yang XJ, Zhou M, Hes O, Shen S, Li R, Lopez J, Shah RB, Yang Y, Chuang ST, Lin F, Tretiakova MM, Kort EJ, Teh BT. Tubulocystic carcinoma of the kidney: clinicopathologic and molecular characterization. Am J Surg Pathol 2008, 32: 177-187.
5. Amin MB, MacLennan GT, Gupta R, Grignon D, Paraf F, Vieillefond A, Paner GP, Strovsky M, Young AN, Srigley JR, Cheville JC. Tubulocystic carcinoma of the kidney: clinicopathologic analysis of 31 cases of a distinctive rare subtype of renal cell carcinoma. Am J Surg Pathol 2009, 33: 384-392.
6. Zhou M, Yang XJ, Lopez JI, Shah RB, Hes O, Shen SS, Li R, Yang Y, Lin F, Elson P, Sercia L, Magi-Galluzzi C, Tubbs R. Renal tubulocystic carcinoma is closely related to papillary renal cell carcinoma: implications for pathologic classification. Am J Surg Pathol 2009, 33: 1840-1849.
7. Srigley JR, Delahunt B, Eble JN, Egevad L, Epstein JI, Grignon D, Hes O, Moch H, Montironi R, Tickoo SK, Zhou M, Argani P; ISUP Renal Tumor Panel. The International Society of Urological Pathology (ISUP) Vancouver Classification of Renal Neoplasia. Am J Surg Pathol 2013, 37: 1469-1489.
8. Fuhrman SA, Lasky LC, Limas C. Prognostic significance of morphologic parameters in renal cell carcinoma. Am J Surg Pathol 1982, 6: 655-663.
9. Al-Hussain TO, Cheng L, Zhang S, Epstein JI. Tubulocystic carcinoma of the kidney with poorly differentiated foci: a series of 3 cases with fluorescence in situ hybridization analysis. Hum Pathol 2013, 44: 1406-1411.
10. Furge KA, Lucas KA, Takahashi M, Sugimura J, Kort EJ, Kanayama HO, Kagawa S, Hoekstra P, Curry J, Yang XJ, Teh BT. Robust classification of renal cell carcinoma based on gene expression data and predicted cytogenetic profiles. Cancer Res 2004, 64: 4117-4121.

Question 3

淡明細胞型乳頭状腎細胞癌（clear cell papillary renal cell carcinoma: CCPRCC）といわれる腎癌が最近文献でみられます。その生物学的特徴を解説してください。淡明細胞型腎細胞癌（clear cell renal cell carcinoma: CCRCC）や乳頭状腎細胞癌（papillary renal cell carcinoma: PRCC）とどのように異なるのですか？

■ 略語一覧
CCPRCC: clear cell papillary renal cell carcinoma
CCRCC: clear cell renal cell carcinoma
PRCC: papillary renal cell carcinoma
IHC: immunohistochemistry
HIF: hypoxia-inducible factor
AMACR: alpha-methylacyl-CoA racemase
CA IX: carbonic anhydrase IX
RAT: renal angiomyomatous tumor

Answer

　淡明細胞から構成されるにもかかわらず、乳頭状から管状の増殖構造を示す特殊腎癌の存在が、過去10年間にかなり報告されています。最初はend stage kidneyに特異的にみられる腫瘍としてCCPRCCの名称で報告されましたが、正常の腎にもかなりの高頻度でみられることが分かりました。

　一般に低ステージ、低グレードの小径腫瘍で、予後は比較的良好です。病理学的および細胞遺伝学的特徴（cytogenetic characteristics）としては、CCRCCとPRCCの中間の性格をとっていますが、gene expression patternを調べた最近の報告では、PRCCよりもCCRCCに近いです。

　明確に境界された小径腫瘍は、乳頭状から管状構造に配列された淡明細胞からなり、均等なサイズの核は、腺腔近くの細胞質内に線状に規則正しく配列されるため、HE染色標本でCCPRCCが容易に疑われます。鑑別診断に役立つのは、免疫組織化学反応です。CK7に全例強陽性反応がみられるのが、CCRCCとの大きな違いです。PRCCと似て、多巣性増殖傾向があることを念頭に置いてください。

　なお、乳頭状構造を示し、淡明細胞からなる他の腎癌もごく少数ですが存在します。次の解説に鑑別診断法を詳細に示しました。

Comments

　2004年発表のWHO悪性腎腫瘍分類以後、数種の腫瘍が独立疾患として報告されています（Question 1参照）。CCPRCCもその一つです。

　腎腫瘍の分類の目的は明らかです。腫瘍化に関与する遺伝子（群）変化を把握しtarget gene therapyの道を開こうというものです。1990年代にVHL遺伝子の変異、喪失、あるいはpromoter領域のhypermethylationによる不活性化が、CCRCC発現の主要因子の一つとして確定され、腎細胞癌の分類に大きく貢献したことはご存じのとおりです（大保）。

　染色体分析、細胞遺伝学、immunohistochemistry（IHC）の組み合わせの結果、分類不能（unclassifiable）のカテゴリーから新しく独立疾患として再分類されたものが、かなりあります（Question 1参照）（Srigley, 2013）。この項で述べる乳頭状組織構造を示しますが、淡明細胞から構成されるCCPRCCもその一つです。

　従来、淡明細胞からなる腎腫瘍は、CCRCCのみと考えられていました。その典型的な組織像は、発達のよい血管網によって囲まれた淡明細胞群で、乳頭ないし管状構造はとりません。

　一方、乳頭状組織構造を示すPRCCには、淡塩基細胞（chromophil cell）のType1か、好酸性細胞か

Table3-1 淡明細胞（clear cell）からなる腎細胞癌

1. 淡明細胞型腎細胞癌 （clear cell RCC）	a. 通常型 VHL遺伝子異常（変異、喪失、promoter領域のhypermethylationによる不活化）を伴う	
	b. 乳頭状型 VHL遺伝子変化はaと同じであるが乳頭増殖を示す	
2. 多房嚢胞性腎細胞癌 （multilocular cystic RCC）	VHL遺伝子異常（aと同じ）	
3. 淡明細胞型乳頭状腎細胞癌 （clear cell papillary RCC）	遺伝子変化は淡明細胞型腎細胞癌や乳頭状腎細胞癌と異なる	
4. 転座型腎細胞癌 （translocation carcinomas）	a. Xp11.2 転座型腎細胞癌 Xp11上にあるTFE3転写調節因子活性が特徴的若年者腫瘍	
	b. t（6:11）転座型腎細胞癌 6p21上にあるTFEB転写調節因子活性が特徴的若年者腫瘍	

Table3-2 乳頭状（papillary）構造を示す腎細胞癌

1. 乳頭状腎細胞癌（PRCC）	a. Type1: 淡塩基性細胞質を持つ低グレード癌
	b. Type2: 好酸塩細胞質および柵状に配列された高異型度核を持つ高グレード癌
	c. オンコサイト型の好酸性細胞質および低異型度核を持つ低グレード癌
2. 淡明細胞型乳頭状腎細胞癌 （clear cell papillary RCC）	a. end stage kidneyに併発するもの
	b. 通常型 VHL gene 異常を伴わない低グレード型
3. 乳頭型の淡明細胞型腎細胞癌 （clear cell RCC with papillary architecture）	VHL gene異常を伴う

らなる Type2 があります。

しかし、過去10～15年間に、淡明細胞で構成され乳頭状ないし一部で管状に増殖する特殊型の存在が明らかになってきました。IHCおよび細胞遺伝子学的検索の結果、CCRCCやPRCCとは異なることが明らかになり、CCPRCCとして再分類することが提唱されてきています。

確かに臨床的にも低ステージ、低グレードの態度をとり、リンパ節転移も稀な腫瘍なので、別の腫瘍として扱う必要に意義があります。最初は end stage kidney で多巣性に発生する（Tickoo, 2006）と報告されましたが、その後、正常腎でも出現することが明らかになりました。

もう一つ、小児から若年成人にみられる特殊型の淡明細胞型腎細胞が、独立疾患として認識されています。転座型腎細胞癌（translocation carcinomas）です。

そこで、CCPRCCの解説の前に、淡明細胞からなる腎腫瘍、乳頭状構造を示す腎腫瘍、さらに両方の性格を有する腎腫瘍を表（Table3-1、2、3、4）にまとめました。表から明らかなように、HE染色に基づく組織学的検査だけでは確定診断が不可能な症例も出てきました。Table3-1、2の分類に基づいて解説を進めます。

Fig. 3-1　CCRCCとその肺転移巣

この中年女性は肺癌の診断で部分切除が行われた（A, B）。組織検査の結果、腎淡明細胞癌の肺転移が疑われてノースウェスタン大学病院に転院。検査の結果、腎腫瘍の存在が明らかとなり、腎摘除（C, D）を受ける。転移病巣と腎腫瘍の病理像との類似がきわめて明らかである。CCRCCのグレード2、淡明細胞癌が気管支周辺に結節を形成している（A,B）。

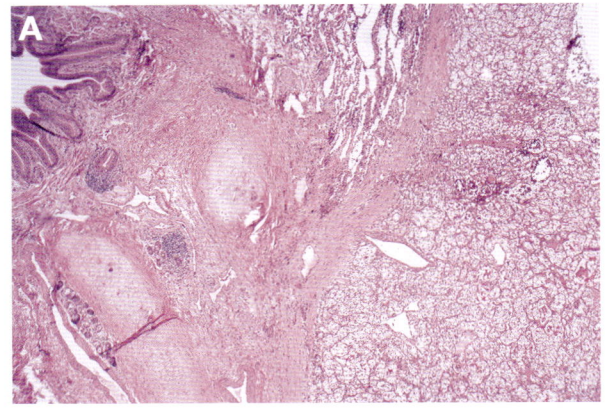
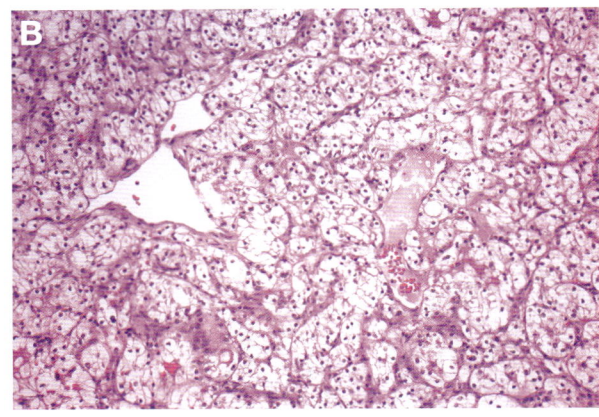
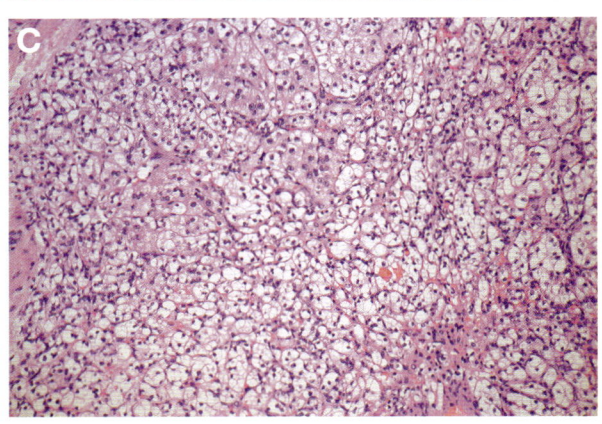
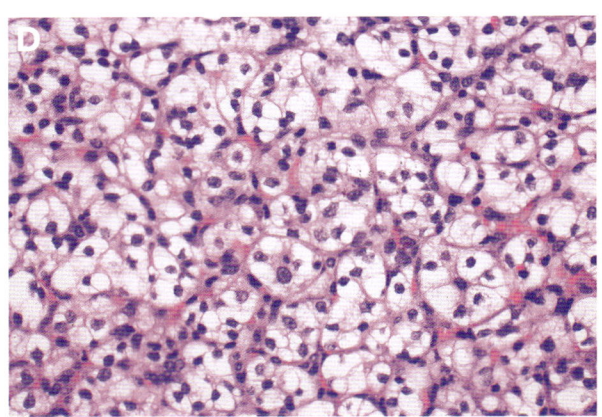

1　淡明細胞（clear cell）を構成要素とする腎細胞癌

a）淡明細胞型腎細胞癌（CCRCC）

淡明細胞から構成される腫瘍の典型的例は淡明細胞CCRCCで、その症例を呈示します（Fig. 3-1A, B, C, D）。

透明細胞（glycogenおよび脂質が組織標本作製の過程で失われる結果）が細胞集団（solid cell nest）を形成し、周囲を発達良好な血管網で囲まれている像です（Fig. 3-1C, D）。この組織像は転移巣でも保留されるので、病理医は腎原発癌の疑いを強くします（Fig. 3-1A, B）。遺伝学的特徴は、前著において詳しく述べましたので参照ください（大保）。

VHL遺伝子の非活性化はhypoxia-inducible factor（HIF）pathwayの活性化につながります。その結果、carbonic anhydrase IX（CA IX）の活性が上がり、IHCで認めることができます。CCRCCの鑑別診断に有用な所見の一つです。IHCでの反応は、CD10陽性、CA IX陽性、alpha-methylacyl-CoA racemase（AMACR）陰性、RCC陽性で、CK7は通常陰性です。

b）多房嚢胞性腎細胞癌（multilocularcytic RCC）

従来、CCRCCの低グレード腫瘍型として分類されてきましたが、2013年バンクーバー会議（Question 1参照）で、別個の腫瘍として分類することが提唱されました（Srigley, 2013）。VHL遺伝子にCCRCC同様の異常がみられるのですが、良好な臨床経過とIHCの反応において、CCRCCと質的・量的に異なる反応がみられるためです。

CCRCCと比較して、CD10陽性率が低く、しかも反応は局所的（focal）、一方、CK7染色では90％以上の症例で陽性反応がみられるなど、次に述べるCCPRCCに近い性格を帯びています（Williamson,

Fig. 3-2 CCPRCC
67歳の男性。輪郭明瞭な3.7cmの腫瘍。割面は淡黄色から褐色充実性。組織像として管状構造のほか、小嚢胞腔に乳頭状に増殖する透明細胞から構成される（A中央）。この腫瘍の特徴として、大きさ均等の円型核は腺腔近くに規則正しく配列されている（B）。この腫瘍の近くに小径の同型の腫瘍が1個みられた（多巣性）。

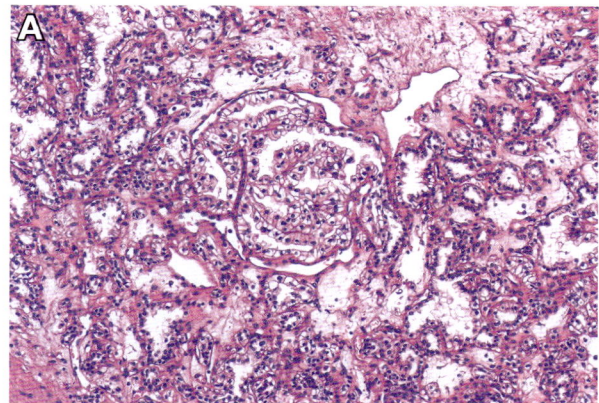 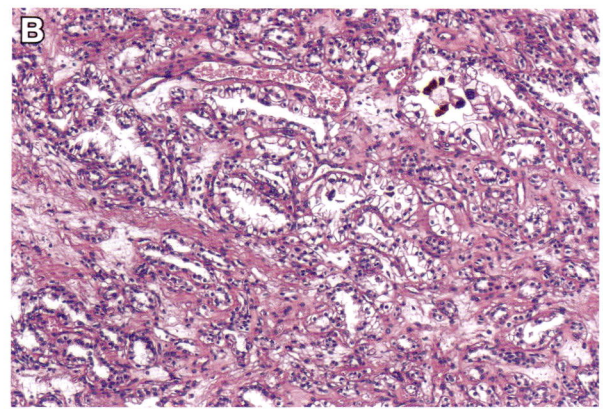

2012）。

c) 淡明細胞型乳頭状腎細胞癌（CCPRCC）

その名称が示すように、淡明細胞が乳頭状から管状に配列されるのが特徴です。低ステージ、低グレードの腫瘍で、肉眼的には明確な輪郭を持つ充実性腫瘍です（Gobbo A,B, Aydin, Tickoo, 2011, Adam, Williamson, 2013A,B, Zhou）。しばしば多巣性に発生します（Fisher）。比較的サイズ均等な核は、低円柱細胞内で腺腔近くに規則正しく配列される（Fig. 3-2A, B）のが特徴で、CCRCCやPRCCとの鑑別に有用です（Rohan）。

IHC反応をみると、CCRCCがCA IX陽性、CD10陽性、CK7陰性、多くの症例でAMACR陰性（Tretiakova）であるのに対して、CCPRCCはCK7強陽性、CD10陰性あるいは陽性、CA IX陽性で、AMACRは通常陰性です（Fisher, Rohan）。典型的PRCCがCK7陽性、AMACR強陽性反応を示すので、CCPRCCはCCRCCとPRCCとの中間の反応を示すといえます。

しかしながら、主要な遺伝子発現をmRNAレベルで比較してみると、CCPRCCはCCRCCの出現に近いという最近の報告ですが（Fisher）、VHL遺伝子に異常を認めませんし、特徴的染色体異常も認められません。また、PRCCに特徴的変化である染色体のトリソミー（trisomy）（ときにポリソミー〔polysomy〕）やY染色体の消失もみられません。

ここで興味があるのは、VHL遺伝子異常が存在しないにもかかわらず、その下流に存在するCA IX活性の増強が認められることで、RohanらやGobboら（Gobbo, A）の報告をまとめると全例（N=14）でIHC活性の増強がみられました。したがって、VHL遺伝子失活に依存しないpathwayによるものと考えられます（Rohan）。

CCPRCCの発生頻度は、最近の報告によれば腎細胞癌摘出標本の4%に認められたということですから、注目に値する腎細胞癌です[*1]。

d) 転座型腎細胞癌（translocation carcinomas）

淡明細胞で構成される癌の第3の型は、小児から若年成人に起こる転座型腎細胞癌と呼ばれる腎癌です（Table3-3）（Clark, Argani, 2002, 2003, 2005, A,B, 2007, 2012, Camparo, Ellis, Imamura, Smith）。転座型腎細胞癌を疑わせる根拠となるのは若年者（30歳以下）に発生する淡明細胞型腎細胞の存在です。

第一はXp11.2型（TFE3）で、約10-15%の症例で化学療法の既往歴がみられます。この転写調節因子TFE3は、染色体Xp11.2上にありますが、そのC-末

[*1] 最近、CCPRCCの性格を持ちながら平滑筋を伴う腫瘍renal angiomyomatous tumor（RAT）が報告されています（Michal, Kuroda, Petersson, 2011, 2013）。しかしながら、平滑筋componentは、典型的なCCRCCでも認められ（Canzonieri, Kuhn, Shannon）、metaplsiaと解釈されており、RATを独立した亜型とは認めないほうが妥当です。

なお、この平滑筋はHMB45（angiomyolipomaのマーカー）陰性です（Michal）。したがってangiomyolipomaとは異なります。

端が他の遺伝子（1qあるいは17q）のpromoter領域と融合の結果、translocationが出現し（Clark, Argani, 2002, 2007）、TFE3のC-末端の蛋白をIHCで証明できます。遺伝子結合の違いにより5種類のTFE3陽性腎腫瘍が報告されています（Table3-3）。これらの腫瘍に共通するのは通常輪郭明瞭な腫瘍形成、割面は淡黄色で、出血、壊死巣がしばしばみられます（Tickoo, 2011）。

組織構造は、胞巣状（alveolar）から乳頭状で高異型度核（Fuhrmanグレード2あるいは3）を持つ淡明細胞、あるいはエオジン染色陽性細胞からなり、確定診断にはTFE3蛋白の核内存在をIHCで証明することです（Camparo）。他のIHC反応は、29例のTFE3 translocation腫瘍分析によると、CD10陽性（陽性率は26/26）、vimentinおおむね陽性（18/29）、AMACR陽性（27/28）、CK7陰性（4/29）、AE1/3陰性（5/26）、HMB45は約半数において陽性でした（12/26）（Camparo）。

ここで注意していただきたいのは、TFE3のIHC陽性反応はTFE3転座型腎細胞癌に特異的ではないということで、最近の報告によれば、若年者に発生する通常型腎癌（CCRCCおよびPRCC）でも23％の症例が陽性であり、染色体解析でTFE3 translocationが証明されたのは17例中わずか2例でした（Klatte）。

同様の報告はMacher-Goeppingerらからもあり、TFE3遺伝子のamplificationによるものです。しかしTFE3 IHC陽性の症例では予後が不良とのことです（Klatte）。

第二の転座型はTFEB転写因子活性が増強しているもので、t（6；11）（p21；q12）の染色体構造を示します。t（6；11）型とは、染色体6p21上にあるTFEB転写因子が染色体11q12上にあるalpha遺伝子と融合した結果生じるもので（Argani, 2012）、第一型に比べて、はるかに低い発生頻度です。TFE3型同様に若年者に起こり、その組織像は多様ですが淡明細胞を含みます。TFEB抗体を使ってのIHC検査で（Smith, Camparo）核陽性、IHC陽性はこの腫瘍に特異的で、陽性反応は診断の根拠となります（Argani, 2005）。

この腫瘍のもう一つの特徴は、angiomyolipomaで陽性であるHMB45とmelanin Aにも反応することです（Argani, 2005, 2012, Petersson, 2012）。他の反応は基本的にTFE3型と同様です。

e）CCRCCであるが乳頭状増殖をする腎細胞癌（淡明細胞型腎細胞癌、乳頭型）

最後に、「CCRCCの生物学的特徴を持つが、乳頭状増殖の組織像を示す腎癌があるのか？」の質問に答えます。インディアナ大学のChengらのグループは、症例数は少ないのですが、乳頭（papillary）型のCCRCCの存在を報告しています（Gobbo, B, Williamson, 2013, A）。その根拠は、染色体3pの欠損（VHL遺伝子の消失）の存在、およびCK7陰性のIHC反応に基づいています。

話はさらに複雑になりますが、CCPRCC、PRCCとCCRCCとの3つの組み合わせともいうべき、きわめて異常なハイブリッド腎腫瘍の存在が報告されています。すなわちHE染色所見としては乳頭状／管状構造の淡明細胞から構成されCK7陽性（したがってCCPRCC様）であるが、ポリソミー7および17陽性（したがってPRCC様）を示し、さらにVHL遺伝子の変異（mutation）、AMACR陰性（したがってCCRCC様）の所見です（Petersson, 2011）。これは例外中の例外の腫瘍として目下のところ分類不能腎細胞癌として取り扱うのが妥当です。

Table3-3 転座型腎細胞癌。TFE3、TFEB転写因子活性を示す腎細胞癌（Argani, 2005, 2007, Clark, Camparo）

a）TFE3転写因子活性を示す腎細胞癌

遺伝子結合	染色体 translocation
PRCC-TFE3	t(X；1)(p11.2；q21)
ASPL-TFE3	t(X；17)(p11.2；q25)
PSF-TFE3	t(X；1)(p11.2；p34)
NonO-TFE3	inv(X)(p11；q12)
CLTC-TFE3	t(X；17)(p11.2；q23)

b）TFEB転写因子活性を示す腎細胞癌

遺伝子結合	染色体 translocation
Alpha-TFEB	t(6；11)(p21；q12)

Fig. 3-3 Type1のPRCC
A 境界明瞭な充実性腫瘍。
B 淡塩基性の小型立方上皮は、乳頭状に増殖している。間質は硝子化しており泡沫細胞の浸潤がみられる。

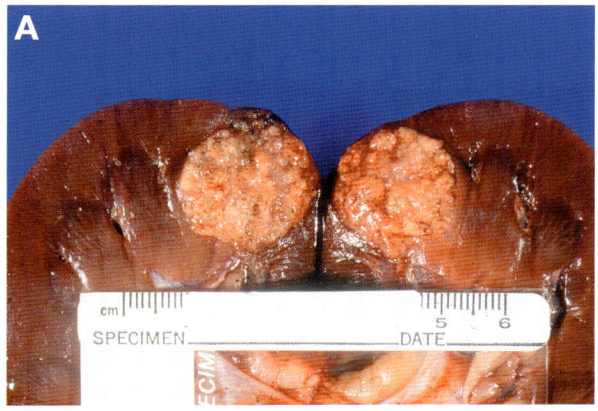
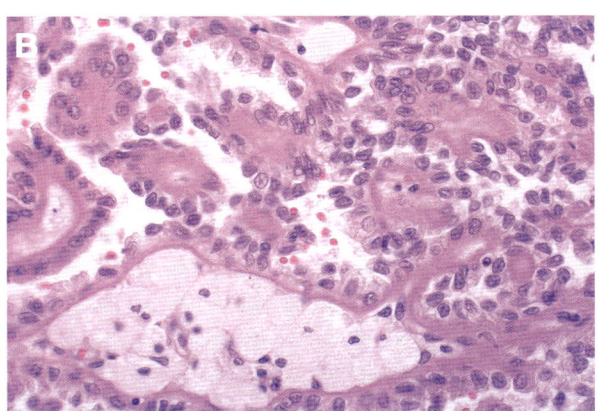

Fig. 3-4 Type1のPRCC
A この摘出腎で2個の腫瘍を認める。
B 一つは囊胞性、他は充実性で割面は出血、壊死が著明。
C 組織像はType1の腫瘍で、間質および腺腔にヘモジデリンを含むマクロファージの浸潤をみる。

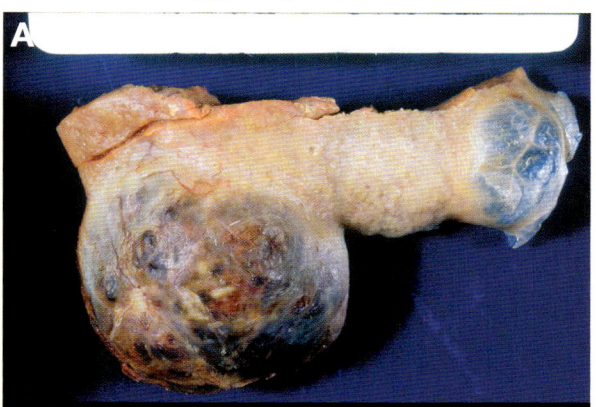
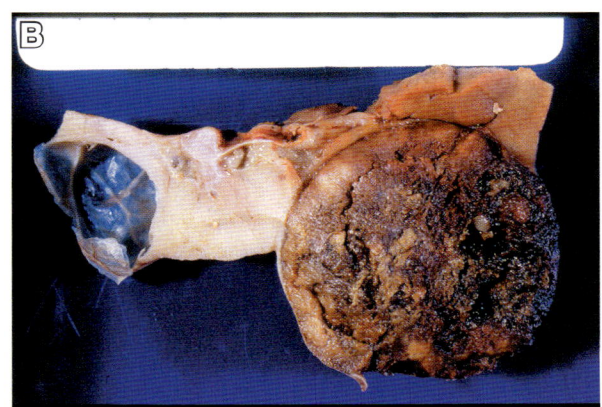
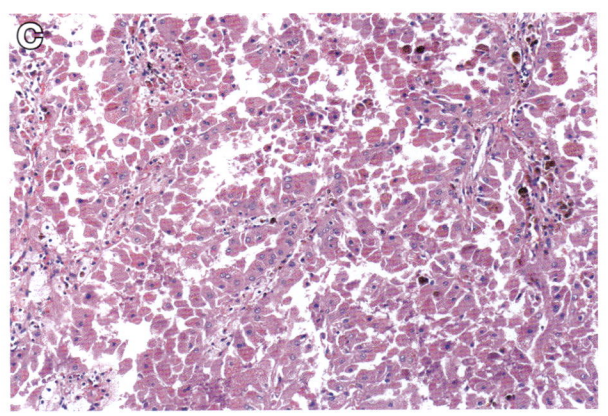

2 乳頭構造を示す腎細胞癌

腎細胞癌のなか、乳頭構造を示す腫瘍という観点からまとめてみます（Table3-2）。

a）乳頭状腎細胞癌（PRCC）

最も典型的な乳頭状腫瘍は、PRCCです（Delahunt, Amin）。境界鮮明で、多くの腫瘍が偽被膜で覆われ、割面は充実性（Fig. 3-3A）から囊胞状で、中に出血壊死をしばしば伴います（Fig. 3-4A, B, C）。他の腎細胞腫瘍と異なり多発生の可能性が高く、約45％の症例でみられます（Tickoo, 2011）。Type1とType2の出現比は約2:1です（大保）。

Type1は、淡塩基性細胞から形成され（Fig. 3-3B）、比較的低グレード（Fuhrmanグレード1ないし2）、間質にマクロファージの浸潤がみられるのが特徴です。

Type2は、豊富な好酸性細胞質を持つ大型細胞からなり、著明な核小体を持つ大型の球状ないし長方型の核（Fuhrmanグレード3あるいは4）が柵状に配列されます（Fig. 3-5）。

いずれも乳頭状構造を特異としますが、同時に管状、糸球体構造の部位も稀ではありません[*2]。

IHCの特徴は、CK7強陽性（この傾向はType2よりもType1で著明）、AMACR陽性、CD10は陽性の傾向大、CA IXは陰性もしくは部分的に陽性、染色

体7、17のトリソミー、Y染色体消失が大多数の症例でみられ、CCPRCCとの鑑別点になります（Tickoo, 2011, Tretiakova）。

b）オンコサイト型乳頭状腎細胞癌（oncocytic papillary RCC）

PRCCの特殊型として、稀ですがオンコサイトーマ細胞から構成される症例が存在します（Kunju, Srigley, 2009, Masuzawa）。Kunjuらの7例の報告をみますと、低グレード型（Fuhrmanグレード1ないし2）で、通常型のPRCCと同様のIHC反応（CK7陽性、CD10陽性、AMACR陽性）および染色体異常（トリソミー7として）を示しました。重要なことはこの特殊型をType 2と分類しないことです。

c）淡明細胞から構成される乳頭状腎細胞癌（PRCC with clear cells）

生物学的特徴はPRCCと同様であるが、淡明細胞で構成される稀な亜型（CK7陽性、AMACR陽性、トリソミー7として）で、HE染色標本では鑑別診断不能です。Gobboら（Gobbo, B）が、淡明細胞が乳頭状に増殖する14例を分析したところ、10例はCK7陽性、AMACR陽性、トリソミー7、17、Y染色体消失を示し、PRCCと診断されたのに対して、残りの4例はCK7陽性、AMACR陰性。トリソミー7、17はみられず、3pの消失が4例中3例で陽性、すなわちその3例は、CCRCCと診断される性格を示しました。

したがって、これらの腫瘍は前記のCCPRCCとは異なります。染色体検査（in situ hybridizationによる）設備のない病院病理医にとっては、きわめて迷惑なサブタイプです。少なくともCK7の染色を行い、陰性ならばCCRCCの特異型とし、陽性ならばCCPRCC（しかしながら、PRCCのきわめて稀な淡明細胞型を排除できず）と診断するのが妥当です。いずれにしても低グレード型と考えられるので治療方針に違いはありません。

なお、PRCCでありながら部分的に淡明細胞から構成されている場合があります（Fig. 3-6A,B,C）。多くの組織切片を検査することでPRCCに特徴的組織像が示されれば、その診断が可能になります。

最後に、papillary/clear cell RCCの鑑別診断をTable3-4に示します。

＊2 最近の報告ですが（Chevarie-Davis）、PRCCの組織学的再検討の結果、Type1、Type2、のいずれとも分類困難な症例がかなりあることが分かりました。132例の分析結果は、Type1が25％、Type2が28％。基本的にはType1であるが、いずれとも分類できない組織像を示す両者の中間型（overlapping histology）が47％でした。このoverlapping typeというのはType1とType2の混合型という意味ではありません。中間型の組織像は2つのタイプに分けられます。

Type Aは塩基性（淡ヘマトキシリン染色）ではなく好エオジン細胞。しかし核異型は最小限でType1のもの。

Type Bは基本的に塩基性の細胞質で、低異型度の核を有するが部分的に（20％以内）明らかに増大した核小体を持つ細胞からなります。染色体異常は、PRCC型。IHCでもType1と同様です。したがって、PRCCのType1は、かなり幅の広い形態学的変化を示すというのが結論です。参考にしてください。

Fig. 3-5　Type2のPRCC
79歳の男性。サイズ8cmの充実性腫瘍。好酸性の細胞質を持つ大型細胞は、乳頭状／管状に増殖する。

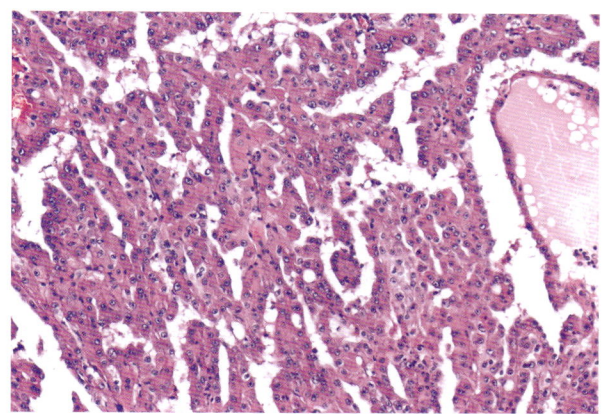

Fig. 3-6　PRCCで淡明細胞変化を示す症例
A, B　乳頭構造が淡明細胞からなる。
C　他部から採取した病理像は好酸性のType2の乳頭状腎細胞癌（PRCC）像であった。CK7の染色を行い陽性であることを確認することが望ましい。

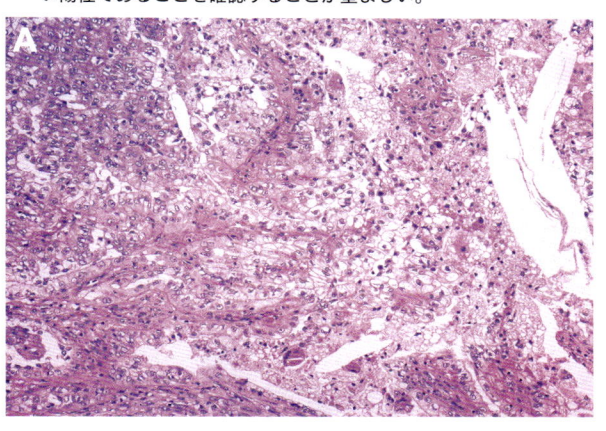
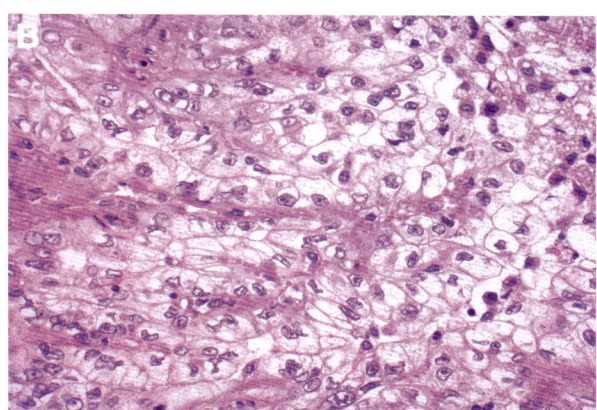
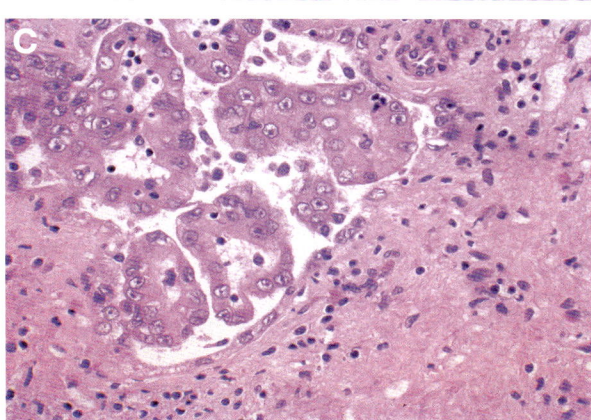

Table 3-4　乳頭状構造と淡明細胞から構成される腎細胞癌の臨床像、病理像および遺伝子（染色体）発現の特徴[*1]
(clinical, pathologic, and cytogenetic characteristics of RCC with papillary architecture and clear cells)

	淡明細胞型腎細胞癌（clear cell RCC）			淡明細胞型乳頭状腎細胞癌（clear cell papillary RCC）	乳頭状腎細胞癌（papillary RCC）				転座型腎細胞癌（translocation carcinomas）
	通常型	multilocular cystic型	papillary型[*2]		Type1	Type2	oncocyte型[*3]	clear cell型[*2]	
臨床像	成人、高悪性、腎癌の約70%を占める	成人、稀、低悪性	成人、稀、おそらく低悪性	成人、腎癌の約4%、低悪性。end stage kidneyにも発生する	成人、比較的低悪性、多巣性　腎癌の約10-15%を占める	成人、高悪性	成人、さわめて稀	成人、おおむね低悪性	若年（通常30歳以下）。しかし、成人にも起こることが最近報告されている）、稀、高悪性
病理像	pT1-4　淡明から顆粒状細胞質、実質性、血管網に富む	pT1-2　淡明細胞、多嚢胞性	pT1　淡明細胞、乳頭から管状構造	pT1-2　淡明細胞。細胞表面に規則正しく配列する。乳頭状から管状構造、多巣性	pT1-3　淡塩基性細胞。間質に泡沫細胞浸潤、乳頭から管状構造	pT1-4　好酸性細胞。著明な核小体をもつ大型核、乳頭から管状構造	pT1　強好酸性細胞（オンコサイト）。低グレード型核。乳頭状から管状構造	pT1-2　淡明細胞乳頭状から管状構造	pT1-4　淡明から好酸性細胞、低分化型核、腫瘍内石灰沈着
免疫組織化学反応	CD10+ CAIX[*4]+ AMACR[*5]- RCC+ CK7通常+ TFE3-	通常型と類似するも、CD10-、CK7+の症例多し	CD10+ CAIX+ AMCAR通常+ CK7+あるいは- TFE3-	CD10-あるいは+ CAIX+ AMCAR通常- RCC- CK7+ TFE3-	CD10+ RCC+ CK7+（Type1>Type2） AMACR++（Type1=Type2） TFE3-		CD10+ AMACR+ RCC通常陽性 CK7- AMACR+	CK7+ AMACR+ TFE3-	TFE3+（核染色） TFEB+（核染色） CD10+ AMACR+ CK7-
遺伝子（染色体）発現	3p欠如（VHL遺伝子が存在する）、promoter領域のメチル化、トリソミー（ポリソミー）なし	3p欠如なし、染色体7および17のトリソミーなし、VHL遺伝子の異常なし	VHL遺伝子の消失、染色体7および17のトリソミーなし、VHL遺伝子の異常なし	染色体7および17のトリソミー存在、VHL遺伝子の異常なし			VHL遺伝子の異常なし、3pの欠損		染色体Xp11.2（ここに転写調節因子TFE3が存在）と染色体6p21（ここに転写因子TFEBが存在）とのType 2が報告されている

*1　データは次の文献から引用（Zhou, Rohan, Williamson, 2013, A, B, Aydin, Gobbo, A, B, Adam, Tickoo, 2006, 2011, Kunju, Amin, Delahant, Argani, 2002, 2007, Tretiakova, Camparo, Srigley, 2009）。
*2　症例数は少なく、インディアナ大学グループ（Williamson, A, Gobbo, B）に限られている。
*3　症例数が少なく、Kunju、Masuzawaに限られている。
*4　CA IX: carbonic anhydrase IX（炭酸脱水酵素IX）
*5　AMACR: alpha-methylacyl-CoA racemase

References

1. 大保亮一, 吉田修, 荒井陽一: 日常臨床の疑問に答える 泌尿器科臨床病理学. インターメディカ, 2008年.
2. Srigley JR, Delahunt B, Eble JN, Egevad L, Epstein JI, Grignon D, Hes O, Moch H, Montironi R, Tickoo SK, Zhou M, Argani P; ISUP Renal Tumor Panel. The International Society of Urological Pathology (ISUP) Vancouver Classification of Renal Neoplasia. Am J Surg Pathol 2013, 37: 1469-1489.
3. Tickoo SK, dePeralta-Venturina MN, Harik LR, Worcester HD, Salama ME, Young AN, Moch H, Amin MB. Spectrum of epithelial neoplasms in end-stage renal disease: an experience from 66 tumor-bearing kidneys with emphasis on histologic patterns distinct from those in sporadic adult renal neoplasia. Am J Surg Pathol 2006, 30: 141-153.
4. Williamson SR, Halat S, Eble JN, Grignon DJ, Lopez-Beltran A, Montironi R, Tan PH, Wang M, Zhang S, Maclennan GT, Baldridge LA, Cheng L. Multilocular cystic renal cell carcinoma: similarities and differences in immunoprofile compared with clear cell renal cell carcinoma. Am J Surg Pathol 2012, 36: 1425-1433.
5. Gobbo S, Eble JN, Grignon DJ, Martignoni G, MacLennan GT, Shah RB, Zhang S, Brunelli M, Cheng L. Clear cell papillary renal cell carcinoma: a distinct histopathologic and molecular genetic entity. Am J Surg Pathol 2008, 32: 1239-1245. (A)
6. Gobbo S, Eble JN, Maclennan GT, Grignon DJ, Shah RB, Zhang S, Martignoni G, Brunelli M, Cheng L. Renal cell carcinomas with papillary architecture and clear cell components: the utility of immunohistochemical and cytogenetical analyses in differential diagnosis. Am J Surg Pathol 2008, 32: 1780-1786. (B)
7. Aydin H, Chen L, Cheng L, Vaziri S, He H, Ganapathi R, Delahunt B, Magi-Galluzzi C, Zhou M. Clear cell tubulopapillary renal cell carcinoma: a study of 36 distinctive low-grade epithelial tumors of the kidney. Am J Surg Pathol 2010, 34: 1608-1621.
8. Tickoo SK, Reuter VE. Differential diagnosis of renal tumors with papillary architecture. Adv Anat Pathol 2011, 18: 120-132.
9. Adam J, Couturier J, Molinié V, Vieillefond A, Sibony M. Clear-cell papillary renal cell carcinoma: 24 cases of a distinct low-grade renal tumour and a comparative genomic hybridization array study of seven cases. Histopathology 2011, 58: 1064-1071.
10. Williamson SR, Zhang S, Eble JN, Grignon DJ, Martignoni G, Brunelli M, Wang M, Gobbo S, Baldridge LA, Cheng L. Clear cell papillary renal cell carcinoma-like tumors in patients with von Hippel-Lindau disease are unrelated to sporadic clear cell papillary renal cell carcinoma. Am J Surg Pathol 2013, 37: 1131-1139. (A)
11. Williamson SR, Eble JN, Cheng L, Grignon DJ. Clear cell papillary renal cell carcinoma: differential diagnosis and extended immunohistochemical profile. Mod Pathol 2013, 26: 697-708. (B)
12. Zhou H, Zheng S, Truong LD, Ro JY, Ayala AG, Shen SS. Clear cell papillary renal cell carcinoma is the fourth most common histologic type of renal cell carcinoma in 290 consecutive nephrectomies for renal cell carcinoma. Hum Pathol 2014, 45: 59-64.
13. Fisher KE, Yin-Goen Q, Alexis D, Sirintrapun JS, Harrison W, Benjamin Isett B, Rossi MR, Moreno CS, Young AN, Osunkoya AO. Gene expression profiling of clear cell papillary renal cell carcinoma: comparison with clear cell renal cell carcinoma and papillary renal cell carcinoma. Mod Pathol 2014, 27: 222-230.
14. Rohan SM, Xiao Y, Liang Y, Dudas ME, Al-Ahmadie HA, Fine SW, Gopalan A, Reuter VE, Rosenblum MK, Russo P, Tickoo SK. Clear-cell papillary renal cell carcinoma: molecular and immunohistochemical analysis with emphasis on the von Hippel-Lindau gene and hypoxia-inducible factor pathway-related proteins. Mod Pathol 2011, 24: 1207-1220.
15. Tretiakova MS, Sahoo S, Takahashi M, Turkyilmaz M, Vogelzang NJ, Lin F, Krausz T, Teh BT, Yang XJ. Expression of alpha-methylacyl-CoA racemase in papillary renal cell carcinoma. Am J Surg Pathol 2004, 28: 69-76.
16. Michal M, Hes O, Havlicek F. Benign renal angiomyoadenomatous tumor: a previously unreported renal tumor. Ann Diagn Pathol 2000, 4: 311-315.
17. Kuroda N, Hosokawa T, Michal M, Hes O, Sima R, Ohe C, Lee GH. Clear cell renal cell carcinoma with focal renal angiomyoadenomatous tumor-like area. Ann Diagn Pathol 2011, 15: 202-206.

18. Petersson F, Yan B, Huang J, Thamboo TP, Bing TK, Consigliere DT. Low-grade renal carcinoma with histologic features overlapping with renal angiomyoadenomatous tumor and featuring polysomy 7 and 17 and a mutation in the von Hippel-Lindau gene: report of a hybrid tumor and a few comments on renal angiomyoadenomatous tumor and papillary renal tumors with clear cells. Ann Diagn Pathol 2011, 15: 213-216.
19. Petersson F, Grossmann P, Hora M, Sperga M, Montiel DP, Martinek P, Gutierrez ME, Bulimbasic S, Michal M, Branzovsky J, Hes O. Renal cell carcinoma with areas mimicking renal angiomyoadenomatous tumor/clear cell papillary renal cell carcinoma. Hum Pathol 2013, 44: 1412-1420.
20. Canzonieri V, Volpe R, Gloghini A, Carbone A, Merlo A. Mixed renal tumor with carcinomatous and fibroleiomyomatous components, associated with angiomyolipoma in the same kidney. Pathol Res Pract 1993, 189: 951-959.
21. Kuhn E, De Anda J, Manoni S, Netto G, Rosai J. Renal cell carcinoma associated with prominent angioleiomyoma-like proliferation: Report of 5 cases and review of the literature. Am J Surg Pathol 2006, 30: 1372-1381.
22. Shannon BA, Cohen RJ, Segal A, Baker EG, Murch AR. Clear cell renal cell carcinoma with smooth muscle stroma. Hum Pathol 2009, 40: 425-429.
23. Clark J, Lu YJ, Sidhar SK, Parker C, Gill S, Smedley D, Hamoudi R, Linehan WM, Shipley J, Cooper CS. Fusion of splicing factor genes PSF and NonO (p54nrb) to the TFE3 gene in papillary renal cell carcinoma. Oncogene 1997, 15: 2233-2239.
24. Argani P, Antonescu CR, Couturier J, Fournet JC, Sciot R, Debiec-Rychter M, Hutchinson B, Reuter VE, Boccon-Gibod L, Timmons C, Hafez N, Ladanyi M. PRCC-TFE3 renal carcinomas: morphologic, immunohistochemical, ultrastructural, and molecular analysis of an entity associated with the t (X;1)(p11.2;q21). Am J Surg Pathol 2002, 26: 1553-1566.
25. Argani P, Lal P, Hutchinson B, Lui MY, Reuter VE, Ladanyi M. Aberrant nuclear immunoreactivity for TFE3 in neoplasms with TFE3 gene fusions: a sensitive and specific immunohistochemical assay. Am J Surg Pathol 2003, 27: 750-761.
26. Argani P, Laé M, Hutchinson B, Reuter VE, Collins MH, Perentesis J, Tomaszewski JE, Brooks JS, Acs G, Bridge JA, Vargas SO, Davis IJ, Fisher DE, Ladanyi M. Renal carcinomas with the t(6;11)(p21;q12): clinicopathologic features and demonstration of the specific alpha-TFEB gene fusion by immunohistochemistry, RT-PCR, and DNA PCR. Am J Surg Pathol 2005, 29: 230-240. (A)
27. Argani P, Ladanyi M. Translocation carcinomas of the kidney. Clin Lab Med 2005, 25: 363-378. (B)
28. Argani P, Olgac S, Tickoo SK, Goldfischer M, Moch H, Chan DY, Eble JN, Bonsib SM, Jimeno M, Lloreta J, Billis A, Hicks J, De Marzo AM, Reuter VE, Ladanyi M. Xp11 translocation renal cell carcinoma in adults: expanded clinical, pathologic, and genetic spectrum. Am J Surg Pathol 2007, 31: 1149-1160.
29. Argani P, Yonescu R, Morsberger L, Morris K, Netto GJ, Smith N, Gonzalez N, Illei PB, Ladanyi M, Griffin CA. Molecular confirmation of t(6;11)(p21;q12) renal cell carcinoma in archival paraffin-embedded material using a break-apart TFEB FISH assay expands its clinicopathologic spectrum. Am J Surg Pathol 2012, 36: 1516-1526.
30. Camparo P, Vasiliu V, Molinie V, Couturier J, Dykema KJ, Petillo D, Furge KA, Comperat EM, Lae M, Bouvier R, Boccon-Gibod L, Denoux Y, Ferlicot S, Forest E, Fromont G, Hintzy MC, Laghouati M, Sibony M, Tucker ML, Weber N, Teh BT, Vieillefond A. Renal translocation carcinomas: clinicopathologic, immunohistochemical, and gene expression profiling analysis of 31 cases with a review of the literature. Am J Surg Pathol 2008, 32: 656-670.
31. Ellis CL, Eble JN, Subhawong AP, Martignoni G, Zhong M, Ladanyi M, Epstein JI, Netto GJ, Argani P. Clinical heterogeneity of Xp11 translocation renal cell carcinoma: impact of fusion subtype, age, and stage. Mod Pathol 2014, 27: 875-886.
32. Inamura K, Fujiwara M, Togashi Y, Nomura K, Mukai H, Fujii Y, Yamamoto S, Yonese J, Fukui I, Ishikawa Y. Diverse fusion patterns and heterogeneous clinicopathologic features of renal cell carcinoma with t (6;11) translocation. Am J Surg Pathol 2012, 36: 35-42.

33. Smith NE, Illei PB, Allaf M, Gonzalez N, Morris K, Hicks J, Demarzo A, Reuter VE, Amin MB, Epstein JI, Netto GJ, Argani P. t (6;11) renal cell carcinoma (RCC): expanded immunohistochemical profile emphasizing novel RCC markers and report of 10 new genetically confirmed cases. Am J Surg Pathol 2014, 38: 604-614.
34. Klatte T, Streubel B, Wrba F, Remzi M, Krammer B, de Martino M, Waldert M, Marberger M, Susani M, Haitel A. Renal cell carcinoma associated with transcription factor E3 expression and Xp11.2 translocation: incidence, characteristics, and prognosis. Am J Clin Pathol 2012, 137: 761-768.
35. Macher-Goeppinger S, Roth W, Wagener N, Hohenfellner M, Penzel R, Haferkamp A, Schirmacher P, Aulmann S. Molecular heterogeneity of TFE3 activation in renal cell carcinomas. Mod Pathol 2012, 25: 308-315.
36. Petersson F, Vaněček T, Michal M, Martignoni G, Brunelli M, Halbhuber Z, Spagnolo D, Kuroda N, Yang X, Cabrero IA, Hora M, Branžovský J, Trivunic S, Kacerovská D, Steiner P, Hes O. A distinctive translocation carcinoma of the kidney; "rosette forming," t(6;11), HMB45-positive renal tumor: a histomorphologic, immunohistochemical, ultrastructural, and molecular genetic study of 4 cases. Hum Pathol 2012, 43: 726-736.
37. Delahunt B, Eble JN. Papillary renal cell carcinoma: a clinicopathologic and immunohistochemical study of 105 tumors. Mod Pathol 1997, 10: 537-544.
38. Amin MB, Corless CL, Renshaw AA, Tickoo SK, Kubus J, Schultz DS. Papillary (chromophil) renal cell carcinoma: histomorphologic characteristics and evaluation of conventional pathologic prognostic parameters in 62 cases. Am J Surg Pathol 1997, 21: 621-635.
39. Chevarie-Davis M, Riazalhosseini Y, Arseneault M, Aprikian A, Kassouf W, Tanguay S, Latour M, Brimo F. The morphologic and immunohistochemical spectrum of papillary renal cell carcinoma: study including 132 cases with pure type 1 and type 2 morphology as well as tumors with overlapping features. Am J Surg Pathol 2014, 38: 887-894.
40. Kunju LP, Wojno K, Wolf JS Jr, Cheng L, Shah RB. Papillary renal cell carcinoma with oncocytic cells and nonoverlapping low grade nuclei: expanding the morphologic spectrum with emphasis on clinicopathologic, immunohistochemical and molecular features. Hum Pathol 2008, 39: 96-101.
41. Srigley JR, Delahunt B. Uncommon and recently described renal carcinomas. Mod Pathol 2009, 22 (Suppl 2): S2-S23.
42. Masuzawa N, Kishimoto M, Nishimura A, Shichiri Y, Yanagisawa A. Oncocytic renal cell carcinoma having papillotubular growth: rare morphological variant of papillary renal cell carcinoma. Pathol Int 2008, 58: 300-305.

Question 4

甲状腺様濾胞型腎細胞癌（thyroid-like follicular renal cell carcinoma: TLFRCC）というのはどんな腫瘍ですか？　甲状腺の機能を持つ癌ですか、それとも甲状腺癌の腎転移ですか？

■略語一覧　　TLFRCC: thyroid-like follicular renal cell carcinoma　　TTF-1: thyroid transcription factor-1

Answer

腎原発の腎細胞癌です。HE染色でいかにも甲状腺濾胞（follicle）のような組織像を示すため、上記の名前が与えられましたが、甲状腺組織の機能も遺伝子発現もありません。報告されている症例の多くは、偶然に発見された（すなわち無症状の）原発性腎癌の一つで、pT1a、摘出後良好な経過をたどります。

しかしながら、最近、肺転移を伴う悪性型の症例が1例報告されています。

Comments

TLFRCCは稀な型の腎細胞癌の一つで、2013年国際泌尿器病理学会（International Society of Urological Pathology: ISUP）のバンクーバー分類では、"独立した腎癌として分類するのは早計であるが、病理医はこの特殊型の存在を認識しておく必要あり"と報告しています。

明確な境界を持つ充実性腫瘤を形成し、割面は淡褐色です。組織図の特徴は濾胞型甲状腺癌（follicular carcinoma of thyroid）に酷似する組織像（Fig. 4-1A,B）を示すことで、濾胞の腺腔は好酸性のコロイド様物質を含んでいます。腫瘍の核は通常円型、核小体も際立っており、Fuhrmanグレードで2ないし3です（Amin, Dhillon, Alessandrini, Srigley）。

したがって病理医は、甲状腺由来のfollicular carcinomaの腎転移を最初に考慮するはずです。これが甲状腺由来か、あるいは甲状腺様分化を示す腎細胞かの決定に、甲状腺分化特異マーカーのthyroid transcription factor-1（TTF-1）染色、あるいはthyroglobulin染色が有用で、腎腫瘍報告例の全てで陰性なので甲状腺癌転移が否定できます（Amin）。

もう一つ鑑別診断で考慮するのは、慢性腎盂腎炎（chronic pyelonephritis）に伴う甲状腺様変化ですが、もちろん肉眼所見が明確に腫瘍を示す場合は問題になりません。

なお、TLFRCCはCK7とCK20に陽性です（Alessandrini）。

Fig. 4-1　TLFRCC
甲状腺濾胞に類似する腺管で形成される。コロイド様物質を腺腔に認める。

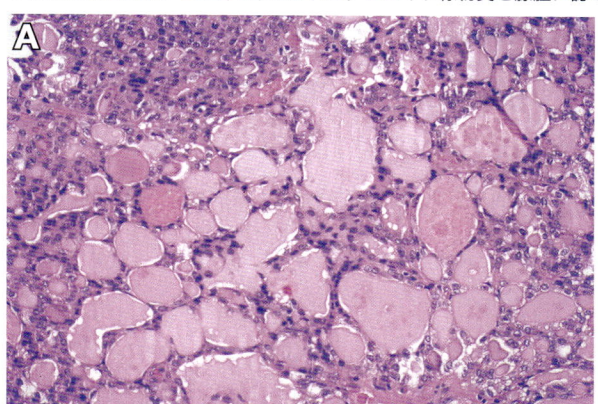 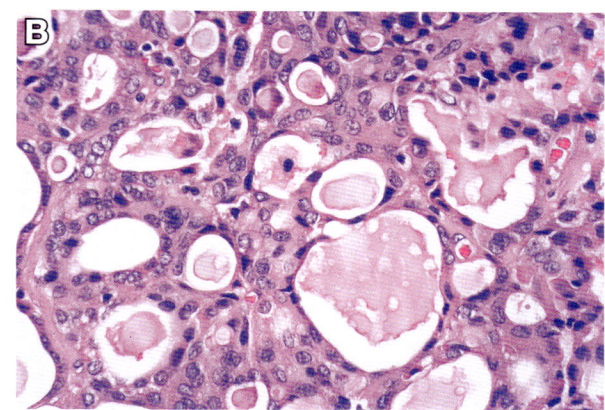

References

1. Amin MB, Gupta R, Ondrej H, McKenney JK, Michal M, Young AN, Paner GP, Junker K, Epstein JI. Primary thyroid-like follicular carcinoma of the kidney: report of 6 cases of a histologically distinctive adult renal epithelial neoplasm. Am J Surg Pathol 2009, 33: 393-400.
2. Dhillon J, Tannir NM, Matin SF, Tamboli P, Czerniak BA, Guo CC. Thyroid-like follicular carcinoma of the kidney with metastases to the lungs and retroperitoneal lymph nodes. Hum Pathol 2011, 42: 146-150.
3. Alessandrini L, Fassan M, Gardiman MP, Guttilla A, Zattoni F, Galletti TP, Zattoni F. Thyroid-like follicular carcinoma of the kidney: report of two cases with detailed immunohistochemical profile and literature review. Virchows Arch 2012, 461: 345-350.
4. Srigley JR, Delahunt B, Eble JN, Egevad L, Epstein JI, Grignon D, Hes O, Moch H, Montironi R, Tickoo SK, Zhou M, Argani P; ISUP Renal Tumor Panel. The International Society of Urological Pathology (ISUP) Vancouver Classification of Renal Neoplasia. Am J Surg Pathol 2013, 37: 1469-1489.

Question 5

腎腫瘍の穿刺診断（renal mass biopsy: RMB）の意義について解説してください。どのような症例が診断の対象となりますか？　穿刺で診断の確立される頻度は？　穿刺に伴うリスクは？

■ 略語一覧
RMB: renal mass biopsy
PN: partial nephrectomy
AS: active surveillance
PCRMB: percutaneous renal mass biopsy
RCC: renal cell carcinoma
RN: radical nephrectomy
SRM: small renal mass
CCRCC: clear cell renal cell carcinoma
PRCC: papillary renal cell carcinoma
AMACR: alpha-methylacyl-CoA racemase

Answer

2000年以前では腎腫瘍発見、即、腎臓摘出というのが泌尿器科医療の常識でしたが、CTスキャン、MRIなどの画像診断の導入に伴い、偶然に発見される無症状の小径腎腫瘍（small renal mass: SRM）の症例が急増しました。その結果、術後の腎機能を極力保存したいという意図から、保存的処置（部分切除〔partial nephrectomy: PN〕、ablative surgeryからactive surveillance〔AS〕まで）が考慮の対象になりました。これは、高齢者や慢性疾患保持者の場合、特に重要な選択肢となります。まずは腫瘍の病理像の決定、すなわち腫瘍か炎症性疾患か、腫瘍なら良性か悪性か、悪性なら原発性か転移性か、などの決定は、治療方針の確立の鍵になります。

経皮的腎腫瘍穿刺診断（percutaneous renal mass biopsy: PCRMB）は、その安全性が高いため有用な手段です。CT-guide下で行われる穿刺では、腫瘍の周辺部を狙って少なくとも2コアを採取します。最近の報告では確定診断率は90％以上です。組織学的にみると80％が悪性（主として腎細胞癌〔renal cell carcinoma: RCC〕、他にリンパ腫、尿路上皮癌、転移性癌）、20％が良性（oncocytomaとangiomyolipoma）です。oncocytic腫瘍は必ずしもoncocytomaとは限らず、免疫組織化学反応が鑑別診断に有効ですが、100％依存できるものではなく、確定困難なときは病理医はoncocytic neoplasmとして報告し、再穿刺検査の必要も促します。

Comments

腎腫瘍といえば、2000年以前ではほとんどの症例が血尿、腰背部痛などの症状の結果発見される大型の腫瘤のため、治療としては、非適応のないかぎり外科的摘除（根治的腎摘除術〔radical nephrectomy: RN〕）、そのあと病理検査で組織診断を確定するというのが普遍的でした。

しかし、骨盤腔や腹部のCTスキャンが普及するにつれて、腎腫瘍（小径で無症状）の存在が偶然発見されるのに伴い、まずは診断確立の目的でPCRMBが行われるようになりました（Lane, Herts）。

PCRMBの妥当性を支持する根拠として、これがきわめて安全な診断法であること、腫瘍の診断が確立しても低ステージ、低グレード腎癌の場合は必ずしも外科的処置（RNあるいはPN）を直ちに行う必要もなく、経過観察も選択肢に入るという理由で、まずは病理診断の確立のためPCRMBの意義が高まったのです。

1　RMBの適応例

RMBの適応例は次の4つに大別されます。

第一に、腹部のCTスキャンあるいはMRIで小径腫瘍（通常4cm以下）が発見された場合（特に慢性疾患を持つ高齢者で外科的侵襲を極力避けたい症例）、その腫瘍が悪性か良性かの診断の確立。

第二に、既往歴に他臓器原発腫瘍、例えば肺、結腸、肝腫瘍あるいはリンパ腫などが存在する（あるいは疑われる）患者において、腎腫瘍が転移腫瘍か原発腎癌なのかの決定が迫られる場合。

第三に、腎腫瘤が炎症性のもの（例えば膿瘍）の可能性が疑われる場合。

第四に、高病期（転移癌を含め）腫瘍患者において腎原発が疑われる場合、その臨床診断を裏づける目的のため、などです（**Lane**）。

a）第一の適応

SRM（通常直径が4cm以下）の存在の場合、現在標準的治療法はPNですが、高齢者や併発他疾患の存在する患者においては、ablation therapyやASも考慮される現在、腫瘍の悪性度の決定が基本になります。

b）第二の適応

SRMが転移腫瘍かどうかの決定ですが、臨床所見に基づいてかなりの症例で転移性腫瘍と判定でき、RMBが避けられます。M.D.アンダーソン癌センターからの報告によれば（**Sanchez-Ortiz**）、他臓器原発腫瘍症例において臨床判断で進行がみられない場合、腎腫瘍が転移性腫瘍である可能性はゼロです。したがって、原発性腎腫瘍としての治療の対象になります。

一方、他臓器原発腫瘍が進行性、したがって腎への転移も疑われる場合、RMBの結果は41%で転移癌でした。この場合、RMB施行は適応です。

2　RMBで病理診断が確立される可能性

PCRMBで問題になるのは、①sensitivity（担腎腫瘍患者において穿刺針の結果、陽性と診断が確立される症例の割合）、②specificity（腎腫瘍陰性の患者で、〔例えばSRMが炎症性で〕穿刺針の結果、腫瘍が陰性との判断が確立する割合）、および③negative predictive value（穿刺針が陰性の場合、間違いなく陰性〔腫瘍なし〕と判断できる割合）の3つで、いずれも100%に近いことが望ましいです。

最近の報告では改善されたとはいえ、sensitivityは50-96%と幅があります（**Neuzillet, Volpe, 2007, 2008, Lebret, Wang, Leveridge, Schmidbauer**）。技術的困難の原因として挙げられるのは、以下の点です。

①コアの数が適切か。少なくとも2コアが必要。
②腫瘍の中心部は壊死を起こしている可能性があるので、周辺部からの採取の努力がなされていたか。
③穿刺針のサイズは適当か。術後の出血を回避したいため、より細いゲージ針の使用は理解できるが、理想的にはゲージ18のautomatic biopsy gunの使用が望まれる。

穿刺診のguidanceとしてCTと超音波診断（US）の使用との間に成功率に差はないようです。RMB陰性の頻度は0-21%です（**Volpe, 2007**）。

腫瘍が強く疑われる症例に対して、再穿刺の結果の陽性率は4人中3人（**Lechevallier**）、6人中5人でした（**Wood**）。

3　RMBの組織学的所見

PCRMBの結果の報告中、代表的と思われるものをTable5-1にまとめました。

サイズ4cm以下の腎腫瘍に限ってのRMBの結果をみると、確定診断可能症例は79-97%と幅があります。

確定診断不能の原因としては、穿刺組織材料の不足というのが一番多く、ついで多いのは穿刺病理材料がたまたま正常腎組織、線維性結合組織、壊死組織というものでした。

悪性腫瘍が陽性診断の59-88%、良性腫瘍診断が14-19%でした（**Neuzillet, Lebret, Volpe, 2008, Wang, Schmidbauer**）。したがって、約80%が悪性、その大部分がRCC、残りが転移性腫瘍およびリンパ腫です。

さて、穿刺材料に基づく病理診断は果たしてどの程度正確でしょうか？

Table5-1 PCRMBに基づく病理診断

報告者	症例	確定診断 症例 (%)	悪性 腎細胞癌 (RCC)					良性				確定診断できず
			淡明細胞型 (clear cell)	乳頭型 (papillary)	chromo- phobe	other types	other types	oncocy- toma	angiomy- olipoma	others	
Neuzillet, 2004	88	80 (91)	49	10	6		1 lymphoma	10	3	1 cystadenoma	8 (3 insufficient tissue, 5 fibrosis)
Lebret, 2007	119	94 (79)	41	12	4		13 (4 urothelial, 1 lymphoma, 8 metastatic ca)	15	4	5 inflammatory	25 (normal, fibrosis, necrosis)
Volpe, 2008	100	84 (84)	37	16	3	4 (not specified)	6 (2 metastasis, 1 urothelial, 2 ca, not otherwise specified, 1 squamous)	7	5	6 (2 leiomyoma, 4 inflammatory/fibrosis)	16 (not specified)
Wang, 2009	110	100 (91)			56		9 (4 lymphoma, 5 metastasis)	13	3	20 (14 normal, 2 mixed epithelial-stromal tumor, 1 metanephric adenoma, 1 fibrosis, 1 sarcoidosis)	10 insufficient tissue
Schmid- bauer, 2008	78	76 (97)	48	3	3	4 (unclassifiable RCC)	2 (1 urothelial, 1 metastasis[*1])	13	2	1 cyst[*2]	2 insufficient tissue[*3]

*1 その後の切除標本でsarcomotoid clear cell RCCと再分類される。
*2 その後の切除標本でCCRCCと再分類される。
*3 その後の切除標本で2例ともCCRCCと再分類される。

Table5-2 腎腫瘍穿刺でoncocyte様／顆粒状エオジン染色性腫瘍の鑑別診断

	CK7	AMACR	vimentin	Kit	CD10
淡明細胞型腎細胞癌（CCRCC）の顆粒状細胞型	−[*2, *5]	+[*6]	+[*1, *5]	−[*3]	+[*5]
乳頭状腎細胞癌（PRCC）	+[*2, *5]	+[*6]	+[*1, *5]	−[*3]	+[*5]
chromophobe RCC	+[*2]	−[*6]	−[*1]	+[*3, *4]	−[*5]
oncocytoma	−[*2]	−[*6]	−[*1]	+[*3]	−/+[*5]

*1 Liu
*2 Skinnider
*3 Pan
*4 Yamazaki
*5 Shen。9例中3例で陽性。
*6 Tretiakova。CCRCCでは陽性率は低く(25%)、PRCCは全例強陽性。

RMBのあとに切除された標本での最終病理診断と比較した報告もかなりありますが、この点を綿密に比較したSchmidbauerらの報告は大いに参考になります。RMBのあと、摘出された標本の病理検査による結果と比較すると、sensitivityが95%、specifitityが100%、positive predictive valueが100%、negative predictive valueが81%と好成績です。

Table5-1に示した78症例のなか、RMBで悪性と診断された60例（79%）の結果をみますと、RCCと診断された59例は全てRCCと確定されましたが、転移性腫瘍と診断された1例はsarcomatoid clear cell RCCが最終診断、残りの1例の尿路上皮癌はそのまま診断に変化なし、したがって悪性診断とされた症例に関してはほとんど問題なしです。

穿刺で良性腫瘍と診断された16例（21%）の結果をみてみると、oncocytomaと診断された13例中2例は、摘出標本の検査結果、chromophobe RCCとoncocytomaのハイブリッド腫瘍と改められました。もう1例、穿刺でcystと診断されたものが、最終診断は淡明細胞型腎細胞癌（clear cell renal cell carcinoma: CCRCC）となりました。

本報告で明らかなように、oncocytic tumorの鑑別診断は、穿刺標本では困難なものの一つで、oncocytic neoplasmという曖昧な表現で最終病理診断にしているグループもあるくらいです。

oncocyte様細胞はoncocytomaの他にgranular cell型のCCRCC、chromophobe RCC、さらには乳頭状腎細胞癌（papillary renal cell carcinoma: PRCC）のType 2でもみられます。鑑別診断に役に立つ免疫組織化学反応をTable5-2に示しましたが、一つの反応の結果に頼るのではなく、複数の反応の結果に基づいて判定します。

しかしながら、組織標本材料が限られている穿刺標本では、100%確診が持てない場合もあり、oncocytic neoplasmという表現にとどまる症例もありましょう。oncocytomaとchromophobe RCCとの鑑別にかなり役に立つのは、CK7染色です。前者（oncocytoma）ではほとんどの症例が陰性であるのに対して、後者では陽性です（Skinnider）。

vimentin染色では、oncocytomaとchromophobe RCCは全例陰性に対して、顆粒状エオジン染色細胞のCCRCCとPRCCは陽性反応を示します（Liu）。

もう一つやっかいなことは、稀ですがoncocytomaとchromophobe RCCとが同一腫瘍（あるいは別個の腫瘍）として共存する可能性です。Dechetらのメイヨー・クリニックからのデータをみると、oncocytomaの10%においてRCC（主としてchromophobe RCC）が併存していました。

4 RMBの安全性

RMBはきわめて安全な診断操作と考えられていますが、稀にみる合併症として挙げられるのは、穿孔通路に沿っての癌細胞の播種（tumor seeding along the needle tract）、出血、感染症、肺気腫です。

癌細胞播種はきわめて稀で、Smithらによれば0.01%です。最近では穿刺に際してguiding cannula

が広く使われており、播種の危険はほとんどありません（**Volpe, 2007**）。

しかし、RCCよりも尿路上皮癌のほうが播種のリスクは高いので、腎盂（renal pelvis）癌が、CTスキャンその他の臨床データで強く疑われる場合は、穿刺の適応を十分に考慮する必要があります（**Volpe, 2007**）。

References

1. Lane BR, Samplaski MK, Herts BR, Zhou M, Novick AC, Campbell SC. Renal mass biopsy--a renaissance? J Urol 2008, 179: 20-27.
2. Herts BR, Baker ME. The current role of percutaneous biopsy in the evaluation of renal masses. Semin Urol Oncol 1995, 13: 254-261.
3. Sánchez-Ortiz RF, Madsen LT, Bermejo CE, Wen S, Shen Y, Swanson DA, Wood CG. A renal mass in the setting of a nonrenal malignancy: When is a renal tumor biopsy appropriate? Cancer 2004, 101: 2195-2201.
4. Neuzillet Y, Lechevallier E, André M, Daniel L, Coulange C. Accuracy and clinical role of fine needle percutaneous biopsy with computerized tomography guidance of small (less than 4.0 cm) renal masses. J Urol 2004, 171: 1802-1805.
5. Volpe A, Kachura JR, Geddie WR, Evans AJ, Gharajeh A, Saravanan A, Jewett MA. Techniques, safety and accuracy of sampling of renal tumors by fine needle aspiration and core biopsy. J Urol 2007, 178: 379-386.
6. Volpe A, Mattar K, Finelli A, Kachura JR, Evans AJ, Geddie WR, Jewett MA. Contemporary results of percutaneous biopsy of 100 small renal masses: a single center experience. J Urol 2008, 180: 2333-2337.
7. Lebret T, Poulain JE, Molinie V, Herve JM, Denoux Y, Guth A, Scherrer A, Botto H. Percutaneous core biopsy for renal masses: indications, accuracy and results. J Urol 2007, 178: 1184-1188.
8. Wang R, Wolf JS Jr, Wood DP Jr, Higgins EJ, Hafez KS. Accuracy of percutaneous core biopsy in management of small renal masses. Urology 2009, 73: 586-590.
9. Leveridge MJ, Finelli A, Kachura JR, Evans A, Chung H, Shiff DA, Fernandes K, Jewett MA. Outcomes of small renal mass needle core biopsy, nondiagnostic percutaneous biopsy, and the role of repeat biopsy. Eur Urol 2011, 60: 578-584.
10. Schmidbauer J, Remzi M, Memarsadeghi M, Haitel A, Klingler HC, Katzenbeisser D, Wiener H, Marberger M. Diagnostic

accuracy of computed tomography-guided percutaneous biopsy of renal masses. Eur Urol 2008, 53: 1003-1011.
11. Lechevallier E, André M, Barriol D, Daniel L, Eghazarian C, De Fromont M, Rossi D, Coulange C. Fine-needle percutaneous biopsy of renal masses with helical CT guidance. Radiology 2000, 216: 506-510.
12. Wood BJ, Khan MA, McGovern F, Harisinghani M, Hahn PF, Mueller PR. Imaging guided biopsy of renal masses: indications, accuracy and impact on clinical management. J Urol 1999, 161: 1470-1474.
13. Skinnider BF, Folpe AL, Hennigar RA, Lim SD, Cohen C, Tamboli P, Young A, de Peralta-Venturina M, Amin MB. Distribution of cytokeratins and vimentin in adult renal neoplasms and normal renal tissue: potential utility of a cytokeratin antibody panel in the differential diagnosis of renal tumors. Am J Surg Pathol 2005, 29: 747-754.
14. Liu J, Fanning CV. Can renal oncocytomas be distinguished from renal cell carcinoma on fine-needle aspiration specimens? A study of conventional smears in conjunction with ancillary studies. Cancer 2001, 93: 390-397.
15. Dechet CB, Bostwick DG, Blute ML, Bryant SC, Zincke H. Renal oncocytoma: multifocality, bilateralism, metachronous tumor development and coexistent renal cell carcinoma. J Urol 1999, 162: 40-42.
16. Pan CC, Chen PC, Chiang H. Overexpression of KIT (CD117) in chromophobe renal cell carcinoma and renal oncocytoma. Am J Clin Pathol 2004, 121: 878-883.
17. Yamazaki K, Sakamoto M, Ohta T, Kanai Y, Ohki M, Hirohashi S. Overexpression of KIT in chromophobe renal cell carcinoma. Oncogene 2003, 22: 847-852.
18. Shen SS, Truong LD, Scarpelli M, Lopez-Beltran A. Role of immunohistochemistry in diagnosing renal neoplasms: when is it really useful? Arch Pathol Lab Med 2012, 136: 410-417.
19. Tretiakova MS, Sahoo S, Takahashi M, Turkyilmaz M, Vogelzang NJ, Lin F, Krausz T, Teh BT, Yang XJ. Expression of alpha-methylacyl-CoA racemase in papillary renal cell carcinoma. Am J Surg Pathol 2004, 28: 69-76.
20. Smith EH. Complications of percutaneous abdominal fine-needle biopsy. Review. Radiology 1991, 178: 253-258.

Question 6

腎癌に対する腎保存手術（nephron-sparing surgery: NSS）、すなわち腎部分切除術（partial nephrectomy: PN）の適応を論じてください。NSS後の再発のリスクはどれほどですか？ PNの場合、どれくらい正常組織をつけて切除すべきでしょうか？ PNは腎機能に対して長期的にどのような影響を及ぼしますか？

■ 略語一覧
NSS: nephron-sparing surgery
PN: partial nephrectomy
NSM: negative surgical margin
PSM: positive surgical margin
GFR: glomerular filtration rate
RN: radical nephrectomy
PS: pseudocapsule
RCC: renal cell carcinoma
PRCC: papillary renal cell carcinoma
CCRCC: clear cell renal cell carcinoma
CKD: chronic kidney disease
AS: active surveillance

Answer

PN（NSS）は、腫瘍組織を完全に取り除く（病理検査で切除縁陰性〔negative surgical margin: NSM〕）とともに、腎機能を最大に保存することを目標にしています。

一般に対象となるのは低ステージ腫瘍、通常4cm以下（pT1a）のものですが、近年、pT1bおよびpT2、ときにはpT3にも用いられています。

切除縁の陽性率は必ずしも腫瘍サイズの増大に並行して上昇するものではなく、むしろ小径腫瘍の場合が高いという報告もあります。これは、腫瘍の境界に沿って起こる偽被膜形成が不十分であること（したがって腫瘍境界が明確でない）と、腫瘍の正確な位置が確定しにくいためです。

絶対的（不可知的）NSS適応（imperative indication）の患者（一側腎、両側性腎腫瘍など）では、可能なかぎり正常組織を保存しようという意図がはたらくため、切除縁陽性（positive surgical margin: PSM）率を高めます。摘出標本の肉眼的精査（泌尿器科医および病理医による）でNSMと判断されれば、まず最終病理診断もNSMです。

PSMの頻度は0-7%です。"PSM"の病理診断の報告に基づき再手術（腫瘍巣の郭清術あるいは腎摘出）が行われた場合、組織学的に残存腫瘍が検出される頻度はきわめて低く、おそらく凝固壊死による消失と考えられます。臨床観察で再発が認められる頻度は、NSMの症例に比べて、PSM症例でやや高めですが、癌による死亡率を上げるものではありません。したがって、経験豊かな泌尿器科医によって行われる部分切除は小径腎癌病巣に対して安全かつ妥当な治療法です。

腎機能は、加齢とともに低下する傾向があります。腎腫瘍患者において腫瘍摘除後の追跡結果をみると、糸球体濾過量（glomerular filtration rate: GFR）の低下がはっきりみられ、異常値（<60mL/min per 1.73m^{2}以下）に低下する症例はPN後に20%であるのに対し、根治的腎摘除術（radical nephrectomy: RN）後では65%にも及び、後者が術後の腎機能低下を有意に増悪します。

Comments

NSSに関しては、前著（大保）ですでに詳しく論じましたが、その後の新しい情報に基づいて再度取り上げます。

1　NSS（PN）はなぜ普及したのか

最近発見される腎腫瘍の70%は無症状で、偶然に発見されるものです（Chen）。これらの腫瘍の約80%が悪性、20%が良性腫瘍です（Question5参照）。悪性型でも早期に発見されたものは低ステージ（pT1a、あるものはpT1b）、低グレード（Fuhrmanグレード1,2）の傾向が大で、したがってRNではなく、もっと保存的治療が提供できないかという疑問の結果として、NSS（PN）が近年完全に定着しました。

PNは次の臨床像を示す患者ではきわめて重要な選択です。

第一に対側腎の欠如、不可逆的腎機能低下の患者、これらの症例ではPNは絶対的（imperative）適応です。

第二に、全身性疾患または遺伝的要因のため将来腎機能を損なうおそれのある患者では相対的（elective）適応です。

最近の報告によれば、対側腎機能が正常でもRNあるいはPN後の腎機能の低下が明らかです。この問題に関しては後に詳述します。

2　PNに伴う切除縁陽性PSMのリスク

PSMとは、病理医がインクを塗布した切除辺縁が腫瘍組織によって彩られていることです。多数の報告をまとめるとPSMのリスクは0-7%です（Yossepow-itch, Gill, Patard, Kwon, Kieran, Lifshitz）。

3　外科手術の手法により陽性率に差があるか

NSSは、現在、open（開腹）、laparoscopic、robot支援下のPN、ablation（freezing）などが行われていますが、前者3種の外科的処置の間で陽性率に有意な差はなく、openで0-7%、laparoscopicで0.7-4%、robot使用で3.9-5.7%と報告されています（Yosse-powitch、Gill、Patard、Kwon、Kieran、Lifshitz、Thompson、Bensalah、Marszalek）。

4　正常組織はどれくらい付着させて切除すべきか

NSSの目的は、いうまでもなく低ステージ（pT1）腫瘍を完全に切除するが、正常組織を最大限に温存することです。現在のところ、どれだけの幅の正常組織を付着させるかについて、具体的な数字は設定されていません。筆者らは前著において、1-2mmで十分と述べました。要は病理医が塗布するインクによって示される切除縁が組織標本検査で陰性であることです。腫瘍周囲の正常組織の幅（厚み）と再発率との間に有意な差は認められていません（Castilla）。

腎腫瘍の多くはその腫大に伴い周囲に偽膜を形成します。それを利用して"偽膜の外縁に沿って腫瘍を核出する（くり抜く）ことで良好な結果を生む"というイタリアのCariniらのグループの報告は、注目に値します（Carini, A, B, Minervini, 2009, 2011, A, B）。彼らの手法は、腫瘍表面の腎周囲脂肪組織を解離し、正常腎被膜を露出させ、腫瘍の偽膜の1-2mm外側を切開してblunt dissectionを行って腫瘍を核出し、病理検査にまわします。腫瘍の偽膜（腎被膜に突出する場合は、正常腎の被膜）への浸潤の深さによって5グループに分けました（Table6-1）。組織学的検索では全腎癌症例（N＝90）において線維組織の被膜（pseudocapsule: PS）で覆われており、そのPSの厚さは平均0.39mm（0.048-0.798mm）です。症例のあるものではPSへの浸潤あるいはPS外への進展もみられました。

PSへの浸潤と腫瘍の組織診断との関係を検討してみると、PS+に有意に関係するのは臨床所見に基づく腫瘍のサイズ（P＝0.045）、病理検査に基づく腫瘍のサイズ（P＝0.0134）、Fuhrmanグレード[*1]でした。グレード1ではPS-が圧倒的多数を占めます。問題になるのはPSを超えて周囲正常腎実質へ浸潤しているグループPSK++です。そこで、このイタリアの研究者らは共同研究として標準的PN[*2]症例（N＝982）

[*1] Fuhrmanグレードと病期との有意な関係は、淡明細胞型腎細胞癌（clear cell renal cell carcinoma: CCRCC)で明らかですが、他の腎癌、乳頭型、chromophobe型では明らかではありません。
[*2] 標準的PNというのは、肉眼的に明らかに正常組織を周囲に含めて腫瘍を摘除することを指す（Minervini, 2011, A）。

Table6-1 核出術によって切除された腎細胞癌症例の偽被膜あるいは正常腎被膜への浸潤（Minervini, 2009、表1引用）

		症例数（%）
PS[*1]-	偽被膜あるいは腎被膜への浸潤なし	60(67)
PS+		30(33)
PSK+	偽被膜内への浸潤を認めるが、貫通はみられない	11(12)
PSK++	偽被膜を貫通し正常腎組織へ浸潤している	13(14)
PSF+	正常腎被膜内への浸潤を認めるが、貫通していない	2(2)
PSF++	正常腎被膜を貫通し腎周囲線維組織へ浸潤している	4(4)
総数		90

[*1] PS: pseudocapsule

と"核出術（enucleation）"（N＝537）の2グループの摘出術後の経過を追跡した（Minervini, 2011, A）、後ろ向き（retrospective）の調査を行いました。追跡期間は中間値51カ月（標準的PN）と54カ月（核出術）です。

両グループの間に病期、腫瘍サイズ、Fuhrmanグレードに有意な差はありませんが、PSM率は核出術群において有意に高値でした（3.4%対0.2%、P<0.001）。無増悪（progression-free）生存率は、標準的PN群で88.9%（5年）、82%（10年）、核出術群では91.4%、90.8%（P＝0.09）でした。腎癌に限ってみた場合の生存率は、標準的PN群で93.9%（5年）と91.6%（10年）、核出術群では各々94.3%と93.2%（P＝0.94）でした（Minervini, 2011, A）。

5 腫瘍のサイズと切除縁の陽性率との間に関係があるか

これに関して報告はまちまちです。Patardらは1,048症例に基づく報告で4cm以上（1.3%）と4cm以下（1.5%）との間に差をみていません。小さい腫瘍はむしろPSM率が高いという報告があります（Yossepowitch, Porpiglia）。小径腫瘍の場合、外科医が腫瘍の境界を正確に把握しにくいためです。小径腫瘍では偽膜形成が不完全であることが多いということがその理由でもあります。

6 腎内での腫瘍の発生部位はPSM率に影響を与えるか

これに関する報告は少ないのですが、腎実質周辺部より中心部に位置する腫瘍のほうがPSM率は高いようです。BensalahらのmulticenterからのⅠ報告をまとめると、中心部に存在する腫瘍は末梢部腫瘍よりはるかに高い陽性率を示しました（9%に対して26%、P<0.0001）。両群の腫瘍のサイズ、病期、組織診断に有意な差は認めません。

7 腫瘍の組織診断はPSM率に影響するのか

Kwonらの開腹してのPN（N＝770）の結果をみてみます。低グレード腫瘍（angiomyolipoma、oncocytoma、乳頭状腎細胞癌〔papillary renal cell carcinoma: PRCC〕Type1、chromophobe RCC）と高悪性度腫瘍（CCRCC、collecting duct RCC、PRCC Type2およびsarcomatoid RCC）の2群に分けて比較すると、PSMの頻度に差はみられません（7%対8%）。

しかしながら、切除巣での再発や遠隔転移がみられたのは後者の高悪性度群のみで（N＝4）あったことは注目に値します。

一方、Bensalahらのmulticenterをまとめた報告では、PSM率は高Fuhrmanグレード（グレード3と4）で有意に（P＝0.02）高かったが、死亡率（癌死亡

Table6-2 病理検査の結果、PSMと診断された症例の追跡

	PSM症例（PN症例の％）	腫瘍病期	直ちにあるいは数カ月以内に再手術を受けた症例	臨床観察を継続した症例
Permpongkosol, 2006	9（1.8）	pT1a（全例）	2例RN[*1]。いずれにも残存腫瘍を認めない。	7例。中間値32カ月の追跡で6例に再発を認めない。1例（VHL症候群）は癌死。
Raz, 2010	17（15）	pT1a（14例）、pT1b（3例）	9例RN。1例で残存する腫瘍を認める。他は陰性。4例で腫瘍周辺組織を切除。1例で残存腫を認める。	4例（観察期間29-77カ月）。いずれにも再発を認めない。
Lopez-Costea, 2010	11（8）	pT1a, b（10例）、pT3a（1例）	2例RN（1例は患者の希望による。1例は術後出血コントロールのため）。いずれにも残存腫瘍を認めない。	9例。中間値80.5カ月の追跡でいずれにも再発・転移を認めない。

＊1　RN: radical nephrectomy

を含めて）には差がなかったと報告しています。sarcomatoid RCCを含め高悪性度癌は、浸潤性増殖を示す傾向が大ですから、PSM率ひいては再発率に悪影響を与える可能性が大です。

8　PSMの場合の再発率

a）PSMの病理報告に基づいて直ちに再手術を行った場合、腫瘍病巣にはどのような病変が発見されるか

PSMの病理の報告に基づき、臨床家はどのように対処するか、は重大な関心事です。選択肢として、
① RNを行う
② 腫瘍病巣の郭清術を行う
③ 定期的観察を継続し、再発が疑われたら外科的処置を行う
④ 臨床的観察の継続のみとする

があります。そこで、pT1陽性患者に直ちに再手術が行われた症例の所見をTable6-2にまとめました（Permpongkosol, Raz, Lopez-Costea）。症例数は少ないのですが、再手術が行われた17例中残存腫瘍が認められたのはわずか2例で、再手術が行われず観察が継続された20例中再発がみられたのはわずか1例でした。この再発症例はVHL症候群の患者で、腎癌で死亡しました[*3]。

b）PSM症例でそのまま臨床観察を続けた場合、再発の可能性はどれくらいか

pT1a、1bの症例に絞り、長期観察の報告は多数あります。しかし、いずれも追跡期間が短いことと、後ろ向きの調査のまとめです。

共通した結論は、再発率はきわめて低く（Sutherland, Gill, Link, Allaf, Permpongkosol, Yossepowitch）、NSM患者と同様、腎癌死亡に差がないことです[*4]（Bensalah, Yossepowitch）。この結論は先にa）で述べたように、直ちに再手術が行われた患者に残存腫瘍をほとんどの症例で認めなかったという所見からも想像できます。

では、病理の報告する"PSM"というのはどういう

＊3　VHL症候群の患者では、腎癌は多発性、両側性であることに注目されたし。
＊4　ただし、pT2以上の場合（>7cm）では、病期、Fuhrmanグレードが多変量解析で有意に癌死亡率を上げます（Peycelon）。例外として、切除縁陽性率の高いグループは、①PNが絶対的（imperative）適応の患者（一側腎、両側性腎腫瘍など）（Bensalah, Yossepowitch, Kwon）、②高病期患者（pT2, 3）（Peycelon）、③腎体部発生腫瘍（Bensalah）です。

意味を持つのでしょうか？ ①切除縁に沿って焼灼（cautery）が行われた場合、その結果、壊死に陥り消滅する、②切除縁に沿って起こる凝固壊死のため消滅する、③残存腫瘍は増殖するが臨床的に再発を認めるのに観察期間が疑わしい、などが考えられます。

9　PSMを防ぐ方法

仮にPSMでも4cm以下の腫瘍の場合、再発のリスクは少ないのですから切除縁に関してあまり神経質になる必要はないかもしれませんが、上記のように切除縁に影響する要因として腫瘍の位置が問題になります。皮質の表面近くに位置する場合は切除が容易ですが、深部でしかも非辺縁部（中央の体部）に位置する場合は深部に沿う切除縁が問題となります。

術中の病理医へのコンサルテーションが普遍的に行われています。肉眼的検査で必要に応じて切除縁の凍結切片組織検査を行うことができます（**Duvdevani, Kubinski**）。その結果の陰性の報告は、必ずしも最終病理診断陰性を意味しないこともあります。

10　PN（あるいはRN）は、長期的にみて腎機能にどのような影響を与えるか

従来、術前に腎機能が正常な患者においては、一側腎の摘出後、腎機能の低下は起こらないと考えられていましたが、果たしてそうでしょうか？　2000年代初め、この問題に注目した報告をみると、PNに対してRNを受けた患者においては、血中creatinine値の上昇（＞2mg/dL）が相当数にみられたとの結論です（**Lau, McKiernan**）。血中creatinine値は必ずしも腎機能を正確に反映するものではなく、2mg/dL以下の患者においても腎機能の低下を示す症例もあること（**Levey, 1999**）から、米国のNational Kidney Foundation（NKF）は、GFR（estimated GFRですが）が腎機能をより正確に反映するとして、その使用を勧めてきました（**Huang, 2009, Levey, 2003**）。

正常成人においてGFRは120-130mL/min per 1.73m^{2}で、この値は加齢とともに下降します。65歳以上の成人において腎機能の低下（＜60mL/min）は17％にみられます（**Coresh**）。GFRが60mL/minを割るということは腎機能の半分が失われたということになります。GFR値の異常低下（＜60mL/min）は慢性腎障害（chronic kidney disease: CKD）を意味します。

CKDは、①3カ月以上にわたる腎実質の障害（例えば、腎穿刺標本で認められる組織学的異常所見や、その結果起こる異常尿所見である血尿、蛋白尿など。しかしながらこれらの所見は必ずGFR値の異常低下を伴いません）、あるいは、②GFR値の低下＜60mL/min per 1.73m^{2}とされ（組織学的腎障害の所見の有無にかかわらず）、腎不全はGFR値が15mL/min以下に低下したとき、と定義されます。

CKDの原因として代表的病態は、高血圧症と糖尿病性腎硬化症が挙げられます（**Coresh**）。CKDの結果、心臓血管障害の発生、増悪を引き起こし死亡率の上昇につながります（**Weiner, Go, Sarnak, Fried**）。

腎腫瘍の外科的治療としてRNよりもPNが望ましく、さらには適応が満たされるのならば、active surveillance（AS）の選択も考慮されるべきで、この問題については次のQuestion7で討論します。

T1a腫瘍患者に対してPNとRN後の腎機能障害（GFR値60mL/min以下あるいは血中creatinine＞2mg/dL）発生の報告をみると、全文献でPNよりRN後に有意に腎障害が上昇しています（**Huang, 2006, 2009, Lau, McKiernan**）。さらに総死亡率も、PN患者に比べてRN患者のほうに有意に上昇します（**Huang, 2009, Thompson**）。ただし、Thompsonらの報告では、総死亡率上昇は65歳以下の年齢層に限られていました。

術前GFRが正常域（＞GFR値60mL/min）の患者においても、術後正常域にとどまった症例はPN後の80％に対して、RN後ではわずか35％（P＜0.0001）で、RNが腎機能低下に大きく関係することが示されました（**Huang, 2006**）。

References

1. 大保亮一, 吉田修, 荒井陽一: 日常臨床の疑問に答える 泌尿器科臨床病理学. インターメディカ, 2008年.
2. Chen DY, Uzzo RG. Evaluation and management of the renal mass. Med Clin North Am 2011, 95: 179-189.
3. Yossepowitch O, Thompson RH, Leibovich BC, Eggener SE, Pettus JA, Kwon ED, Herr HW, Blute ML, Russo P. Positive surgical margins at partial nephrectomy: predictors and oncological outcomes. J Urol 2008, 179: 2158-2163.
4. Gill IS, Matin SF, Desai MM, Kaouk JH, Steinberg A, Mascha E, Thornton J, Sherief MH, Strzempkowski B, Novick AC. Comparative analysis of laparoscopic versus open partial nephrectomy for renal tumors in 200 patients. J Urol 2003, 170: 64-68.
5. Patard JJ, Pantuck AJ, Crepel M, Lam JS, Bellec L, Albouy B, Lopes D, Bernhard JC, Guillé F, Lacroix B, De La Taille A, Salomon L, Pfister C, Soulié M, Tostain J, Ferriere JM, Abbou CC, Colombel M, Belldegrun AS. Morbidity and clinical outcome of nephron-sparing surgery in relation to tumour size and indication. Eur Urol 2007, 52: 148-154.
6. Kwon EO, Carver BS, Snyder ME, Russo P. Impact of positive surgical margins in patients undergoing partial nephrectomy for renal cortical tumours. BJU Int 2007, 99: 286-289.
7. Kieran K, Montgomery JS, Daignault S, Roberts WW, Wolf JS Jr. Comparison of intraoperative parameters and perioperative complications of retroperitoneal and transperitoneal approaches to laparoscopic partial nephrectomy: support for a retroperitoneal approach in selected patients. J Endourol 2007, 21: 754-759.
8. Lifshitz DA, Shikanov SA, Deklaj T, Katz MH, Zorn KC, Eggener SE, Shalhav AL. Laparoscopic partial nephrectomy: a single-center evolving experience. Urology 2010, 75: 282-287.
9. Thompson RH, Boorjian SA, Lohse CM, Leibovich BC, Kwon ED, Cheville JC, Blute ML. Radical nephrectomy for pT1a renal masses may be associated with decreased overall survival compared with partial nephrectomy. J Urol 179: 468-473.
10. Bensalah K, Pantuck AJ, Rioux-Leclercq N, and 46 other coauthors. Positive surgical margin appears to have negligible impact on survival of renal cell carcinomas treated by nephron-sparing surgery. Eur Urol 2010, 57: 466-471.
11. Marszalek M, Meixl H, Polajnar M, Rauchenwald M, Jeschke K, Madersbacher S. Laparoscopic and open partial nephrectomy: a matched-pair comparison of 200 patients. Eur Urol 2009, 55: 1171-1178.
12. Castilla EA, Liou LS, Abrahams NA, Fergany A, Rybicki LA, Myles J, Novick AC. Prognostic importance of resection margin width after nephron-sparing surgery for renal cell carcinoma. Urology 2002, 60: 993-997.
13. Carini M, Minervini A, Masieri L, Lapini A, Serni S. Simple enucleation for the treatment of PT1a renal cell carcinoma: our 20-year experience. Eur Urol 2006, 50: 1263-1271. (A)
14. Carini M, Minervini A, Lapini A, Masieri L, Serni S. Simple enucleation for the treatment of renal cell carcinoma between 4 and 7 cm in greatest dimension: progression and long-term survival. J Urol 2006, 175: 2022-2026. (B)
15. Minervini A, di Cristofano C, Lapini A, Marchi M, Lanzi F, Giubilei G, Tosi N, Tuccio A, Mancini M, della Rocca C, Serni S, Bevilacqua G, Carini M. Histopathologic analysis of peritumoral pseudocapsule and surgical margin status after tumor enucleation for renal cell carcinoma. Eur Urol 2009, 55: 1410-1418.
16. Minervini A, Ficarra V, Rocco F, Antonelli A, Bertini R, Carmignani G, Cosciani Cunico S, Fontana D, Longo N, Martorana G, Mirone V, Morgia G, Novara G, Roscigno M, Schiavina R, Serni S, Simeone C, Simonato A, Siracusano S, Volpe A, Zattoni F, Zucchi A, Carini M; SATURN Project-LUNA Foundation. Simple enucleation is equivalent to traditional partial nephrectomy for renal cell

carcinoma: results of a nonrandomized, retrospective, comparative study. J Urol 2011, 185: 1604-1610. (A)

17. Minervini A, Serni S, Tuccio A, Raspollini MR, Di Cristofano C, Siena G, Vittori G, Saleh O, Lapini A, Carini M. Local recurrence after tumour enucleation for renal cell carcinoma with no ablation of the tumour bed: results of a prospective single-centre study. BJU Int 2011, 107: 1394-1399. (B)

18. Porpiglia F, Fiori C, Bertolo R, Scarpa RM. Does tumour size really affect the safety of laparoscopic partial nephrectomy? BJU Int 2011, 108: 268-273.

19. Permpongkosol S, Colombo JR Jr, Gill IS, Kavoussi LR. Positive surgical parenchymal margin after laparoscopic partial nephrectomy for renal cell carcinoma: oncological outcomes. J Urol 2006, 176: 2401-2404.

20. Raz O, Mendlovic S, Shilo Y, Leibovici D, Sandbank J, Lindner A, Zisman A. Positive surgical margins with renal cell carcinoma have a limited influence on long-term oncological outcomes of nephron-sparing surgery. Urology 2010, 75: 277-280.

21. Lopez-Costea MA, Fumadó L, Lorente D, Riera L, Miranda EF. Positive margins after nephron-sparing surgery for renal cell carcinoma: long-term follow-up of patients on active surveillance. BJU Int 2010, 106: 645-648.

22. Peycelon M, Hupertan V, Comperat E, Renard-Penna R, Vaessen C, Conort P, Bitker MO, Chartier-Kastler E, Richard F, Rouprêt M. Long-term outcomes after nephron sparing surgery for renal cell carcinoma larger than 4 cm. J Urol 2009, 181: 35-41.

23. Sutherland SE, Resnick MI, Maclennan GT, Goldman HB. Does the size of the surgical margin in partial nephrectomy for renal cell cancer really matter? J Urol 2002, 167: 61-64.

24. Link RE, Bhayani SB, Allaf ME, Varkarakis I, Inagaki T, Rogers C, Su LM, Jarrett TW, Kavoussi LR. Exploring the learning curve, pathological outcomes and perioperative morbidity of laparoscopic partial nephrectomy performed for renal mass. J Urol 2005, 173: 1690-1694.

25. Allaf ME, Bhayani SB, Rogers C, Varkarakis I, Link RE, Inagaki T, Jarrett TW, Kavoussi LR. Laparoscopic partial nephrectomy: evaluation of long-term oncological outcome. J Urol 2004, 172: 871-873.

26. Duvdevani M, Laufer M, Kastin A, Mor Y, Nadu A, Hanani J, Nativ O, Ramon J. Is frozen section analysis in nephron sparing surgery necessary? A clinicopathological study of 301 cases. J Urol 2005, 173: 385-387.

27. Kubinski DJ, Clark PE, Assimos DG, Hall MC. Utility of frozen section analysis of resection margins during partial nephrectomy. Urology 2004, 64: 31-34.

28. Lau WK, Blute ML, Weaver AL, Torres VE, Zincke H. Matched comparison of radical nephrectomy vs nephron-sparing surgery in patients with unilateral renal cell carcinoma and a normal contralateral kidney. Mayo Clin Proc 2000, 75: 1236-1242.

29. McKiernan J, Simmons R, Katz J, Russo P. Natural history of chronic renal insufficiency after partial and radical nephrectomy. Urology 2002, 59: 816-820.

30. Levey AS, Bosch JP, Lewis JB, Greene T, Rogers N, Roth D. A more accurate method to estimate glomerular filtration rate from serum creatinine: a new prediction equation. Modification of Diet in Renal Disease Study Group. Ann Intern Med 1999, 130: 461-470.

31. Levey AS, Coresh J, Balk E, Kausz AT, Levin A, Steffes MW, Hogg RJ, Perrone RD, Lau J, Eknoyan G; National Kidney Foundation. National Kidney Foundation practice guidelines for chronic kidney disease: evaluation, classification, and stratification. Ann Intern Med 2003, 139: 137-147.

32. Huang WC, Elkin EB, Levey AS, Jang TL, Russo P. Partial nephrectomy versus radical nephrectomy in patients with small renal tumors--is there a difference in mortality and cardiovascular outcomes? J Urol 2009, 181: 55-61.

33. Coresh J, Astor BC, Greene T, Eknoyan G,

Levey AS. Prevalence of chronic kidney disease and decreased kidney function in the adult US population: Third National Health and Nutrition Examination Survey. Am J Kidney Dis 2003, 41: 1-12.
34. Weiner DE, Tighiouart H, Amin MG, Stark PC, MacLeod B, Griffith JL, Salem DN, Levey AS, Sarnak MJ. Chronic kidney disease as a risk factor for cardiovascular disease and all-cause mortality: a pooled analysis of community-based studies. J Am Soc Nephrol 2004, 15: 1307-1315.
35. Go AS, Chertow GM, Fan D, McCulloch CE, Hsu CY. Chronic kidney disease and the risks of death, cardiovascular events, and hospitalization. N Engl J Med 2004, 351: 1296-1305.
36. Sarnak MJ, Levey AS, Schoolwerth AC, Coresh J, Culleton B, Hamm LL, McCullough PA, Kasiske BL, Kelepouris E, Klag MJ, Parfrey P, Pfeffer M, Raij L, Spinosa DJ, Wilson PW; American Heart Association Councils on Kidney in Cardiovascular Disease, High Blood Pressure Research, Clinical Cardiology, and Epidemiology and Prevention. Kidney disease as a risk factor for development of cardiovascular diseases: a statement from the American Heart Association Councils on Kidney in Cardiovascular Disease, High Blood Pressure Research, Clinical Cardiology, and Epidemiology and Prevention. Hypertension 2003, 42: 1050-1065.
37. Fried LF, Katz R, Sarnak MJ, Shlipak MG, Chaves PH, Jenny NS, Stehman-Breen C, Gillen D, Bleyer AJ, Hirsch C, Siscovick D, Newman AB. Kidney function as a predictor of noncardiovascular mortality. J Am Soc Nephrol 2005, 16: 3728-3735.
38. Huang WC, Levey AS, Serio AM, Snyder M, Vickers AJ, Raj GV, Scardino PT, Russo P. Chronic kidney disease after nephrectomy in patients with renal cortical tumours: a retrospective cohort study. Lancet Oncol 2006, 7: 735-740.
39. Thompson RH, Boorjian SA, Lohse CM, Leibovich BC, Kwon ED, Cheville JC, Blute ML. Radical nephrectomy for pT1a renal masses may be associated with decreased overall survival compared with partial nephrectomy. J Urol 2008, 179: 468-471.

Question 7

早期腎癌に対して、active surveillance（AS）が選択肢として提供されています。どのような患者がその対象になりますか？ ASを継続するためにはどのような臨床観察条件を満たすことが必要ですか？ ASから脱落して外科的処置に切り換える根拠は何ですか？

■ 略語一覧
AS: active surveillance
PN: partial nephrectomy
LGR: linear growth rate
RN: radical nephrectomy
RCC: renal cell carcinoma
MTD: maximal tumor diameter（cm）
ETV: estimated tumor volume（cm^3）

Answer

Question6で解説しましたように、低ステージ（T1a）腎癌に対して、腎部分切除術（partial nephrectomy: PN）が比較的安全に行われ、しかも腎臓摘出に匹敵する効果があるので推奨されます。しかしながら、この適応のない患者（高齢者でcomorbidityを有するもの、腎機能が低下しているもの、単腎の患者）や外科的侵襲に耐えられない患者においては、定期的に経過観察を続けることにより治療開始を遅延させるASが、選択肢としてあります。

3カ月から6カ月ごとに行われるimaging study（超音波検査〔US〕、CT、MRI）による観察の結果では、約60％の症例においてサイズの増加がみられ、26％は逆に低下、残りでは不変です。サイズの上昇のない症例では病期進行はないといってよく、問題はサイズの増大グループですが、これは必ずしも悪性腫瘍とは限らず、良性腫瘍（穿刺標本で確認された）でも起こります。

したがって、病期進行を指示する絶対的基準は目下見つかっていません。そのため多くの報告では、腫瘍の増大率（linear growth rate: LGR）を治療の"切り換え"への基準にしていますが、LGRに関して具体的な数字は定まっていません。将来ASから脱落し、外科的処置に切り換えられる臨床条件が満たされる患者においては、術後病期進行はきわめて稀です。外科的処置（PNあるいは根治的腎摘除〔radical nephrectomy: RN〕）はいずれも術後の腎機能低下、ひいては心血管障害の悪化が予測される（PN後で20％、RN後では65％）ので、ASは選択肢として意義があります。

Comments

1 ASの対象となる症例

最近の米国における統計によりますと、過去10年間の腎細胞癌（renal cell carcinoma: RCC）症例は男性、女性ともに増加し続けています。人口10万人あたりの発生頻度は2001年で10.6であったのに対して2010年では12.4です。その大きな原因と考えられるのは肥満のようです。

分布は、約2/3（67％）が局所癌（localized cancer）、14.5％がregional cancer、13.7％が転移を伴うものです。発生の一番高い年齢層は70-74歳です（King, Jayson）。50％以上が局所癌（localized cancer）ということは、確かにimaging technology（CT、US、MRI）の普及に伴う無症状のものの発見につながっているのも事実です（Luciani）。無症状で発見される腫瘍の80％は腎細胞癌で（Ramzi, Pa-

Table7-1　腎癌の診断時における腫瘍のサイズと転移性病巣存在のリスク（％）*1

腫瘍のサイズ	Nguyenら N=24,268	Thompsonら N=2,691
< 1cm	1.4	0
1-2	2.5	0
2-3	4.7	0.2
3-4	7.4	1.8
4-5	11.8	2.3
5-6	-	6.8
6-7	21.6	6.6

*1　この2つの報告で、転移巣の存在のリスクに著しい差があります。Nguyenらの報告はSEER（Surveillance, Epidemiology and End Results, NIH発行）に基づいている疫学的調査の結果であるのに対して、Thompsonらのデータはスローン・ケタリング癌センター症例に基づくものです。転移巣症例が腫瘍サイズ増大に伴い急速に増加することは、この2つの報告で共通ですが、その頻度の絶対数に関しては後者（Thompsonら）の報告に信憑性が高いと筆者らは考えます。

hernik）、低ステージの可能性が高いので根治治療としてPN（RNに対して）が標準的治療法となりました（Huang）。侵襲性が低いPNは術後の腎機能保持のためにも望ましい治療法です。

しかしながら、高齢者においてはcomorbidityを持つ患者も多く、PN（あるいはablation療法）の適応にならないものも多いのが事実で、これらの症例に対して臨床観察を可能なかぎり継続し、外科的侵襲を遅らせるASが選択肢として考慮されるようになりました。したがって、ASの対象となる患者では腎腫瘍の進展に伴う（転移）死亡と他因死亡の可能性の両方を考慮するのが妥当です。

多数の報告をまとめますと、ASの選択肢の患者の平均年齢は、外科的処置対象例（PN 60.1歳、ablation 65.7歳）より有意に高齢です（68.7歳）（Kunkle）。

2　ASの対象となるための腫瘍の病理学的要因

ASの場合、可能なかぎり外科的侵襲を遅らせるという考えに基づいていますから、腫瘍は低ステージでしかも低グレードが望ましいです。臨床的に（例えば、imaging study）腫瘍の悪性度を決定できる方法は目下存在しませんが、腫瘍のサイズ（したがって病期）は当然考慮に入れてよいパラメーターです。そこで、腫瘍のサイズと診断時に既に臨床的に検出できる転移巣の存在との関係をみてみると、腫瘍のサイズの増加に伴ない転移巣発見のリスクは急速に高まります（Nguyen, Thompson）。Thompsonらのスローン・ケタリング癌センターのデータでは、腫瘍サイズ3cm以下の症例では転移巣は781例中わずか1例にみられただけに対し、5-6cmの腫瘍群では6.8％でした（Table7-1）。したがって、腫瘍サイズが4cm以下の症例についてASの選択肢は臨床的価値があります。

3　ASの前に穿刺によって病理診断を確認しておく必要性

腎腫瘍が悪性型である可能性はきわめて高く80％ですが、逆にいえば20％の確率で良性でもあるわけです（Ramzi, Pahernik）。ASに先立って経皮穿刺で病理診断確立の報告は少なく一般に行われていません（Jewett）。ただし、臨床的に腎への転移、lymphomaあるいは炎症性病変（abscess、肉芽腫）が疑われる症例では穿刺診断が必要です（Question 5参照）。

4 効果的にASで追跡するためには、どのような臨床データが必要か

前立腺癌と異なりバイオマーカーのない腎癌の場合、CT、MRI、超音波検査（US）などのimaging studyで、腫大を観察するのが一般的方法です。診断時の腫瘍径（サイズ）（maximal tumor diameter: MTD）、推定腫瘍体積（estimated tumor volume: ETV）を設定し、定期的観察（最初は3カ月目、次いで6カ月目、その後の3年間は6カ月ごと）（Jewett）にMTDを測定し、LGR（MTD in cm/year）を求めます。追跡期間の中間値は29-43カ月です（Kunkle）。

AS中断の決定の基準に関しては、報告者によって異なります。LGRの上昇、MTDが4cmを超えたとき、12カ月間に腫瘍体積が倍加したとき、転移巣の存在が明らかになったとき（Jewett）などが挙げられます。

5 ASでの追跡の結果

Chawlaらのまとめた9センターの報告に基づく234腫瘍の追跡の結果をみてみます（Chawla, Fujimoto, Bosniak, A, B, Kassouf, Volpe, Kato, Sowery）。

初期腫瘍サイズの平均値が2.6cm（中間値2.48cm）、86%は4cm以下ですから、転移巣存在の可能性はきわめて低い腫瘍例と考えてよいでしょう。平均追跡期間は34カ月（中間値32カ月）。このうち約半数において（46%）病理診断が既に確立しており、悪性腫瘍は80-100%でした。

病理診断の確立している症例に限ってみると、病理診断名と初期腫瘍サイズとの間に有意な差はありません。しかしながら、診断の確立されたグループと未診断グループとの間に腫瘍のLGRに有意差がみられました（0.40±0.36対0.21±0.40cm/year）（p=0.0001）。その理由は、診断確立後、悪性腫瘍患者のなかのかなりがASから除かれた結果と考えられます。ではASから脱落する（外科的治療に変更した）要因とは何でしょうか？

6 腫瘍のLGRはASの中断に有用な因子となるか。高いLGRは悪性腫瘍との臨床診断の根拠になるか

常識的に考えるとLGRが高い場合、悪性腫瘍が存在すると判断するのが妥当のようですが、果たしてそうでしょうか？

Jewettらの報告をみてみます。この報告では、AS開始時に穿刺によって既に腫瘍が悪性か良性かが多くの症例で分かっています。悪性グループの平均年間LGRは0.14cmと良性グループの0.17cmとの間に差がみられません。ASの初期から観察終了までの期間中、63%ではMTDに増大をみましたが、26%では低下、残り10%では変化なしでした。サイズの増加をみた63%の平均LGRは0.26cm/year。また、悪性腫瘍群（N=37）のなか、59%は増大、10%は低下、31%は変化なしでした。

Fuhrman核が高グレード（3、4）と低グレード（1、2）との間にも差がみられません。良性腫瘍（oncocytoma）とRCC群との間に差がないことはSiuらも、それからmulticenter調査に基づくSmaldoneらも同様の報告をしています。

7 AS開始時の腫瘍サイズとLGRとの間に関係があるか

AS開始時の腫瘍サイズと、既に転移巣の存在する可能性については前に述べました。フォックス癌センターのUzzoらのグループによれば、腫瘍の成長をみたグループ（N=219）とサイズ不変グループ（N=65）の初期サイズに、相異はみられません（MTD中間値2cmと2.1cm、p=0.21）（Smaldone）。同様の観察はmulticenterのデータに基づくChawlaらの報告にもみられます。

8 ASによる追跡中に転移を示した症例とはどのような腫瘍か

転移巣として局所リンパ節と遠隔転移（肝、肺、骨）が報告されており、その頻度は0-3.4%です（Chawla,

Smaldone, Jewett, Mason, Haramis）。この低い頻度に大きく関係するのは、①腎腫瘍の増大あるいはLGRの増加のためASから除外されて外科的処置（PNあるいはRN）が行われたこと、病期進行に歯止めがかかったこと、②ASの選択肢はcomorbidityの存在が大きく影響しているため、追跡中に他の原因で死亡してしまったことが考えられます。事実、多くの報告で、ASで追跡中に死亡しています（Rosales, Haramis, Abouassaly, Wong）。

これらの事実を念頭に置き、報告されている転移症例をTable7-2にまとめました。報告者により、症例のデータの提供は不完全ですが、一定の傾向がみられます。
① 診断時の腫瘍サイズはT1aのものが多いこと、初期サイズの平均値は3.8cm、中間値（median）（筆者らの計算による）は3.5cm。したがってASの好対象です。
② 腫瘍のLGRに注目すると急速に増大している例もありますが、むしろ例外的です。
③ 転移巣が発見された段階では、原発巣のサイズは6cmを超えるものが大きい、などです。

結論として、転移症例は大多数がASの条件を満たして追跡が開始されているか、おそらくcomorbidityのため外科的処置の対象とはなりがたく、病期の進展を許している。したがってcomorbidityスコアの低い患者では、ASは納得のいく臨床手段である、ということです。

なお、T1bあるいはそれ以上の病期症例におけるASの報告もみられます（ASというよりpassive surveillanceと呼ぶのが適当か？）（Abouassaly, Lamb）。いずれも高齢者グループで追跡期間中に約30%が他の原因で死亡しています。腎癌の進行、非進行に関係なく、少なくとも観察期間中は腎癌が死亡の原因となった症例はありません。要するに追跡期間が短いことも関係します。

展が認められた場合、外科的治療に切り換える予定が組み込まれています。問題は、何を進展のマーカーにするかです。

多くの報告で明らかなように、追跡期間に増大傾向がみられない場合（zero net growth）、病期の進行はないと考えて問題ありません。約23%の症例はこのグループに属します。positive net growth groupと比べて、初期の腫瘍サイズや悪性・良性腫瘍比に有意な差を認めません。ではASを中止したグループの患者とは？　すなわち治療に切り換えた理由は、本人の希望（57%）、腫瘍の増大（36%）、全身的条件（medical conditions）の改善（7%）、その他（1%）でした。ASの継続グループとAS中止（ひいては治療開始）グループを比較すると、初期腫瘍サイズ（MTD）には差がありませんが（平均値0.24cm/year 対 2.2cm）、LGR（平均値0.24cm/year 対 0.38cm/year）には有意差がみられました（$p < 0.001$）（Smaldone）。LGRの上昇に伴い外科的切除に切り換えたグループでの転移症例はきわめて稀であることから、"LGR"が目下のところ最も信頼できる基準といえます。しかし、LGRに関して具体的数字は設定されておらず、いつ外科治療に切り換えるかは臨床家が独自の基準を持って行うというのが現状です。

9 ASで追跡する際、治療開始（多くは外科的処置）に切り換える腫瘍条件

ASは、外科的切除の結果発生する腎機能障害、それに基づく二次的死亡率の上昇を可能なかぎり抑制したいという目的で行われるものですが、腎癌の病期進

Ⅰ 腎癌　47

Table7-2 腎腫瘍の臨床診断後active surveillance経過中に腫瘍転移を起こした症例

	age	indication for AS	initial size (cm)	LGR (cm/year)	size at metastasis (cm)	duration to metastasis (-mos*1)	metastasis site(s)	comments
Chawla	84		2.0	1.3	8	54	lung	
Sowery	74	CHR*2	8.8	0.2	10.7	68	liver, LN*3	compelling health risk
Jewett								
pt*4 1			2.4			2	bone	died at 32 mos
pt 2			2.7			12	lung	
Lamb	89	CHR				132		
Wong	78	CHR	2.5		5.9	15	LN, lung	died at 20 mos
Siu		CHR	3.0		6.0	78	LN	clear cell RCC
Youssif								
pt 1		elective*5	2.7	0.94	5.8	40	bone	clear cell RCC
pt 2		elective	2.7	0.75	4.5	29	lung	nephrectomy at 26 mos
pt 3		elective	4.5	0.1	4.8	37	pancreas	nephrectomy at 13 mos
Beisland								
pt 1	81	CHR	6.2					died at 9 mos
pt 2	82	CHR	6.7					
Rosales								
pt 1		elective	2.0	1.2	4.1	22		
pt 2		elective	3.1	0.4	3.8	22		
pt 3		elective	5.1	0.6	6.1	22		
pt 4		elective	7.2	0.8	6.7	22		
Mason		CHR	2.9	2.86	7.2	18		died of RCC

*1 mos : months
*2 CHR: competing health reasons（臨床上他の問題があるため、外科的措置の対象とならないもの）
*3 LN : lymph nodes
*4 pt : patient
*5 elective: ASを選択肢として選んだ症例

References

1. King SC, Pollack LA, Li J, King JB, Master VA. Continued increase in incidence of renal cell carcinoma, especially in young patients and high grade disease: United States 2001 to 2010. J Urol 2014, 191: 1665-1670.
2. Jayson M, Sanders H. Increased incidence of serendipitously discovered renal cell carcinoma. Urology 1998, 51: 203-205.
3. Luciani LG, Cestari R, Tallarigo C. Incidental renal cell carcinoma-age and stage characterization and clinical implications: study of 1092 patients (1982-1997). Urology 2000, 56: 58-62.
4. Remzi M, Ozsoy M, Klingler HC, Susani M, Waldert M, Seitz C, Schmidbauer J, Marberger M. Are small renal tumors harmless? Analysis of histopathological features according to tumors 4 cm or less in diameter. J Urol 2006, 176: 896-899.
5. Pahernik S, Ziegler S, Roos F, Melchior SW, Thüroff JW. Small renal tumors: correlation of clinical and pathological features with tumor size. J Urol 2007, 178: 414-417.
6. Huang WC, Donin NM. Partial nephrectomy is the standard of care for T1a kidney tumors. Urol Oncol 2013, 31: 140-143.
7. Kunkle DA, Egleston BL, Uzzo RG. Excise, ablate or observe: the small renal mass dilemma--a meta-analysis and review. J Urol 2008, 179: 1227-1234.
8. Nguyen MM, Gill IS. Effect of renal cancer size on the prevalence of metastasis at diagnosis and mortality. J Urol 2009, 181: 1020-1027.
9. Thompson RH, Hill JR, Babayev Y, Cronin A, Kaag M, Kundu S, Bernstein M, Coleman J, Dalbagni G, Touijer K, Russo P. Metastatic renal cell carcinoma risk according to tumor size. J Urol 2009, 182: 41-45.
10. Jewett MA, Mattar K, Basiuk J, Morash CG, Pautler SE, Siemens DR, Tanguay S, Rendon RA, Gleave ME, Drachenberg DE, Chow R, Chung H, Chin JL, Fleshner NE, Evans AJ, Gallie BL, Haider MA, Kachura JR, Kurban G, Fernandes K, Finelli A. Active surveillance of small renal masses: progression patterns of early stage kidney cancer. Eur Urol 2011: 60: 39-44.
11. Chawla SN, Crispen PL, Hanlon AL, Greenberg RE, Chen DY, Uzzo RG. The natural history of observed enhancing renal masses: meta-analysis and review of the world literature. J Urol 2006, 175: 425-431.
12. Fujimoto N, Sugita A, Terasawa Y, Kato M. Observations on the growth rate of renal cell carcinoma. Int J Urol 1995, 2: 71-76.
13. Bosniak MA. Observation of small incidentally detected renal masses. Semin Urol Oncol 1995, 13: 267-272. (A)
14. Bosniak MA, Birnbaum BA, Krinsky GA, Waisman J. Small renal parenchymal neoplasms: further observations on growth. Radiology 1995, 197: 589-597. (B)
15. Kassouf W, Aprikian AG, Laplante M, Tanguay S. Natural history of renal masses followed expectantly. J Urol 2004, 171: 111-113.
16. Volpe A, Panzarella T, Rendon RA, Haider MA, Kondylis FI, Jewett MA. The natural history of incidentally detected small renal masses. Cancer 2004, 100: 738-745.
17. Kato M, Suzuki T, Suzuki Y, Terasawa Y, Sasano H, Arai Y. Natural history of small renal cell carcinoma: evaluation of growth rate, histological grade, cell proliferation and apoptosis. J Urol 2004, 172: 863-866.
18. Sowery RD, Siemens DR. Growth characteristics of renal cortical tumors in patients managed by watchful waiting. Can J Urol 2004, 11: 2407-2410.
19. Wong JA, Rendon RA. Progression to metastatic disease from a small renal cell carcinoma prospectively followed with an active surveillance protocol. Can Urol Assoc J 2007, 1: 120-122.
20. Siu W, Hafez KS, Johnston WK 3rd, Wolf JS Jr. Growth rates of renal cell carcinoma and oncocytoma under surveillance are similar. Urol Oncol 2007, 25: 115-119.
21. Abou Youssif T, Kassouf W, Steinberg J, Aprikian AG, Laplante MP, Tanguay S. Active surveillance for selected patients with renal masses: updated results with long-term follow-up. Cancer 2007, 110: 1010-1014.
22. Beisland C, Hjelle KM, Reisaeter LA, Bostad L. Observation should be considered as an alternative in management of renal masses in older and

comorbid patients. Eur Urol 2009, 55: 1419-1427.
23. Smaldone MC, Kutikov A, Egleston BL, Canter DJ, Viterbo R, Chen DY, Jewett MA, Greenberg RE, Uzzo RG. Small renal masses progressing to metastases under active surveillance: a systematic review and pooled analysis. Cancer 2012, 118: 997-1006.
24. Mason RJ, Abdolell M, Trottier G, Pringle C, Lawen JG, Bell DG, Jewett MA, Klotz L, Rendon RA. Growth kinetics of renal masses: analysis of a prospective cohort of patients undergoing active surveillance. Eur Urol 2011, 59: 863-867.
25. Haramis G, Mues AC, Rosales JC, Okhunov Z, Lanzac AP, Badani K, Gupta M, Benson MC, McKiernan J, Landman J. Natural history of renal cortical neoplasms during active surveillance with follow-up longer than 5 years. Urology 2011, 77: 787-791.
26. Rosales JC, Haramis G, Moreno J, Badani K, Benson MC, McKiernan J, Casazza C, Landman J. Active surveillance for renal cortical neoplasms. J Urol 2010, 183: 1698-1702.
27. Abouassaly R, Lane BR, Novick AC. Active surveillance of renal masses in elderly patients. J Urol 2008, 180: 505-509.
28. Lamb GW, Bromwich EJ, Vasey P, Aitchison M. Management of renal masses in patients medically unsuitable for nephrectomy--natural history, complications, and outcome. Urology 2004, 64: 909-913.

II 膀胱癌

Question 1

2004年版WHO尿路上皮腫瘍分類の特徴の一つは、低悪性度乳頭状尿路上皮腫瘍の一部をPUNLMP（papillary urothelial neoplasm of low malignant potential）の名称で紹介したことですが、この疾患名は臨床家にとって、果たして有意義なものでしょうか？「腎盂・尿管・膀胱癌取扱い規約」では正式な診断項目として採用されていません。

■ 略語一覧
PUNLMP: papillary urothelial neoplasm of low malignant potential
CaLG: urothelial carcinoma, low grade
CaHG: urothelial carcinoma, high grade
TURBT: transurethral resection of bladder tumor

Answer

2004年版WHO尿路上皮腫瘍分類で新しく診断名が与えられたPUNLMPという概念は、10年後の現在でも完全に容認／受諾されたものとはいえません。しかし、過去10-15年間に、この診断後の臨床経過報告が相次いでいます。

その大多数で、PUNLMP症例は、再発のリスクはあるが（18-62%）、浸潤癌への進行例や核グレードの上昇は稀で、仮に進行しても低異型度癌（urothelial carcinoma, low grade: CaLG）、浸潤してもpT1と報告されています。膀胱腫瘍による死亡は皆無に近いといってよいでしょう。

したがって、泌尿器病理に経験豊かな病理医による控えめな表現に基づくPUNLMPの診断は、臨床家にとっても患者にとっても有益な診断と考えます。そこで筆者らは、「腎盂・尿管・膀胱癌取扱い規約」の扱い方を尊重し、"低悪性度乳頭状尿路上皮癌"の名称を使うものの、そこに"低悪性度乳頭状腫瘍"の第二の診断を併記することを推奨します。しかしながら、診断後の臨床経過の追跡については、他の尿路上皮腫瘍のそれとは異なりません。

なお最近、臨床的に悪性経過をたどる、一般他臓器の腫瘍に高頻度で出現する蛋白（IMP3）の存在が尿路上皮腫瘍も含めて報告されています。低悪性度乳頭状腫瘍では発現しないという事実からも、このタイプの腫瘍を別扱いにする意義があるようです。詳しくはQuestion6を参照してください。

Comments

膀胱腫瘍の半分以上は筋層非浸潤性乳頭状尿路上皮腫瘍です（pTa、Fig. 1-1）。前著（大保）において、2004年版WHO分類（Eble）の基になった1998年のWHO／ISUP尿路上皮腫瘍分類（Epstein）の特徴、長所、短所について、詳細に検討しました。その後の10年間に、新分類の臨床的意義（特にPUN-

Fig. 1-1 典型的な乳頭状尿路上皮腫の内視鏡所見

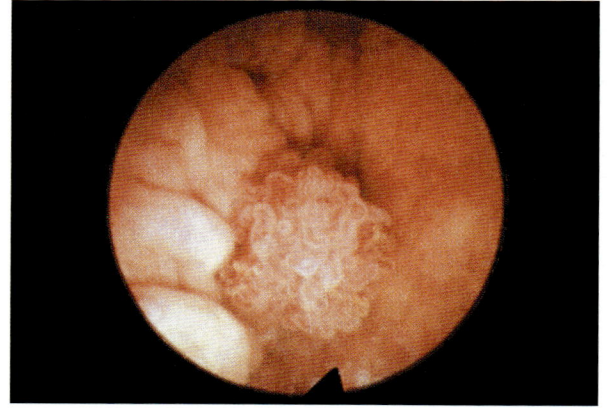

LMP）について報告が相次いで発表されました。したがって、ここで改めてこの問題について新しい情報を含めて検討いたします。

　2004年版WHO尿路上皮腫瘍分類は、1973年版WHO分類に不備があるため、臨床像を反映する新分類として置き換えるという主旨で紹介されたものです（Epstein, Eble）。1973年版WHO分類では、組織学的分類基準が詳細に記載されていません。異型度のきわめて低いものをグレード1と呼び、異型度が明らかに高いものをグレード3とし、その中間に属するものをグレード2とする3種類に分けられました。この分類は臨床家、病理医にそれなりに受け入れられ、長期にわたり使用されました。

　2004年版WHO分類の主要目的は、組織学的分類を詳細に規定し、異型度のきわめて低く臨床的に"非悪性態度"をとる尿路上皮腫瘍から"癌"の名称を取り除こうというものです。その結果、"低悪性度乳頭状尿路上皮腫瘍（PUNLMP）"というきわめて長い記述診断名が誕生し、残りの分化度の低い尿路上皮腫瘍は、低異型度癌（CaLG）と高異型度癌（urothelial carcinoma, high grade: CaHG）との2つに分けられました。これを受けて、1973年版WHO分類で、グレード1腫瘍は一部がPUNLMP、残りがCaLG、グレード2腫瘍は一部がCaLG、残りがCaHG、グレード3腫瘍はそのままCaHGと再分類されました。

　しかしながらこの新分類は、病理学会、泌尿器科学会、腫瘍学会によってすんなりと受け入れられたわけではなく、発表後10年以上経過した現在でも、議論の的になっています。その理由として次の3点が挙げられます。

①新基準は、症例の追跡結果を踏まえて発表されたものではなく、あくまでも組織診断に基づく判断であること。
②詳細な組織学的診断基準を提供したにもかかわらず、病理医間で診断のコンセンサスが得られにくく、特にPUNLMPとCaLGとの鑑別診断が容易ではないこと。
③1973年版WHO分類の診断基準は、明確にされていないにもかかわらず、それなりに臨床的意義を持ち、臨床家の間で普遍的に使われてきた、という思い入れがあること。

　これらの事情に配慮して、「腎盂・尿管・膀胱癌取扱い規約」は、PUNLMPを独立疾患として扱わず、CaLGに含め、癌を3つのグループ、すなわち、
①低異型度非浸潤性乳頭状尿路上皮癌（non-invasive papillary urothelial carcinoma, low grade）
②高異型度非浸潤性乳頭状尿路上皮癌（non-invasive papillary urothelial carcinoma, high grade）
③浸潤性尿路上皮癌（invasive urothelial carcinoma）
にまとめました。

　この分類にはいくつかの問題点があります。

　まず、低異型度腫瘍のなかに、組織学的に正常尿路上皮にきわめて近いにもかかわらず、腫瘍性増殖をするものが存在し、これを含めて"CaLG"すなわち"癌"として取り扱うことが妥当かどうか、という点です。果たして臨床経過とともに進行癌となり、致死的な腫瘍となるのでしょうか？　最近のデータをみると、答えは"No"です。したがって、"癌"という呼称を避けてPUNLMPとして別個に扱おうという選択を十分考慮したいと筆者らは主張します。

　また、低異型度乳頭状尿路上皮癌は、多くが非浸潤性ですが、粘膜固有層に浸潤するものも少数ですが存在します。果たしてこれらを浸潤性尿路上皮癌の分類に組み込むことが妥当であるかどうか、という問題もあります。

　これらに関しては、下記およびQuestion2において検討します。European Association of Urology（EAU）は、妥協策として1973年版WHO分類に基づく診断と、2004年版WHO分類に基づく診断の併記を勧めています（Babjuk）。

1 PUNLMP診断の組織学的基準とCaLGとの鑑別点

　1998年のWHO／ISUP分類（Epstein）によれば、"細胞層の厚みとは関係なく構造異常、核異常が最小限で、細胞の規則正しい配列を伴う乳頭状尿路上皮腫瘍"と定義されました。PUNLMPの提唱者の一人であるBuschによれば、"中間倍率下での観察の印象が重要。腫瘍細胞間に類似性が著しく、試料全体で相互に関係しあっている。きわめて規則的パターンを示す"としています（大保）。核分裂像がみられることもありますが、基底層の近くに限局されます（Fig. 1-2A, B）。当然、尿路上皮乳頭腫（urothelial papilloma）が鑑別診断に挙がりますが、それとの違いは

Fig. 1-2　低悪性度乳頭状尿路上皮腫瘍（PUNLMP）

細胞異型や構造異型がきわめて軽度で、乳頭状に増殖する上皮腫瘍は繊細な血管結合組織間質で支えられている。この診断に重要な点は（低悪性度尿路上皮癌に対して）、腫瘍細胞核は正常核よりもやや肥大するが、相互に均質に配列され、大小不同もほとんど存在しない。この写真では核分裂像は認められないが、基底細胞あるいはそれに沿う深層部で稀にみられる。

提供：インディアナ大学のLiang Cheng教授

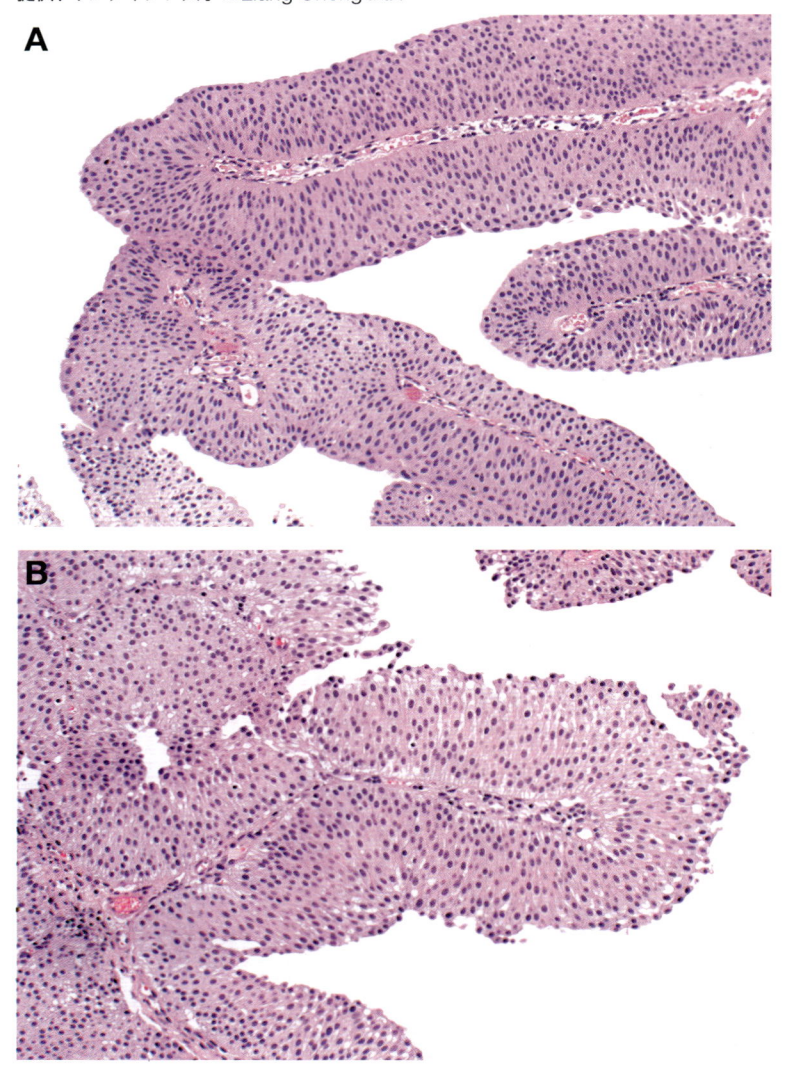

Fig. 1-3　尿路上皮乳頭腫（urothelial papilloma）

正常尿路上皮と区別がつかない上皮が、血管に富む間質に支えられて乳頭状に増殖している。表層細胞分化が明らかに認められる。

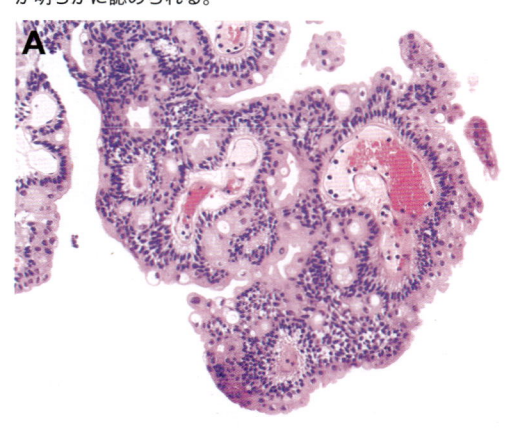

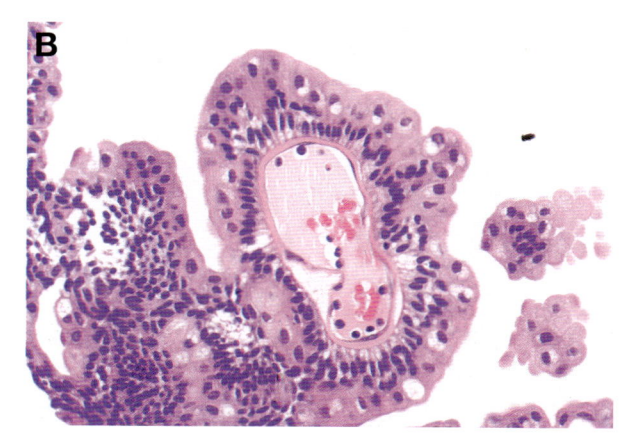

Fig. 1-4　低異型度非浸潤性乳頭状尿路上皮癌（CaLG）
Fig. 1-2の腫瘍と比較してみると、まず核のサイズにばらつきがみられ、核相互間の配列にも不規則さがみられる。稀であるが、核に"重なり"も散見される。
提供：インディアナ大学のLiang Cheng教授

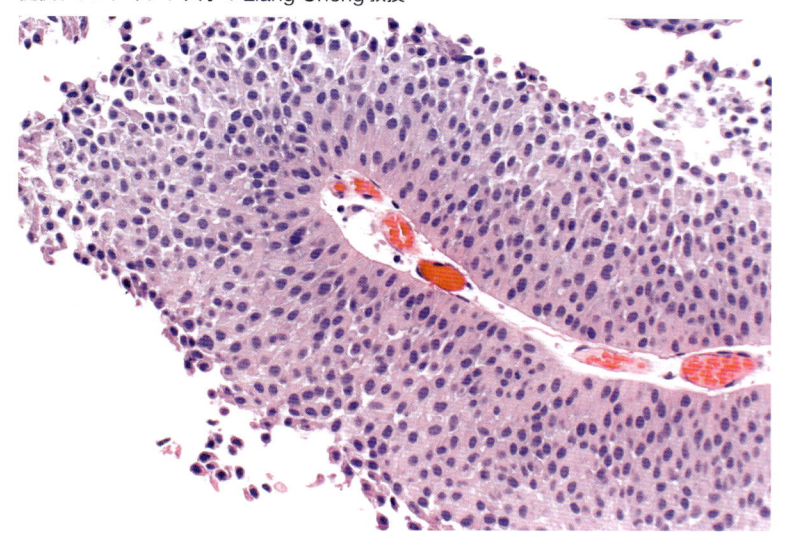

Fig. 1-5　低異型度非浸潤性乳頭状尿路上皮癌（CaLG）
Fig. 1-4の腫瘍と比較すると、細胞核異型および配列はさらに著明である。中間層に核分裂像が認められる。

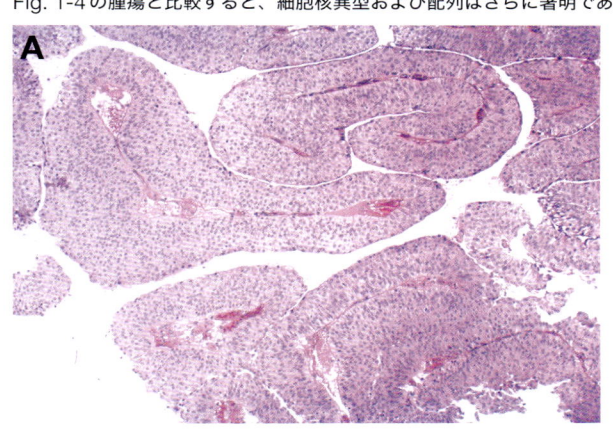

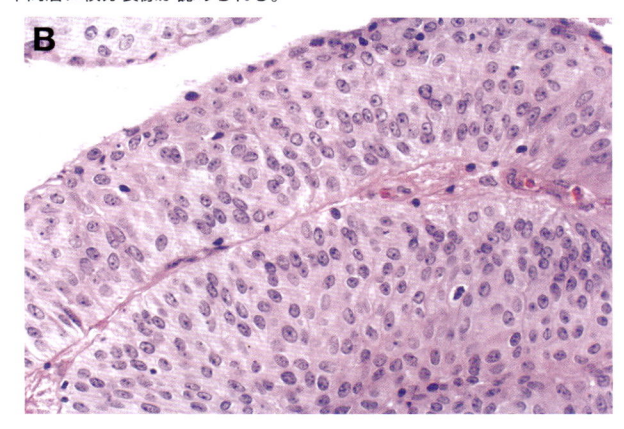

明白です（Fig. 1-3A, B）。PUNLMPと異なり、異型を欠く正常様の尿路上皮細胞からなり、表層細胞分化も完全に認められる乳頭構造です（Epstein, Lopez-Beltran）。

鑑別が重要となるのはCaLGで、Epsteinらによれば、"全体的に規則的外観を示すが、低倍率でも容易に認識できる構造的および細胞学的異常を持つ乳頭状新生物"です。核の極性、サイズ、形状およびクロマチン構造の多様性など、最小限ですが、確実に存在します。核分裂像は稀で、通常腫瘍尿路上皮層の下半分に限られますが、上半分にもみられることもあります。

一方、Buschによれば、CaLGの特徴として"構造にまだ規則性があるという印象を受けるものの、核のサイズや形、核相互間の距離および核構造に多様性が認められる"場合、CaLGのカテゴリーに入ります（Fig. 1-4, Fig. 1-5A, B）。

筆者らの経験に基づくと、低異型度非浸潤性乳頭状尿路上皮腫瘍のなかに、その異型度が極小で、"癌"と呼ぶことに躊躇する症例がかなりあります。これらの腫瘍はPUNLMPの基準を満たす症例です。

これらの症例を認識するためには、Buschのいうように中間倍率での観察が重要です。組織構造、特に細胞配列の規則性と最小限度の核異常が認められるのみなら、PUNLMPと分類するのが妥当です。

もちろん、PUNLMPとするか、あるいはCaLGと

Ⅱ 膀胱癌　55

Table1-1 低悪性度乳頭状尿路上皮腫瘍（PUNLMP）、低異型度非浸潤性尿路上皮癌（urothelial carcinoma, low grade）の進行性

報告者／year	N	追跡期間（mean）	再発（recurrence）（%）	進行（progression）（%）（病期あるいはグレード）	Commentsと結論
Cheng, 1999	PUNLMP 112	12.8 Y	16（14）	12（4例: CaLG, 8例: CaHG, 1例: T1, 2例 T2）	1. 膀胱癌による死亡（3例） 2. PUNLMPは再発、進展のリスクあり
Alsheikh, 2001	PUNLMP 20 CaLG 29		5（25） 14（48）	0 4（4例: CaHG, 2例: T2）	1. 免疫組織化学反応（CK20）は再発を予知する手段とならない
Ramos, 2003	PUNLMP 45 CaLG 75	76 M	28（62） 49（65）		1. intravesical adjuvant療法の有無と再発率との間に関係がない 2. CK20および34βE12染色陽性細胞の分布パターンは再発に有意に影響を与える
Campbell, 2004	PUNLMP 12 CaLG 28		3（25） 21（75）	0 1（1例: T1）	1. 2人の病理医間の診断一致率は中等度（k: 0.60）
Herr, 2007	PUNLMP 27 CaLG 172	8 Y	14（52） 124（72）		1. PUNLMPとCaLGとの間に再発率との間に有意差あり（p<0.001） 2. 最初の再発までの期間はCaLGにおいて有意に短い（p<0.004）
Pan, 2010A, B	PUNLMP 212 CaLG 603*1	81 M	38（18）（comments参照）	4（2）（comments参照）	1. CaLG症例はTa 603例とT1 103例を含み、再発率、進行率に関してそれぞれのサブグループでの頻度は記載されていないが、CaLG全例とPUNLMPとの比較では再発、進行率ともに有意にCaLGグループが高い 2. PUNLMP症例の内4例（1.9%）において、病期の進行をみたが、膀胱癌死亡例はない
Lee, 2011	PUNLMP 34	42 M	13	9（8例: CaLG, 1例: CaHG）（病期進行例はなし）	

*1 Ta症例のみ

分類するかの判断に迷う症例に遭遇することがあります。このような症例の場合、CaLGと判断するほうがよいと、筆者らは考えます。PUNLMPと診断された症例は、進行性にほぼ欠如し、良好な予後をたどる腫瘍ですから、疑わしい症例はPUNLMPグループから除くことが望ましいです。この点に関して、次に討論します。

2 PUNLMPと診断された症例はどのような臨床経過をたどるか

筆者らは前著で、2003年までのPUNLMP症例報告をまとめて提示しました（大保）。

結論として、PUNLMPという概念導入に否定的なグループ（Oosterhuis）と支援するグループ（Samartunga, Pich, 2001, Desai, Fujii）がありました。Holmängらは"やや肯定"という態度です。それ以後の報告および、当時引用しなかった報告をまとめてTable1-1に示します。

"PUNLMP症例中には追跡期間中に進行癌に移行するものがある"という根拠から否定的な結論を出したグループ（Cheng）と、CaLGとは異なり進行性の可能性はきわめて低いとして肯定的結論を出したグループ（Herr, Pan, A, B）とがあります。その他の報告（Alsheikh, Ramos）は、免疫組織化学反応の役割を論じたもので、臨床経過の報告は含まれません。そこで、過去14、5年の報告データを総合すると、次のような意見が強調されます。

PUNLMPと診断された症例は全てpTa期で（Miyamoto, Pan, A, B, Lee）、再発の可能性は低く、進行（グレード、病期）のリスクも低く（10%以下、Lee, Herr, Alsheikh, Holmäng, Campbell, Samartunga, Pan, A, B）、膀胱腫瘍に起因する死亡はほとんど0%です（Herr, Holmäng, Desai, Oosterhuis, Miyamoto, Pan, A, B）。

これに対してCaLGでは、進行率は4-18%（Herr, Alsheikh, Holmäng, Campbell, Desai, Oosterhuis, Pan, A, B, Samartunga, Miyamoto）ですが、膀胱癌による死亡率は0-5%です（Herr, Miyamoto, Holmäng, Desai, Oosterhuis, Pan, A, B）。

PUNLMP概念に否定的な見解を持つChengらの報告では、PUNLMP症例で10%の進行率が観察され、膀胱癌死亡患者が112例中3例（3%）にみられました。この報告は2004年版WHO分類の基礎になった1998年のWHO／ISUP分類の発表から間もない時期での報告なので、果たしてこの新分類診断基準が適切に使用されているのかどうかの批判があります（Samartunga）。

"熟練"した病理医による見解（診断）の違いを比較する一つの方法は、PUNLMP診断とCaLG診断比を調べてみることです。もちろん報告には、発生する膀胱腫瘍タイプに地域差がないこと、症例セレクションバイアスがないことと想定してですが、その結果をTable1-2にまとめます。

この2つのカテゴリーの診断比に、報告者によってかなりの差がみられます。特に驚くべきことは、Mayらの報告（ドイツとスイスの複数の施設からの総合データに基づく）では、PUNLMPと分類された症例は1例もなく、全例（N＝55）がCaLGと診断されていることです。

それを例外とすると、この表から明らかなことは、2004年版WHO分類を肯定的にみる報告のいずれでもPUNLMP／CaLG比が0.5あるいはそれ以下、すなわち約2/3がCaLG、残りがPUNLMPと診断されていることで、両疾患の比が1：2あるいはそれ以下というところが、両疾患発生頻度の実状ではないでしょうか。

3 PUNLMPと診断された症例での再発を予測する因子

PUNLMPの診断は良好な予後を予測させるものですが、再発率は18%（Pan, A）から62%（Ramos）と高率です（Table1-1）。したがって、他の腫瘍同様、定期的臨床検査が行わなければなりません。

再発腫瘍はPUNLMPもしくはCaLGです。しかし、PUNLMPのなかで高再発率や進行性が予測される因子が特定できれば、泌尿器科医にとって有用です。

再発予測因子として目下のところ報告されているものは、初期腫瘍のサイズです（Babjuk, Lee）。さらに、腫瘍の大きさによって3cm以下と以上に分けた場合、後者のグループにおける再発率は、多変量解析でも有意に高率です（Herr, Pan, B）。

Table1-2　低異型度非浸潤性乳頭状尿路上皮腫でPUNLMP、CaLGと診断された症例の実数とその頻度

報告者／year	PUNLMP	CaLG	PUNLMP／CaLG比	1973年版WHO分類と比較して、2004年版WHO分類の意義について
Desai, 2000	8	42	0.19：1	肯定的
Holmäng, 2001	95	160	0.59：1	肯定的
Alsheikh, 2001	20	29	0.69：1	意見なし
Pich, 2001	19	43	0.44：1	肯定的
Oosterhuis, 2002	116	141	0.82：1	否定的
Samaratunga, 2002	29	73	0.39：1	肯定的
Ramos, 2003	45	75	0.60：1	意見なし
Campbell, 2004	12	28	0.42：1	肯定的
Herr, 2007	27	172	0.16：1	意見なし
Schned, 2007	179	214	0.83：1	否定的
Pan, 2010A	212	603	0.35：1	肯定的
May, 2010	0	55	0	否定的

　また、初期腫瘍が単巣性か多巣性かでは、後者で有意に上昇します（**Herr, Pan, B, Babjuk**）。

　一方、再発を有意に下げる因子として、TUR摘出後のintravesical chemotherapyの有用性が挙げられます（**Pan, B, Sylvester**）。

　再発を予測する可能性を追求して、種々のマーカーが使われています。MIB-1、サイトケラチン（CK20およびHMWCK〔34βE12抗体使用〕）、CD44、p53（**Pich, 2002, Desai, Alsheikh, Ramos, Harnden**）表現の意義に関して報告されていますが、筆者らの意見ではその有用性に関して疑問もあり、これらのマーカーをルーチンに使用することは勧めません。

　最近、決定的因子とはいえませんが、有望な免疫組織反応マーカーとしてIMP3の有望性が報告されています（**Sitnikova**）。この蛋白はPULMPでは出現しません。この問題に関しては、Question6を参照してください。

4　PUNLMP診断後、病期の進行した症例とはどのようなものか

　病期進行により転移性腫瘍ないし膀胱癌死への進展はきわめて稀です。例えば、扱った症例のきわめて多いPanらの台湾からのデータをみますと（**Pan, B**）、PUNLMP212例中4例において病期進行がみられましたが、膀胱癌死はありません。

　一方、2002年に発表されたSamartungaらジョンズ・ホプキンズ大学の報告では、29例中1例でT2ないしT2以上、2例でT1の再発をみています。同大学からの2010年のデータ（**Miyamoto**）をみると、PUNLMP34例中8例でCaLG、1例でCaHG腫瘍の再発をみましたが、病期進行はありません。

　病期進行例を多くみたChengらの報告は、診断基準の問題を否定できないので（**Samartunga**）、考慮から除きます。したがって、病期進行はきわめて稀と結論できます。

5　病理診断医に対して筆者らからの提言

　経尿道的膀胱腫瘍切除術（transurethral resection of bladder tumor：TURBT）で採取された腫瘍の半数以上が低異型度腫瘍ですが、pTaのなかの少数例において、異型度がきわめて低く"癌"という診断が躊躇されるものがあるはずです。病理診断としては、「腎

盂・尿管・膀胱癌取扱い規約」に従って"非浸潤性乳頭状尿路上皮癌、低悪性度"と診断することに反対はしませんが、PUNLMPを併記することを勧めます。

ただし、尿路上皮腫瘍では、腫瘍内での多様性(heterogeneity)の存在がよく知られていますから(Jones)、パラフィンブロックを異なるレベルで採取、染色・顕鏡し、CaLG部位の存在しないことを確認することが望ましいです*。

こうした厳重な病理検査後、PUNLMP腫瘍の診断を受けた患者の予後はきわめて良好です。PUNLMPかCaLGかの鑑別診断の困難な例では、PUNLMPの診断を避けてください。

References

1. 大保亮一, 吉田修, 荒井陽一: 日常臨床の疑問に答える 泌尿器科臨床病理学. インターメディカ, 2008年.
2. Eble JN, Sauter G, Epstein JI, Sesterhenn IA. World Health Organization Classification of Tumours. Pathology and Genetics of Tumours of the Urinary System and Male Genital Organs, Lyon: IARC Press, 2004. p89.
3. Epstein JI, Amin MB, Reuter VR, Mostofi FK. The World Health Organization/Internatinal Society of Urological Pathology consensus classification of urothelial (transitional cell) neoplasms of the urinary bladder. Bladder Consensus Conference Committee. Am J Surg Pathol 1998, 22: 1435-1448.
4. 日本泌尿器科学会, 日本病理学会, 日本医学放射線学会: 泌尿器科・病理・放射線科 腎盂・尿管・膀胱癌取扱い規約. 金原出版, 2011.
5. Babjuk M, Oosterlinck W, Sylvester R, Kaasinen E, Böhle A, Palou-Redorta J; European Association of Urology (EAU). EAU guidelines on non-muscle-invasive urothelial carcinoma of the bladder. Eur Urol 2008, 54: 303-314.
6. Lopez-Beltran A, Montironi R. Non-invasive urothelial neoplasms: according to the most recent WHO classification. Eur Urol 2004, 46: 170-176.
7. Oosterhuis JW, Schapers RF, Janssen-Heijnen ML, Pauwels RP, Newling DW, ten Kate F. Histological grading of papillary urothelial carcinoma of the bladder: prognostic value of the 1998 WHO/ISUP classification system and comparison with conventional grading systems. J Clin Pathol 2002, 55: 900-905.
8. Samaratunga H, Makarov DV, Epstein JI. Comparison of WHO/ISUP and WHO classification of noninvasive papillary urothelial neoplasms for risk of progression. Urology 2002, 60: 315-319.
9. Pich A, Chiusa L, Formiconi A, Galliano D, Bortolin P, Navone R. Biologic differences between noninvasive papillary urothelial neoplasms of low malignant potential and low-grade (grade 1) papillary carcinomas of the bladder. Am J Surg Pathol 2001, 25:

---

* CaLGとCaHGが共存することが、稀ですが存在します。その臨床的意義に関してQusetion3を参照してください。

1528-1533.

10. Desai S, Lim SD, Jimenez RE, Chun T, Keane TE, McKenney JK, Zavala-Pompa A, Cohen C, Young RH, Amin MB. Relationship of cytokeratin 20 and CD44 protein expression with WHO/ISUP grade in pTa and pT1 papillary urothelial neoplasia. Mod Pathol 2000, 13: 1315-1323.
11. Fujii Y, Kawakami S, Koga F, Nemoto T, Kihara K. Long-term outcome of bladder papillary urothelial neoplasms of low malignant potential. BJU Int 2003, 92: 559-562.
12. Holmäng S, Andius P, Hedelin H, Wester K, Busch C, Johansson SL. Stage progression in Ta papillary urothelial tumors: relationship to grade, immunohistochemical expression of tumor markers, mitotic frequency and DNA ploidy. J Urol 2001, 165: 1124-1130.
13. Cheng L, Neumann RM, Bostwick DG. Papillary urothelial neoplasms of low malignant potential. Clinical and biologic implications. Cancer 1999, 86: 2102-2108.
14. Herr HW, Donat SM, Reuter VE. Management of low grade papillary bladder tumors. J Urol 2007, 178: 1201-1205.
15. Pan CC, Chang YH, Chen KK, Yu HJ, Sun CH, Ho DM. Prognostic significance of the 2004 WHO/ISUP classification for prediction of recurrence, progression, and cancer-specific mortality of non-muscle-invasive urothelial tumors of the urinary bladder: a clinicopathologic study of 1,515 case. Am J Clin Pathol 2010, 133: 788-795. (A)
16. Pan CC, Chang YH, Chen KK, Yu HJ, Sun CH, Ho DM. Constructing prognostic model incorporating the 2004 WHO/ISUP classification for patients with non-muscle-invasive urothelial tumours of the urinary bladder. J Clin Pathol 2010, 63: 910-915. (B)
17. Alsheikh A, Mohamedali Z, Jones E, Masterson J, Gilks CB. Comparison of the WHO/ISUP classification and cytokeratin 20 expression in predicting the behavior of low-grade papillary urothelial tumors. World/Health Organization/International Society of Urologic Pathology. Mod Pathol 2001, 14: 267-272.
18. Ramos D, Navarro S, Villamón S, Gil-Salom M, Llombart-Bosch A. Cytokeratin expression patterns in low-grade papillary urothelial neoplasms of the urinary bladder. Cancer 2003, 97: 1876-1883.
19. Miyamoto H, Miller JS, Fajardo DA, Lee TK, Netto GJ, Epstein JI. Non-invasive papillary urothelial neoplasms: the 2004 WHO/ISUP classification system. Pathol Int 2010, 60: 1-8.
20. Lee TK, Chaux A, Karram S, Miyamoto H, Miller JS, Fajardo DA, Epstein JI, Netto GJ. Papillary urothelial neoplasm of low malignant potential of the urinary bladder: clinicopathologic and outcome analysis from a single academic center. Hum Pathol 2011, 42: 1799-1803.
21. Campbell PA, Conrad RJ, Campbell CM, Nicol DL, MacTaggart P. Papillary urothelial neoplasm of low malignant potential: reliability of diagnosis and outcome. BJU Int 2004, 93: 1228-1231.
22. May M, Brookman-Amissah S, Roigas J, Hartmann A, Störkel S, Kristiansen G, Gilfrich C, Borchardt R, Hoschke B, Kaufmann O, Gunia S. Prognostic accuracy of individual uropathologists in noninvasive urinary bladder carcinoma: a multicentre study comparing the 1973 and 2004 World Health Organisation classifications. Eur Urol 2010, 57: 850-858.
23. Sylvester RJ, Oosterlinck W, van der Meijden AP. A single immediate postoperative instillation of chemotherapy decreases the risk of recurrence in patients with stage Ta T1 bladder cancer: a meta-analysis of published results of randomized clinical trials. J Urol 2004, 171: 2186-2190.
24. Pich A, Chiusa L, Formiconi A, Galliano D, Bortolin P, Comino A, Navone R. Proliferative activity is the most significant predictor of recurrence in noninvasive papillary urothelial neoplasms of low malignant potential and grade 1 papillary

carcinomas of the bladder. Cancer 2002, 95: 784-790.
25. Schned AR, Andrew AS, Marsit CJ, Zens MS, Kelsey KT, Karagas MR. Survival following the diagnosis of noninvasive bladder cancer: WHO/International Society of Urological Pathology versus WHO classification systems. J Urol 2007, 178: 1196-1200.
26. Harnden P, Mahmood N, Southgate J. Expression of cytokeratin 20 redefines urothelial papillomas of the bladder. Lancet 1999, 353: 974-977.
27. Jones TD, Cheng L. Papillary urothelial neoplasm of low malignant potential: evolving terminology and concepts. J Urol 2006, 175: 1995-2003.
28. Sitnikova L, Mendese G, Liu Q, Woda BA, Lu D, Dresser K, Mohanty S, Rock KL, Jiang Z. IMP3 predicts aggressive superficial urothelial carcinoma of the bladder. Clin Cancer Res 2008, 14: 1701-1706.

Question 2

病期 pT1 尿路上皮腫瘍の性格について解説してください。進行癌に移行するタイプの特徴というものがありますか？

■ 略語一覧　CaLG: urothelial carcinoma, low grade
CaHG: urothelial carcinoma, high grade
TURBT: transurethral resection of bladder tumor
PUNLMP: papillary urothelial neoplasm of low malignant potential
CIS: carcinoma in situ

Answer

pT1 尿路上皮腫瘍は heterogeneous group です。その臨床像は腫瘍のグレードと粘膜筋板（muscularis mucosae）への浸潤度により推定されます。深達度を評価するのには、

①尿路上皮からの深さを micrometer 付きの eyepiece で測定する
②粘膜筋板を深達度の評価に使用し、それを侵すか、侵さないかを判断する
③浸潤巣の最大径を測定する（推測する）

の3つの方法があります。いずれの方法でも、深度の上昇（すなわちサイズの増加）に伴い病期進行の可能性が有意に上昇します。これら3種の評価法のうち、筆者らは③の方法、すなわち最大径を測定する方法が、具体的で使用しやすく最善と考えます。

ちなみに浸潤巣最大径を1mm超と以下に分け、さらに腫瘍の悪性度を2004年版WHO分類による低異型度癌（urothelial carcinoma, low grade: CaLG）と高異型度癌（urothelial carcinoma, high grade: CaHG）に分けて評価したChangらの報告によれば、CaLGの浸潤能は低く、いずれの症例でも1mm以内で、pTa腫瘍と比べても進行性に有意な差がみられず、長期観察では膀胱癌による死亡率は5%です。

これに対して、CaHGの場合、浸潤巣が1mm以下の症例では死亡率が24%なのに対して、浸潤巣が1mmを超える場合は40%を超え、この差は有意です。浸潤巣の大きさを推定する目安として、micrometer 付きの eyepiece の使用の代わりに objective レンズの違いにより視野下に広がる腫瘍部の大きさを推定できます。詳しいことは次の Comments を参照してください。

なお、進行を予測する有用な腫瘍マーカーはまだ確定されていません。一つ可能性のあるのはIMP3です。Question6を参照してください。

Comments

pT1尿路上皮癌とは、粘膜筋板を含む粘膜下層を浸潤するが、固有筋層（muscularis propria）には達しないもので、経尿道的膀胱腫瘍切除術（transurethral resection of bladder tumor: TURBT）で発見される腫瘍の約20%を占めます（**Andius**）。pT1腫瘍と診断するためには、固有筋層を含む組織片が採取されており、それが腫瘍陰性であることを示す必要があります。腫瘍が大型の場合、取り残しの可能性もあり、2nd TURBTで深層への浸潤（pT2）と診断が変わる可能性があります（**Babjuk**）。

pT1腫瘍の生物学的特徴は、その多様性（heterogeneous tumors）にあります。この問題に関しては

Question4（genetic alterations）において討論します。すなわち、たまたまTURBTでT1と診断されたものの、既に真正に悪性腫瘍の性格（pT2）を獲得しているものもある一方、低異型度のまま経過する（再発するが進行しない）ものもあるわけです。また、TURBTの後、chemo／immunotherapyで進行が阻止されるものもあります（**Pan, 2010**）。

　進行性癌となる腫瘍に組織学的特徴があるかどうかに関して、過去10年の報告をまとめてみました。判断基準に使われているものは、腫瘍のグレードおよび浸潤の程度です。すなわち、
①浸潤巣の深さ（depth of invasion）を評価する。正常尿路上皮基底膜からの深さをmicrometer付きのeyepieceで顕微鏡下に測定し、最大深度をmmで表す
②粘膜筋板をマーカーとし、浸潤がそれより表層か、深層かにより2つのグループに分ける、あるいは粘膜筋板に達しないT1a、浸潤するT1b、あるいはそれを超えるT1cの3グループに分ける
③浸潤巣の最大径（mmで表現する）を測定する
の3つです。

　その他の手段として、担癌組織片が複数の場合、腫瘍部を測定してそのトータルで表現する、あるいは担癌組織片の総数を決める、さらに補助的因子として、リンパ管／血管腔への浸潤の有無がある、癌巣周辺上皮を侵す上皮内癌（carcinoma in situ: CIS）の有無、最後にきわめて重要な要素として、腫瘍がCaLGかCaHGか、の問題です。

　上記の評価法の長所、短所を検討し、最後に筆者らの推薦する方法を述べます。

1 腫瘍の深達度（depth of invasion）の影響

　この方法を使用する報告（**Cheng, Brimo**）では、当然予測されるように、浸潤の深さの増加に伴いT2腫瘍へのリスクが上昇します。統計的処理の目的で深度の境界を2つに分けますが、その境界は報告により異なります。

　Chengら、およびBrimoらは、pT1腫瘍を（グレードにかかわらず）1.5mmあるいは3mmを分岐点として2群に分けROC（receiver operating characteristic）分析（浸潤の深さの基準とT2腫瘍への進行を予測するsensitivityとspecificityの関係を評価する）を行いました。いずれのグループも、この境界深度が有意に進行性を予測すると報告しています。境界深度を増加させるとspecificityは増昇しますが、sensitivityは低下します。したがって、どの深さを境界にするかが問題になります。

　さらに問題になるのは、担癌組織片が斜めに包埋されていたり、尿路上皮部分が顕微鏡下で示されていない場合で、前者の場合は過小評価となり、後者の場合は測定不可能です。

2 粘膜筋板を浸潤度評価に使用する場合の影響

　粘膜筋板に達しないT1aと粘膜筋板を浸潤するT1bの2群に分ける（**Andius**）、あるいは粘膜筋板より表層（T1a）、深層（T1c）、粘膜筋板内（T1b）の3グループに分ける（**Orsola, Nishiyama**）の、2つの方法が報告されています。

　前者を使うAndiusらの報告では、病期進行頻度の具体的数字は記載されていませんが、pT1aとpT1bとの間に有意な差がみられました（p＝0.028）。

　一方、Orsolaらの報告では、BCG療法を受けた症例を含めて、進行頻度はpT1a（3/38、8％）に対して、pT1b＋cの組み合わせグループ（16/47、34％）には有意な差が現れましたが（p＝0.016）、pT1aとpT1bとの間には差がみられませんでした。

　なお、粘膜筋板をマーカーに使用する場合、問題になることは担癌組織片に粘膜筋板が含まれていない場合です。正常膀胱の粘膜筋板は厚さが不均等であるのみならず、非連続性であることで（**Paner**）、したがって、約40％の症例において粘膜筋板との関係が評価できません（**Pan**）。

3 浸潤巣の最大径を測定する場合の影響

　第三の評価方法は、浸潤巣の最大径を顕微鏡下においてmicrometer付きのeyepieceで測定するか（mmで表す）（**Brimo**）、objectiveレンズ10×、20×、40×鏡下視野で認める腫瘍サイズによって、最大径を推定

する（Chang）方法です。

　この方法の場合、腫瘍片の包埋の傾斜に影響されません。ただし、担癌組織片が複数の場合、計測を最大腫瘍片のみに限定するか、全ての片を測定しその総和とするかの問題が残ります（Brimo）。

　一方、あるグループは浸潤巣を"focal"（minimal）と"extensive"と表現する方法を使っています（van Rhijn, Nishiyama）。

　Brimoらの報告は、他と異なり、同じ症例を浸潤巣の深さ、最大腫瘍巣のサイズ、各腫瘍巣を含む組織片の総和、粘膜筋板あるいは深部への浸潤などの全てのパラメーターを使用した結果を報告しました。病期進行に与える因子の多変量解析の結果、有意に関係するのは、腫瘍の最大径（mm、$p=0.0001$）、浸潤巣の深さ（mm、$p=0.014$）、粘膜筋板への浸潤の有無（$p=0.007$）でした。

　最後に台北のChangら、Panらの報告の強みは、症例の絶対数がきわめて多いことで、その結果、サブグループ間での差の統計的分析を可能にしています。

　2004年版WHO分類グレードを使用し、各サブグループ（pTa, pT1, pT2, PUNLMP, CaLG, CaHG）に分けて分析し、長期の観察の結果を基にして再発率、病期進行率、膀胱癌死亡症例数を示しました。使用されたのはpT1 CaLG（n＝103）、pT1 CaHG（n＝406）で、pT1腫瘍を浸潤巣のサイズ（最大径、mm）によって4群（<0.5mm、0.5-1.0mm、1.0-1.5mm、>1.5mm）に分けました。micrometer付きのeyepieceは使用せず、異なる倍率のobjectiveレンズの視野下に占める腫瘍の広がりによって最大径を推定します。最大視野領域は400倍で0.5mm、200倍で1mm、100倍では3/4視野が1.5mmに相当します。最大径1.0mmをグループ分類の境界とすると、CaLG（n＝706）pT1全例（n＝103）において浸潤は<1.0mmで、これらの症例の再発率、進行率、膀胱癌による死亡率、総死亡率は、pTaグループと比較して（追跡期間は8年に及ぶ）、有意の差がみられません。これに対してCaHGグループ（n＝597）では、上記全てのパラメーターでpTaグループと比較して有意な差（$p<0.01$）がみられました。ちなみに膀胱癌死亡率はCaLGで5%、CaHG<1mmで24%、CaHG>1mmで40%でした。

4　その他の因子（腫瘍、血管／リンパ管浸潤の存在、周辺にCISの存在）の影響

　腫瘍の血管内浸潤の影響に関して肯定的報告（Andius）と否定的報告（Brimo）とがあります。一方、CISの存在に関しても同様に肯定的（Orsola, Andius, van Rhijn, Sylvester）、否定的（Brimo, van der Aa）な意見に分かれますが、CIS存在の重要性は明白で、高率に浸潤性腫瘍へのリスクを有しています。したがって、Brimoらの多変量解析で否定的ということは、他の因子（腫瘍巣の大きさ、高腫瘍グレード）の影響が既に存在するためということでしょう。

5　病理医に対して筆者らの提言

　まず腫瘍のグレード（CaLG対CaHG）を決めること。次に、最大腫瘍片の最大径を測定すること。もし、CISあるいは血管／リンパ管浸潤があればそれを付記し、浸潤巣が1mmを超える症例では、進行のリスクが高いことを臨床家に報告することです。

　なお、進行を予測する腫瘍マーカーは現在のところ存在しません。一つ可能性のあるのはIMP3蛋白です（Question6を参照）。

References

1. Chang WC, Chang YH, Pan CC. Prognostic significance in substaging of T1 urinary bladder urothelial carcinoma on transurethral resection. Am J Surg Pathol 2012, 36: 454-461.
2. Andius P, Johansson SL, Holmäng S. Prognostic factors in stage T1 bladder cancer: tumor pattern (solid or papillary) and vascular invasion more important than depth of invasion. Urology 2007, 70: 758-762.
3. Babjuk M, Oosterlinck W, Sylvester R, Kaasinen E, Böhle A, Palou-Redorta J; European Association of Urology (EAU). EAU guidelines on non-muscle-invasive urothelial carcinoma of the bladder. Eur Urol 2008, 54: 303-314.
4. Pan CC, Chang YH, Chen KK, Yu HJ, Sun CH, Ho DM. Constructing prognostic model incorporating the 2004 WHO/ISUP classification for patients with non-muscle-invasive urothelial tumours of the urinary bladder. J Clin Pathol 2010, 63: 910-915.
5. Cheng L, Weaver AL, Neumann RM, Scherer BG, Bostwick DG. Substaging of T1 bladder carcinoma based on the depth of invasion as measured by micrometer: A new proposal. Cancer 1999, 86: 1035-1043.
6. Brimo F, Wu C, Zeizafoun N, Tanguay S, Aprikian A, Mansure JJ, Kassouf W. Prognostic factors in T1 bladder urothelial carcinoma: the value of recording millimetric depth of invasion, diameter of invasive carcinoma, and muscularis mucosa invasion. Hum Pathol 2013, 44: 95-102.
7. Orsola A, Trias I, Raventós CX, Español I, Cecchini L, Búcar S, Salinas D, Orsola I. Initial high-grade T1 urothelial cell carcinoma: feasibility and prognostic significance of lamina propria invasion microstaging (T1a/b/c) in BCG-treated and BCG-non-treated patients. Eur Urol 2005, 48: 231-238.
8. Nishiyama N, Kitamura H, Maeda T, Takahashi S, Masumori N, Hasegawa T, Tsukamoto T. Clinicopathological analysis of patients with non-muscle-invasive bladder cancer: prognostic value and clinical reliability of the 2004 WHO classification system. Jpn J Clin Oncol 2013, 43: 1124-1131.
9. Paner GP, Ro JY, Wojcik EM, Venkataraman G, Datta MW, Amin MB. Further characterization of the muscle layers and lamina propria of the urinary bladder by systematic histologic mapping: implications for pathologic staging of invasive urothelial carcinoma. Am J Surg Pathol 2007, 31: 1420-1429.
10. Pan CC. Does muscularis mucosae invasion in extensively lamina propria-invasive high-grade papillary urothelial carcinoma provide additional prognostic information? Am J Surg Pathol 2013, 37: 459-460.
11. van Rhijn BW, van der Kwast TH, Alkhateeb SS, Fleshner NE, van Leenders GJ, Bostrom PJ, van der Aa MN, Kakiashvili DM, Bangma CH, Jewett MA, Zlotta AR. A new and highly prognostic system to discern T1 bladder cancer substage. Eur Urol 2012, 61: 378-384.
12. Sylvester RJ, van der Meijden AP, Oosterlinck W, Witjes JA, Bouffioux C, Denis L, Newling DW, Kurth K. Predicting recurrence and progression in individual patients with stage Ta T1 bladder cancer using EORTC risk tables: a combined analysis of 2596 patients from seven EORTC trials. Eur Urol 2006, 49: 466-477.
13. van der Aa MN, van Leenders GJ, Steyerberg EW, van Rhijn BW, Jöbsis AC, Zwarthoff EC, van der Kwast TH. A new system for substaging pT1 papillary bladder cancer: a prognostic evaluation. Hum Pathol 2005, 36: 981-986.

Question 3

pTa高異型度尿路上皮癌（urothelial carcinoma, high grade: CaHG、2004年版WHO分類）と初期診断された腫瘍の病態について説明してください。どのような臨床経過をたどりますか？

■ 略語一覧　　CaHG: urothelial carcinoma, high grade　　CIS: carcinoma in situ
　　　　　　　TURBT: transurethral resection of bladder tumor

Answer

pTa CaHGは、現在のところかなり性格の異なる腫瘍の異合体で、少なくともその1/4の症例で病期進行が起こります。ジョンズ・ホプキンス大学からの報告をみると、病期進行は40%でみられ、15%の症例で転移癌／癌死亡が観察されました（**Chaux**）。

切除時の腫瘍のサイズが予後に有意に関係しています。このことは腫瘍が既に進行性の性格を獲得している（遺伝子異常、染色体異常を含め）ことを示唆しています。

もう一つ、腫瘍切除時の取り残しと、腫瘍が既にpT1期に移行していた可能性が考慮されます。

Comments

1973年版WHO分類で、グレード2と3との間には臨床態度にかなりの違いがあり、後者はきわめて悪性であることが示されていました（**Holmäng**）。2004年版WHO分類では、1973年版WHO分類のグレード2症例の多くがCaHGと再分類された結果、病期進行頻度に影響を与えました（**Holmäng, Hoffman, Samartunga**）。

例えば、Samartungaらのデータでは、pTa 134例中グレード3はわずか9例ですが、2004年版WHO分類によれば29例（22%）に上昇します。同様にHolmängらによれば、pTa 363例中108例（30%）がCaHGです。Panらによれば、pTa腫瘍1,151例中191例（12.6%）がCaHGでした。したがって、CaHGはかなりheterogeneous腫瘍の集合といえます。pTa CaHGの病態を報告した文献を**Table 3-1**にまとめました。

再発率は高く、少なくとも約1/4症例で病期進行がみられます。Holmängらは1973年版WHO分類のグレード2と3とではp53変異（免疫組織化学反応で検討）に有意な差があることに注目し、p53の有用性を報告しています。

一方、Chauxらは病期進行／再発に影響を与える要因を検討しました。症例の約半数（40/85）で経尿道的膀胱腫瘍切除術（transurethral resection of bladder tumor: TURBT）後、BCGあるいは化学（免疫）療法（mitomycin C、interferonあるいはthiotepa）を受けています。有意に再発／病期進行に影響するものは腫瘍のサイズです。再発をみなかった症例（n＝20）、再発を繰り返したものの（多くは1回ないし2回）病期進行をみなかった症例（n＝31）、再発を繰り返し病期進行に進展したものの群（n＝34）に分けると、腫瘍径の中間値はそれぞれ1.52cm、1.97cm、3.69cmで、その差は多変量解析でも有意（$p=0.004$）で、膀胱癌死亡は後者（再発＋進行）グループに限られて

Table3-1　pTa高異型度尿路上皮癌（CaHG）の臨床経過

	症例数	再発（%）	病期進行[*1]（%）	膀胱癌死亡（%）	追跡期間中間値
Holmäng, 2001	108	79 (73)	25 (23)	—	> 5 y[*2]
Samartunga, 2002	29	—	13 (44)	—	56 mos[*2]
Campbell, 2004	9	6 (67)	2 (22)	—	≤ 10 y
Pan, 2010	597[*2]	203 (34)	172 (29)	131 (22)	< 16 y
Chaux, 2012	85[*2]	31 (37)	34 (40)	13 (15)	77 mos[*2]

[*1] 病期進行は少なくとも固有筋層への浸潤とする。Panらの報告はpTa（n=191）とpT1（n=406）の組み合わせ。
[*2] 85例中72例は膀胱腫瘍。残り13例は尿管あるいは腎盂腫瘍。

います（$p<0.001$）。腫瘍の多巣性、性別、年齢には差がみられません。

このChauxらの報告にみる腫瘍サイズの意味するところは何でしょうか？　生物学的特性に差があることが当然考えられますが、たまたま発見（診断）時期の遅れが腫瘍の増大を促した結果ということも考えられます。可能性の高いことは大きな腫瘍の場合、"取り残し"か、既にT1腫瘍であったことです。CaHGのTa腫瘍とT1腫瘍の予後に（再発率、病期進行率および膀胱癌死亡率）に有意な差があることをPanらのデータは明らかに示しています。

pTa CaHGの分子生物学的マーカー（例えば、p53変異の頻度や他の腫瘍マーカー）と腫瘍の病理学的特徴（papillary対nodular、核分裂像、周辺粘膜におけるdysplasia／CISの頻度、分布）との対比を検索した報告はありません（pT1腫瘍ではあります）。初期病理診断で腫瘍のサイズと病期進行との間に有意な関係があるということは分子生物学的（遺伝子変化、染色体異常）特徴に差が既に生じていることがうかがわれます。

また、データは不完全ですが、一つ期待できるマーカーの存在が最近報告されました。IMP3という蛋白です。これに関してQuestion6で詳しく述べましたので参照してください。

References

1. Chaux A, Karram S, Miller JS, Fajardo DA, Lee TK, Miyamoto H, Netto GJ. High-grade papillary urothelial carcinoma of the urinary tract: a clinicopathologic analysis of a post-World Health Organization/International Society of Urological Pathology classification cohort from a single academic center. Hum Pathol 2012, 43: 115-120.
2. Holmäng S, Andius P, Hedelin H, Wester K, Busch C, Johansson SL. Stage progression in Ta papillary urothelial tumors: relationship to grade, immunohistochemical expression of tumor markers, mitotic frequency and DNA ploidy. J Urol 2001, 165: 1128-1130.
3. Hofmann T, Knüchel-Clarke R, Hartmann A, Stöhr R, Tilki D, Seitz M, Karl A, Stief C, Zaak D. Clinical Implications of the 2004 WHO Histological Classification on Non-Invasive Tumours of the Urinary Bladder. EAU-EBU Update Series Volume4, Issue3, 2006, 83-95.
4. Samaratunga H, Makarov DV, Epstein JI. Comparison of WHO/ISUP and WHO classification of noninvasive papillary urothelial neoplasms for risk of progression. Urology 2002, 60: 315-319.
5. Pan CC, Chang YH, Chen KK, Yu HJ, Sun CH, Ho DM. Prognostic significance of the 2004 WHO/ISUP classification for prediction of recurrence, progression, and cancer-specific mortality of non-muscle-invasive urothelial tumors of the urinary bladder: a clinicopathologic study of 1,515 cases. Am J Clin Pathol 2010, 133: 788-795.
6. Campbell PA, Conrad RJ, Campbell CM, Nicol DL, MacTaggart P. Papillary urothelial neoplasm of low malignant potential: reliability of diagnosis and outcome. BJU Int 2004, 93: 1228-1231.

Question 4

膀胱尿路上皮腫瘍は、大別して2つあることは承知しています。大多数は、筋層非浸潤（表在）性で再発を繰り返すが比較的良好の臨床経過をたどるもので、第二は初期から高異型度（筋層）浸潤性腫瘍として出現し、進行性の病態を示すものです。両者に特異的な分子生物学的特徴はありますか？予後の推定に役立つマーカーがあれば説明してください。

■略語一覧
PUNLMP: papillary urothelial neoplasm of low malignant potential
CaLG: urothelial carcinoma, low grade
CaHG: urothelial carcinoma, high grade
FGFR3: fibroblast growth factor receptor 3
CIS: carcinoma in situ
RB: retinoblastoma
cdk: cyclin-dependent kinase(s)
PRB: retinoblastoma 蛋白
IHC: immunohistochemistry
cdki: cyclin-dependent kinase inhibitor
WT: wild type

Answer

過去15年のデータを検索してみますと、臨床的に再発は繰り返すが、低悪性度・低病期で良好な経過をたどるグループと、初期から高悪性度浸潤性で進行の結果、膀胱癌死に至るグループとがあります。いずれのグループでも染色体9の異常が検索できるので、これは初期変化と考えられます。

比較的良好な経過をたどる第一のグループでは過形成→乳頭腫→乳頭状腫瘍（papillary urothelial neoplasm of low malignant potential〔PUNLMP〕と低異型度癌〔urothelial carcinoma, low grade: CaLG〕）の病理所見で進展し、わずか10％以下の症例で進行型の高異型度癌（urothelial carcinoma, high grade: CaHG）と転移癌に移行します。fibroblast growth factor receptor 3（FGFR3）遺伝子の変異はこのグループに高率でみられ（70％以上）、確かに特徴的変化ですが、特異的ではなく、また予後良好の指標とはなりません。

第二のグループは、dysplasia→carcinoma in situ（CIS）→高悪性度浸潤性腫瘍の組織学的変化を示し、p53遺伝子異常が特徴的です。しかしp53遺伝子の変異が予後悪化の独立因子とする決定的証拠はありません（Hernández, López-Knowles, Malats）。しかも進行型腫瘍の約半数においてp53遺伝子異常がみられないという事実は、未知の遺伝子（群）変化が関与していることを明らかに示しています。高悪性度腫瘍においてFGFR3変異の存在は予後を改善するものではありません。

Comments

正常尿路上皮細胞の癌化過程には、多数の染色体異常や遺伝子（oncogeneとsuppressor geneも含めて）変化（喪失、変異、メチル化による機能低下など）の蓄積があり、臨床的に腫瘍として出現するまでに既に著しい変化が起こっています（**Knowles, Spruck, van de Tilborg, Wu**）。その結果、出現する腫瘍は2つのグループに大別されます。

約70-75％を占めるのが低異型度筋層非浸潤性腫瘍（乳頭腫、PUNLMPとCaLG）、残りが固有筋層に浸潤する能力を有し癌死亡につながるCaHGです。臨床経過をみるとCaLGからCaHGへの移行、ひいては進行性獲得例も約10％において観察されます（**Greene, Heney**）。

遺伝子変化の蓄積は、染色体異常（chromosomal alterations）と、特定遺伝子の変化（消失、変異、その結果として機能亢進あるいは低下）との2つに大別できます。膀胱癌の発生初期にみられる染色体9の異常（p、q腕の部分的消失あるいは全消失）はよく知

られていますが、細胞周期に関係するわずかの遺伝子を除いては、失われた遺伝子は特定されていません。

本項では膀胱癌発生に著しく関与している遺伝子FGFR3、p53、retinoblastoma（RB）、p21について討論を進めます。後者3遺伝子は細胞周期（cell cycle）に重要な役割を果たしていますので、まずこれら遺伝子の正常機能を簡単に述べます。

1 細胞周期におけるp53、p21とRB遺伝子の役割

細胞周期（Fig. 4-1）は、初期のG1期、次にS期（DNA合成–蛋白合成）、G2期、M期（細胞分裂）へと進み、その後、周期が繰り返されますが、この周期は正常細胞では厳重にコントロールされており、p53がG1 checkpointの役目を果たしています（Cordon-Cardo, 1995）。このcheckpoint通過に関与しているのがcyclinとcyclin-dependent kinases（cdk）の複合体で、代表的なものにcyclin D1とcdk4の複合体（cyclin D1／cdk4）[*1]があります。このkinasesの標的はretinoblastoma蛋白（PRB）ですが、通常この複合体の活性は低レベルに抑えられていることにより（後述参照）、S期への進行が抑制されています（negative control）。

PRBはE2Fと呼ばれる因子と複合体を形成しており、その結果、PRBのリン酸化（活性上昇）状態は低レベルに抑えられているのですが、細胞増殖が亢進している細胞では、PRBのリン酸化上昇に伴い、E2Fとの複合体が解離されます。E2Fは転写因子（transcription factor）であり、細胞増殖に関係する下流（downstream）にある増殖因子と結合することにより、S期への進行ひいては細胞増殖へとつながります。

細胞が著しい障害を受けた結果DNA損傷が起きた場合、DNA修復のため、G1からS期への移行がcheckpointで阻止されます。これに関与しているのがp53蛋白です（Fig. 4-2）。

正常細胞では、p53蛋白は不安定物質で、その半減期は5分から30分。したがって、immunohistochemistry（IHC）での検索では、核反応は陰性です。p53蛋白の破壊を司るのは、細胞質内に存在するMDM2蛋白です（**Moll**）。p53遺伝子の変異に伴って生成される異常p53蛋白は、その半減期が上昇するため（半減期約24時間、**Real**）、IHC反応で核内にその存在が証明されます。

p53遺伝子の細胞周期への機能は直接作用ではなく、p21（WAF1とも呼ばれている）遺伝子活性の増

Fig. 4-1　細胞周期（cell cycle）にみられるp53 checkpoint

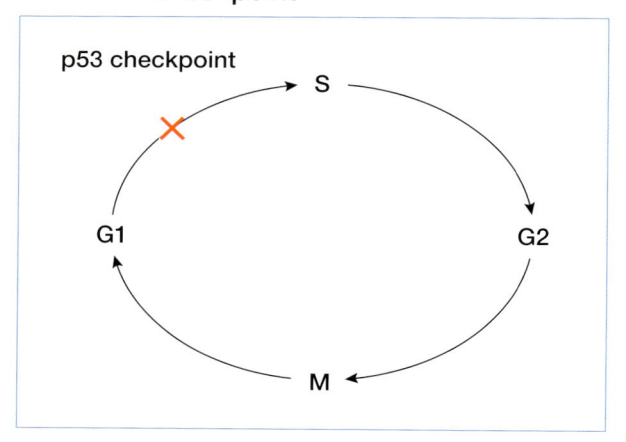

```
p53 checkpoint
         S
        ↗ ↘
      ✗     
     G1    G2
      ↖   ↙
         M
```

[*1] cdk4のみならずcdk2、cdk6も同様のはたらきをしています（**Cordon-Cardo, 1995**）。

Fig. 4-2　細胞周期におけるp53、p21、PRBの作用

```
A: DNA damage → p53↑
                  ↓
              p21↑ → cdk4↓ → G1 arrest or apoptosis↑

B: p53の機能障害（mutations、MDM2活性による抑制）→  PRB／E2F complex ─(P)/cdk4→ PRB-(P)+ E2F
    → S期誘導に関係する遺伝子群の活性化 → 細胞増殖
```

強によります。p21蛋白はcyclin-dependent kinase inhibitor（cdki）の一つで、これがcyclin D1／cdk4活性を抑制（negative control）する結果、PRBのリン酸化が抑えられ、したがって、G1→S期への進行が抑制されるという結果になります。なお、DNA修復が行われない場合はアポトーシス（アポトーシス、apoptosis）への進路をとります（El-Deiry）。

2　p53遺伝子の異常

p53遺伝子異常（機能喪失あるいは低下）は、CaHGの腫瘍活性に関与している要因の一つであるとする根拠が報告されています（Question5を参照）（George）。その結果はG1→S期checkpoint機能の喪失です。p53機能異常は主として変異（missense mutations、stop codon mutation、frame shift mutation、silent mutation、intron内でのmutationなどによりますが）（Hernández）で、主としてDNA結合領域（DNA binding domain）に起こります。その結果、checkpointの機能を失い、異常DNA合成、genetic instabilityの増昇（van de Tilborg, Zieger）、さらには染色体異常促進、その結果として、悪性度の増悪になります。

もう一つ、p53機能低下に関係するのはMDM2活性の上昇（増幅）（Moll, Simon）で、尿路上皮癌（主としてCaHG）の30％で観察され、その結果p53活性が抑制されるので変異と同じ結果となります（Fig. 4-3）[*2]（Simon, Korkolopoulou）。

免疫組織化学反応は有用なテストですが、確実にp53 DNA構造異常を反映するものではなく（Oyasu, Cordon-Cardo, 1994）、false negativeやfalse positiveのこともあります[*3]（Hernández, Kelsey, López-Knowles, Moll）。

3　PRBの役割

PRBはE2F蛋白と複合体を形成していることは既に述べました。p53機能異常の結果、cyclin D1／cdk4活性の抑制が除かれるため、PRBのリン酸化が上昇し、E2F遊離の結果、コントロールの除かれた細胞は増殖を開始します（Cote, Xu, Logothesis, Presti, Ishikawa, Cordon-Cardo, 1997）。また、PRB／E2F複合体の活性化は種々のmitogenによっても促進されます（Knowles, Wu）ので、PRB活性化はp53変化のみならずmitogen活性上昇による二次的変化でもあります。

4　FGFR3変異による活性亢進

FGFR3遺伝子異常は、他の臓器癌では稀で、膀胱腫瘍にかなり特異的にみられます（Sibley）。この遺伝子変異が膀胱腫瘍で高率発生することを報告したのは、フランスのCappellenグループです。

FGFR3の変異はachondroplasia（hypochondroplasiaも含む）[*4]の主要原因で、変異は骨形成を阻害します（negative effect）。Cappellenらは膀胱腫瘍でも、特に低異型度・低病期腫瘍に好発していることを観察しました。変異はmissense mutationでexon7、10、

Fig. 4-3　MDM2とp53との関係

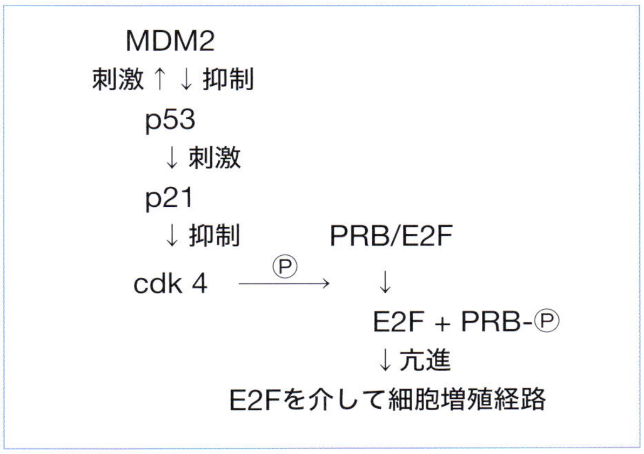

```
MDM2
刺激 ↑ ↓ 抑制
  p53
      ↓ 刺激
  p21
      ↓ 抑制        PRB/E2F
  cdk 4  ─── Ⓟ ──→   ↓
                  E2F ＋ PRB-Ⓟ
                      ↓ 亢進
              E2Fを介して細胞増殖経路
```

[*2]　p53蛋白のIHC反応陽性は必ずしも変異によるもののみではなく、正常蛋白でもMDM2蛋白活性抑制の結果p53蛋白の半減率が低下します（Moll）。

[*3]　例えば変異の結果、p53蛋白合成が行われない場合（stop codon mutation）でfalse negativeとなります。また、silent mutation（異常蛋白形成のない）でも陰性になりますが、臨床的意義はありません。false positiveはp53蛋白生成の増強および破壊（ubiquitination）の抑制（MDM2活性の上昇）にもよります（Moll, Kelsey, Hernández）。

[*4]　achondroplasiaはFGFR3の変異による先天性骨形成不全症で、軟骨細胞の増殖が障害される結果、骨形成不全を起こします。dwarf（小人症）の最も多い原因です。

Fig. 4-4　膀胱尿路上皮腫瘍の発生形式

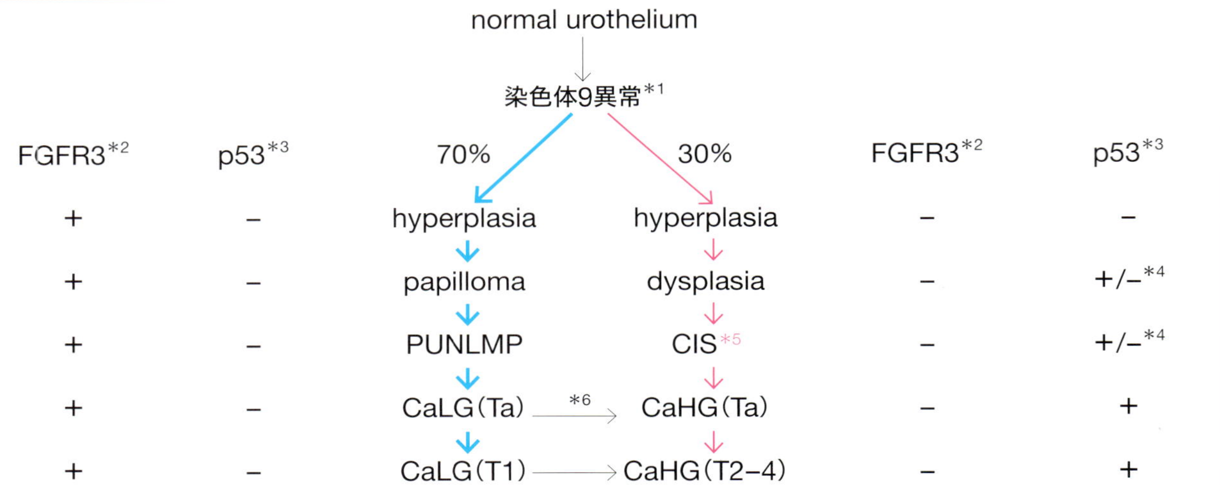

FGFR3[*2]	p53[*3]		染色体9異常[*1]		FGFR3[*2]	p53[*3]
		70%		30%		
+	−	hyperplasia		hyperplasia	−	−
+	−	papilloma		dysplasia	−	+/−[*4]
+	−	PUNLMP		CIS[*5]	−	+/−[*4]
+	−	CaLG(Ta)	→[*6]	CaHG(Ta)	−	+
+	−	CaLG(T1)	──→	CaHG(T2-4)	−	+

*1　染色体9のp、q腕の一側あるいは部分的喪失、あるいは全喪失。papillary urothelial tumor症例から採取された"normal urothelium"に既に9p21の消失が高率（70%）で観察される（Hartmann, 1999, Baud）。simple hyperplasia巣で染色体9のLOHがみられている（Hartmann, 1999）。
*2　FGFR3遺伝子の活性化変異（activating mutation）。
*3　p53遺伝子の失活性変異および一部では変異を伴わないMDM2活性亢進による機能低下による。
*4　50%以上で陽性（Hartmann, 2002）。
*5　組織学的見知からCISに2つの型が観察される。内視鏡で発見された腫瘍（多くはCaHGで浸潤性）と同時にrandom biopsyで発見されるCIS病巣（1型）と、内視鏡で腫瘍を認めないが発赤を示し、異常粘膜部採取標本で認められるflat病変のCIS（2型）とである。前者においては染色体9異常がCIS巣にも存在するが、後者においては存在せず、その後臨床観察中に発生する浸潤性腫瘍（pT1 CaHGあるいはそれ以上の病期）において初めて染色体9の異常が随伴して起こり、これが腫瘍の悪性度を高めていると考えられる（Hopman）。
*6　van Rhijnら（2004）のデータでは、FGFR3陽性グループで5.7%にp53異常がみられ、これがCaHGに誘導する因子と想定している。

15でみられ、変異部位の違いによる悪性度に違いはみられません。いずれの変異型でも遺伝子活性の亢進となり腫瘍増殖に関与します。

　この遺伝子変化が低異型度・低病期腫瘍にかなり特異的に観察されることは他の研究者によっても確認されました（Billerey, van Rhijn, 2001, 2002, 2003, Bakkar, van Rhijn, 2004, Zieger, Hernández）。

　1973年版WHO分類を使用したBillereyらのデータをみてみます。pTaグレード1での発生が最高で84%（32例中27例）、pTaグレード2と3を併せて18例中で10例（56%）、pT1（グレード2と3）19例中4例（21%）、pT2以上（グレード2と3）で43例中7例（16%）でした。

　このデータから得られる結論は"低異型度（筋層非浸潤性〔特にTa〕）腫瘍に際立って陽性であるが特異的ではない"ということです。低悪性度腫瘍といえば乳頭腫（papilloma）でも高率に陽性です（van Rhijn, 2002）。しかも初期の報告では（van Rhijn, 2001）、FGFR3陽性症例では腫瘍の再発率も有意に低いとされ、あたかもFGFR3変異はgood prognosisのマーカーという印象さえ与えましたが、その後の報告をみるとこれは事実ではありません。

　Ziegerらのデータでは進行率は低いが、FGFR3陽性と陰性グループとの間に差がみられません。また、FGFR3変異とp53変異発生は相反する（mutually exclusive）と報告されましたが（van Rhijn, 2004）、その後の報告はこれを否定しており、FGFR3陽性に無関係に病期、グレードの進行に伴ってp53陽性率が上昇します（Bakkar, Zieger, Hernández）。FGFR3変異はCIS病巣では陰性です（Billerey）。

　以上の所見から得られる妥当な結論は、膀胱腫瘍発生には2つのグループがあること。大多数は低異型度・筋層非浸潤性タイプの腫瘍で、FGFR3変異が主な分子生物学的特徴であり、第二はdysplasia／CISを介して浸潤性に展開し、膀胱癌死に至るもので、p53の変異（機能喪失）が現在までの報告では唯一著明な分子生物学的特徴です（van Rhijn, 2004, Bakkar, Billerey, Hernández）。

両者の関係をFig. 4-4に示しました。いずれの腫瘍性変化の分枝でもきわめて初期の変化と考えられるのは染色体9の異常（p、q腕の部分的あるいは全喪失）（Spruck, Baud, Hartmann, 1999, 2002, Hopman）です。これらp、q腕に種々のsuppressor遺伝子が存在すると考えられ、その1例として細胞周期に関与するcdki 2Aはq21上にあります（Sherr）。

Fig. 4-4で左側の乳頭状低異型度グループから右側の高異型度グループへの移行は少数ですがその存在は臨床的に観察されます。Heneyらによれば、約10％以下です。

なお、この右側の高異型度グループへ転換した腫瘍（CaHG）が、初期から右側の経路をたどって発達したCaHGと同様の生物学的態度をとっているものかどうかは、目下のところ判明していません。この移行にp53遺伝子異常が関係している可能性が高いです（Grossman）。右枝の進行性膀胱腫瘍ではp53の変異（機能喪失）が特徴的ですが、p53がwild type（WT）でT2あるいはそれ以上の病期に進行する症例が50％も含まれるということは、p53以外の未知の遺伝子変化が関与していることを示しています（Grossman, Hernández, López-Knowles）。

References

1. Hernández S, López-Knowles E, Lloreta J, Kogevinas M, Jaramillo R, Amorós A, Tardón A, García-Closas R, Serra C, Carrato A, Malats N, Real FX. FGFR3 and Tp53 mutations in T1G3 transitional bladder carcinomas: independent distribution and lack of association with prognosis. Clin Cancer Res 2005, 11: 5444-5450.
2. López-Knowles E, Hernández S, Kogevinas M, Lloreta J, Amorós A, Tardón A, Carrato A, Kishore S, Serra C, Malats N, Real FX; EPICURO Study Investigators. The p53 pathway and outcome among patients with T1G3 bladder tumors. Clin Cancer Res 2006, 12: 6029-6036.
3. Malats N, Bustos A, Nascimento CM, Fernandez F, Rivas M, Puente D, Kogevinas M, Real FX. P53 as a prognostic marker for bladder cancer: a meta-analysis and review. Lancet Oncol. 2005, 6: 678-686.
4. Knowles MA. Bladder cancer subtypes defined by genomic alterations. Scand J Urol Nephrol suppl 2008: 116-130.
5. Spruck CH 3rd, Ohneseit PF, Gonzalez-Zulueta M, Esrig D, Miyao N, Tsai YC, Lerner SP, Schmütte C, Yang AS, Cote R et al. Two molecular pathways to transitional cell carcinoma of the bladder. Cancer Res 1994, 54: 784-788.
6. van Tilborg AA, de Vries A, de Bont M, Groenfeld LE, van der Kwast TH, Zwarthoff EC. Molecular evolution of multiple recurrent cancers of the bladder. Hum Mol Genet 2000, 9: 2973-2980.
7. Wu XR. Urothelial tumorigenesis: a tale of divergent pathways. Nat Rev Cancer 2005, 5: 713-725.
8. Greene LF, Hanash KA, Farrow GM. Benign papilloma or papillary carcinoma of the bladder? J Urol 1973, 110: 205-207.
9. Heney NM, Ahmed S, Flanagan MJ, Frable W, Corder MP, Hafermann MD, Hawkins IR. Superficial bladder cancer: progression and recurrence. J Urol 1983, 130: 1083-1086.
10. Cordon-Cardo C. Mutations of cell cycle regulators. Biological and clinical implications for human neoplasia. Am J

Pathol 1995, 147: 545-560.
11. Moll UM, Petrenko O. The MDM2-p53 interaction. Mol Cancer Res 2003, 1: 1001-1008.
12. Real FX. p53: It has it all, but will it make it to the clinic as a marker in bladder cancer? J Clin Oncol 2007, 25: 5341-5344.
13. el-Deiry WS, Harper JW, O'Connor PM, Velculescu VE, Canman CE, Jackman J, Pietenpol JA, Burrell M, Hill DE, Wang Y et al. WAF1/CIP1 is induced in p53-mediated G1 arrest and apoptosis. Cancer Res 1994, 54: 1169-1174.
14. George B, Datar RH, Wu L, Cai J, Patten N, Beil SJ, Groshen S, Stein J, Skinner D, Jones PA, Cote RJ. p53 gene and protein status: the role of p53 alterations in predicting outcome in patients with bladder cancer. J Clin Oncol 2007, 25: 5352-5358.
15. Zieger K, Dyrskjøt L, Wiuf C, Jensen JL, Andersen CL, Jensen KM, Ørntoft TF. Role of activating fibroblast growth factor receptor 3 mutations in the development of bladder tumors. Clin Cancer Res 2005, 11: 7709-7719.
16. Simon R, Struckmann K, Schraml P, Wagner U, Forster T, Moch H, Fijan A, Bruderer J, Wilber K, Mihatsch MJ, Gasser T, Sauter G. Amplification pattern of 12q13-q15 genes (MDM2, CDK4, GLI) in urinary bladder cancer. Oncogene 2002, 21: 2476-2483.
17. Korkolopoulou P, Christodoulou P, Kapralos P, Exarchakos M, Bisbiroula A, Hadjiyannakis M, Georgountzos C, Thomas-Tsagli E. The role of p53, MDM2 and c-erb B-2 oncoproteins, epidermal growth factor receptor and proliferation markers in the prognosis of urinary bladder cancer. Pathol Res Pract 1997, 193: 767-775.
18. Oyasu R, Nan L, Szumel RC, Kawamata H, Hirohashi S. p53 gene mutations in human urothelial carcinomas: analysis by immunohistochemistry and single-strand conformation polymorphism. Mod Pathol 1995, 8: 170-176.
19. Cordon-Cardo C, Dalbagni G, Saez GT, Oliva MR, Zhang ZF, Rosai J, Reuter VE, Pellicer A. p53 mutations in human bladder cancer: genotypic versus phenotypic patterns. Int J Cancer 1994, 56: 347-353.
20. Kelsey KT, Hirao T, Sched A, Hirao S, Devi-Ashok T, Nelson HH, Andrew A, Karagas MR. A population-based study of immunohistochemical detection of p53 alteration in bladder cancer. Br J Cancer 2004, 90: 1572-1576.
21. Cote RJ, Dunn DM, Chatterjee SJ, Stein JP, Shi SR, Tran QC, Hu SX, Xu HJ, Groshen S, Taylor CR, Skinner DG, Benedict WF. Elevated and absent pRb expression is associated with bladder cancer progression and has cooperative effects with p53. Cancer Res 1998, 58: 1090-1094.
22. Xu HJ, Cairns P, Hu SX, Knowles MA, Benedict WF. Loss of RB protein expression in primary bladder cancer correlates with loss of heterozygosity at the RB locus and tumor progression. Int J Cancer 1993, 53: 781-784.
23. Logothetis CJ, Xu HJ, Ro JY, Hu SX, Sahin A, Ordonez N, Benedict WF. Altered expression of retinoblastoma protein and known prognostic variables in locally advanced bladder cancer. J Natl Cancer Inst 1992, 84: 1256-1261.
24. Presti JC Jr, Reuter VE, Galan T, Fair WR, Cordon-Cardo C. Molecular genetic alterations in superficial and locally advanced human bladder cancer. Cancer Res 1991, 51: 5405-5409.
25. Ishikawa J, Xu HJ, Hu SX, Yandell DW, Maeda S, Kamidono S, Benedict WF, Takahashi R. Inactivation of the retinoblastoma gene in human bladder and renal cell carcinomas. Cancer Res 1991, 51: 5736-5743.
26. Cordon-Cardo C, Zhang ZF, Dalbagni G, Drobnjak M, Charytonowicz E, Hu SX, Xu HJ, Reuter VE, Benedict WF. Cooperative effects of p53 and pRB alterations in primary superficial bladder tumors. Cancer Res 1997, 57: 1217-1221.
27. Sibley K, Stern P, Knowles MA. Frequency of fibroblast growth factor receptor 3 mutations in sporadic tumours. Oncogene 2001, 20: 4416-4418.
28. Cappellen D, De Oliveira C, Ricol D, de

Medina S, Bourdin J, Sastre-Garau X, Chopin D, Thiery JP, Radvanyi F. Frequent activating mutations of FGFR3 in human bladder and cervix carcinomas. Nat Genet 1999, 23: 18-20.
29. Billerey C, Chopin D, Aubriot-Lorton MH, Ricol D, Gil Diez de Medina S, Van Rhijn B, Bralet MP, Lefrere-Belda MA, Lahaye JB, Abbou CC, Bonaventure J, Zafrani ES, van der Kwast T, Thiery JP, Radvanyi F. Frequent FGFR3 mutations in papillary non-invasive bladder (pTa) tumors. Am J Pathol 2001, 158: 1955-1959.
30. van Rhijn BW, Lurkin I, Radvanyi F, Kirkels WJ, van der Kwast TH, Zwarthoff EC. The fibroblast growth factor receptor 3 (FGFR3) mutation is a strong indicator of superficial bladder cancer with low recurrence rate. Cancer Res 2001, 61: 1265-1268.
31. van Rhijn BW, Montironi R, Zwarthoff EC, Jöbsis AC, van der Kwast TH. Frequent FGFR3 mutations in urothelial papilloma. J Pathol 2002, 198: 245-251.
32. van Rhijn BW, Vis AN, van der Kwast TH, Kirkels WJ, Radvanyi F, Ooms EC, Chopin DK, Boevé ER, Jöbsis AC, Zwarthoff EC. Molecular grading of urothelial cell carcinoma with fibroblast growth factor receptor 3 and MIB-1 is superior to pathologic grade for the prediction of clinical outcome. J Clin Oncol 2003, 21: 1912-1921.
33. Bakkar AA, Wallerand H, Radvanyi F, Lahaye JB, Pissard S, Lacerf L, Kouyoumdjian JC, Abbou CC, Pairon JC, Jaurand MC, Thiery JP, Chopin DK, de Medina SG. FGFR3 and TP53 gene mutations define two distinct pathways in urothelial cell carcinoma of the bladder. Cancer Res 2003, 63: 8108-8112.
34. van Rhijn BW, van der Kwast TH, Vis AN, Kirkels WJ, Boevé ER, Jöbsis AC, Zwarthoff EC. FGFR3 and P53 characterize alternative genetic pathways in the pathogenesis of urothelial cell carcinoma. Cancer Res 2004, 64: 1911-1914.
35. Baud E, Catilina P, Boiteux JP, Bignon YJ. Human bladder cancers and normal bladder mucosa present the same hot spot of heterozygous chromosome-9 deletion. Int J Cancer 1998, 77: 821-824.
36. Hartmann A, Moser K, Kriegmair M, Hofstetter A, Hofstaedter F, Knuechel R. Frequent genetic alterations in simple urothelial hyperplasias of the bladder in patients with papillary urothelial carcinoma. Am J Pathol 1999, 154: 721-727.
37. Hartmann A, Schlake G, Zaak D, Hungerhuber E, Hofstetter A, Hofstaedter F, Knuechel R. Occurrence of chromosome 9 and p53 alterations in multifocal dysplasia and carcinoma in situ of human urinary bladder. Cancer Res 2002, 62: 809-818.
38. Hopman AH, Kamps MA, Speel EJ, Schapers RF, Sauter G, Ramaekers FC. Identification of chromosome 9 alterations and p53 accumulation in isolated carcinoma in situ of the urinary bladder versus carcinoma in situ associated with carcinoma. Am J Pathol 2002, 161: 1119-1125.
39. Sherr CJ. The INK4a/ARF network in tumour suppression. Nat Rev Mol Cell Biol 2001, 2: 731-737.
40. Grossman HB, Liebert M, Antelo M, Dinney CP, Hu SX, Palmer JL, Benedict WF. p53 and RB expression predict progression in T1 bladder cancer. Clin Cancer Res 1998, 4: 829-834.

Question 5

pT1高異型度癌（urothelial carcinoma, high grade: CaHG）の病態について説明してください。臨床観察で進行型となるものを予測できる因子がありますか？　もしfibroblast growth factor receptor 3（FGFR3）変異が認められれば、予後を改善しますか？　p53遺伝子の役割は？

■ 略語 一覧
CaHG: urothelial carcinoma, high grade
FGFR3: fibroblast growth factor receptor 3
CIS: carcinoma in situ
WT: wild type
EMT: epithelial mesenchymal transition

Answer

　pT1 CaHGは、長期観察によると、BCGや抗癌剤の使用にもかかわらず、約40％近くで病期が進行します。粘膜下組織への深達度（表在性対深在性）と周辺粘膜でのcarcinoma in situ（CIS）の存在が、有意に進行性を示唆させます。

　FGFR3遺伝子変異は小数例でみられますが、その存在はpT1 CaHGの予後の改善も増悪にも関係しません。p53遺伝子の機能喪失は予後を悪化させるとの報告がかなりありますが（Malats）、Hernández、López-Knowlesらの信頼できる最近の報告によれば、p53変異の存在は予後のさらなる悪化にはつながらず、未知の遺伝子変異が関与しているとの結論です。したがって、現在のところ、予後推測に有用な腫瘍マーカーは確認されていません。

Comments

　Question4で詳述したように、FGFR3の活性化変異は、表在性低異型度（pTa）の腫瘍（papillomaを含めて）（van Rhijn）高率に認められ（70％前後）、FGFR3変異症例は良好な予後をとりますが、それを予測する要因ではありません。進行性（T1あるいはそれ以上）腫瘍でも低頻度で認められていることを述べました。

　進行性腫瘍グループに特異的にみられるのはp53遺伝子の異常発現です。p53機能の喪失はDNAおよび染色体の不安定性（instability）を高め、悪性病態をさらに上昇させる結果となります。本項では、CaHGで既にT1期に入った腫瘍の生物学的病態について解説します。

　T1 CaHGを初期診断とする症例はわずか10％ですが（Gonzalez）、その臨床病態に焦点を絞った報告は多くありません。既にT1ですから予後不良であることが推察されます。そこで、pT1 CaHG（1973年版WHO分類、2004年版WHO分類、Bergkvist分類）*（Holmäng, Grossman, Smits, Andius, Gonzalez, Pan）の臨床経過を追究した報告（Malats）をまとめると、

①粘膜下層浸潤を表在性pT1aと粘膜筋板を含む深層浸潤pT1bに分けると、後者に有意に癌の進行（T2あるいはそれ以上）をみる
②腫瘍周辺にCISが存在する場合、有意に高い癌の進行をみる
③かなりの報告でp53遺伝子異常の存在は有意に癌の進行につながっている

* Grossmanの報告ではpT1腫瘍のグレードに言及していない。

Table5-1　グレード3 pT1尿路上皮癌におけるFGFR3とp53遺伝子の変異（Hernándezらの報告より抜粋）

FGFR3	p53	N（%）
WT[*1]	WT	41（34.5）
MUT[*2]	WT	9（7.6）
WT	MUT	58（48.7）
MUT	MUT	11（9.2）

＊1　WT: wild type
＊2　MUT: mutated type

としていますが、最近の報告でこの結論を支持する結果は出ていません（Hernández, López-Knowles）。

ここでHernándezらの興味深いデータをみてみます。彼らはFGFR3とp53の異常の有無と予後の関係を119例の1973年版WHO分類でグレード3（2004年版WHO分類のCaHGに相当）症例に基づいて検討しました。FGFR3とp53変異の組み合わせデータをTable5-1に示します。これに基づく結論は、以下のとおりです。

①"good prognosis"マーカーと考えられているFGFR3変異例は少数であるが、pT1 CaHGにも観察される。
②FGFR3変異の存在は再発率や病期進行率を改善しない。
③FGFR3変異とp53変異の発生に相互関係（排除）はない。
④p53遺伝子変異（機能喪失）の有無は予後に影響を与えず、長期観察で同様の生存率（病期進行率）を示す。
⑤両遺伝子のダブル変異グループと両遺伝子ダブルwild type（WT）グループとの間に予後に差がない。すなわち、病期進行にはp53やFGFR3以外の未知の遺伝子異常が関与している。

この報告は多数の症例に基づき2人のエキスパート病理医の診断によること、両遺伝子解析が詳細になされていることで説得力があります。pT1 CaHGの進行をコントロールしている鍵は十分に分かっていませんが、粘膜下浸潤を2グループに分けた場合、深層への浸潤グループ（pT1b）が有意に高い進行率を示すということは、これが既にpT2腫瘍の性格を獲得していることをうかがわせます。

ここでWuのいう"microenvironment"の意義を述べます。特に目新しい意見ではありません。腫瘍細胞（群）とその周囲の間質とのinteractionです。前立腺癌（Question9）で述べたepithelial-mesenchymal transition（EMT）の関与です。E-cadherin活性の低下（主としてE-cadherin遺伝子のpromoter領域のhypermethylation）（Ribeiro-Filho）による癌細胞の浸潤性格の上昇です。E-cadherin染色陰性率が表在性腫瘍（pTa、pT1）の53%であるのに対して、浸潤性腫瘍（pT2以上）では13%（$p<0.0001$）で、癌生存率に有意に影響する（$p<0.001$）という報告（Garcia del Muro）があります。

結論として、pT1 CaHGを初期診断とする患者の追跡に役に立つマーカーは、目下のところ確認されていません（Real）。一つ可能性のあるのはIMP3蛋白です。Question6を参照してください。

References

1. Malats N, Bustos A, Nascimento CM, Fernandez F, Rivas M, Puente D, Kogevinas M, Real FX. P53 as a prognostic marker for bladder cancer: a meta-analysis and review. Lancet Oncol 2005, 6: 678-686.
2. Hernández S, López-Knowles E, Lloreta J, Kogevinas M, Jaramillo R, Amorós A, Tardón A, García-Closas R, Serra C, Carrato A, Malats N, Real FX. FGFR3 and Tp53 mutations in T1G3 transitional bladder carcinomas: independent distribution and lack of association with prognosis. Clin Cancer Res 2005, 11: 5444-5450.
3. López-Knowles E, Hernández S, Kogevinas M, Lloreta J, Amorós A, Tardón A, Carrato A, Kishore S, Serra C, Malats N, Real FX; EPICURO Study Investigators. The p53 pathway and outcome among patients with T1G3 bladder tumors. Clin Cancer Res 2006, 12: 6029-6036.
4. van Rhijn BW, Montironi R, Zwarthoff EC, Jöbsis AC, van der Kwast TH. Frequent FGFR3 mutations in urothelial papilloma. J Pathol 2002, 198: 245-251.
5. Gonzalez S, Aubert S, Kerdraon O, Haddad O, Fantoni JC, Biserte J, Leroy X. Prognostic value of combined p53 and survivin in pT1G3 urothelial carcinoma of the bladder. Am J Clin Pathol 2008, 129: 232-237.
6. Bergkvist A, Ljungqvist A, Moberger G. Classification of bladder tumours based on the cellular pattern. Preliminary report of a clinical-pathological study of 300 cases with a minimum follow-up of eight years. Acta Chir Scand 1965, 130: 371-378.
7. Holmäng S, Hedelin H, Anderström C, Holmberg E, Johansson SL. The importance of the depth of invasion in stage T1 bladder carcinoma: a prospective cohort study. J Urol 1997, 157: 800-804.
8. Grossman HB, Liebert M, Antelo M, Dinney CP, Hu SX, Palmer JL, Benedict WF. p53 and RB expression predict progression in T1 bladder cancer. Clin Cancer Res 1998, 4: 829-834.
9. Smits G, Schaafsma E, Kiemeney L, Caris C, Debruyne F, Witjes JA. Microstaging of pT1 transitional cell carcinoma of the bladder: identification of subgroups with distinct risks of progression. Urology 1998, 52: 1009-1014.
10. Andius P, Johansson SL, Holmäng S. Prognostic factors in stage T1 bladder cancer: tumor pattern (solid or papillary) and vascular invasion more important than depth of invasion. Urology 2007, 70: 758-762.
11. Pan CC, Chang YH, Chen KK, Yu HJ, Sun CH, Ho DM. Prognostic significance of the 2004 WHO/ISUP classification for prediction of recurrence, progression, and cancer-specific mortality of non-muscle-invasive urothelial tumors of the urinary bladder: a clinicopathologic study of 1,515 cases. Am J Clin Pathol 2010, 133: 788-795.
12. Wu XR. Urothelial tumorigenesis: a tale of divergent pathways. Nat Rev Cancer 2005, 5: 713-725.
13. Ribeiro-Filho LA, Franks J, Sasaki M, Shiina H, Li LC, Nojima D, Arap S, Carroll P, Enokida H, Nakagawa M, Yonezawa S, Dahiya R. CpG hypermethylation of promoter region and inactivation of E-cadherin gene in human bladder cancer. Mol Carcinog 2002, 34: 187-198.
14. Garcia del Muro X, Torregrosa A, Muñoz J, Castellsagué X, Condom E, Vigués F, Arance A, Fabra A, Germà JR. Prognostic value of the expression of E-cadherin and beta-catenin in bladder cancer. Eur J Cancer 2000, 36: 357-362.
15. Real FX. p53: it has it all, but will it make it to the clinic as a marker in bladder cancer? J Clin Oncol 2007, 25: 5341-5344.

Question 6

尿路上皮腫瘍において免疫組織化学反応の役割は？ 使用する妥当性と有用性について解説してください。

■ 略語一覧
IHC: immunohistochemistry
CaHG: urothelial carcinoma, high grade
CaLG: urothelial carcinoma, low grade
HMWCK: high molecular weight keratins
CK: cytokeratin
AMACR: alpha-methylacyl-CoA racemase
APC: adenomatous polyposis coli
HPV: human papilloma virus
TTF-1: thyroid transcription factor-1
PUNLMP: papillary urothelial neoplasm of low malignant potential

Answer

　良質のHE染色標本による組織診断が基本になることは当然ですが、診断用材料が量的に限られている症例では、免疫組織化学反応（immunohistochemistry: IHC）は有用な補助手段です。膀胱壁を二次的に浸潤する腫瘍、例えば、高異型度前立腺癌、結腸癌、子宮頚癌との鑑別に有用なIHC抗体が利用できます。

　一方、膀胱癌の既往のある患者において、他臓器に続発する腫瘍（例えば、肺腫瘍が原発性か、転移性か）の鑑別診断にもIHCはかなり有用な手段ですが、なお、さらなる検討が必要です。

　筋層非浸潤性尿路上皮癌（pTaあるいはpT1のurothelial carcinoma, high grade〔CaHG〕、urothelial carcinoma, low grade〔CaLG〕）の進展を予測するマーカーはまだ確立されておりませんが、その可能性の高い蛋白（IMP3）が最近報告されています。

　鑑別診断に有用なマーカーは下記Commentsで詳述します。

Comments

　病理組織診断は有能な病理技師によって作られた高品質のHE染色標本を使用して可能です。おそらく90％の症例において経験豊かな病理医は確定診断を下すことができるでしょう。膀胱（あるいは腎杯）由来の組織片で問題になるのは、

①診断材料が量的に限られているとき
②組織像が特異で尿路上皮由来のものかどうかの疑問があるとき、すなわち腫瘍が原発性だけではなく周囲臓器、例えば前立腺、子宮頚部、結腸由来の浸潤癌の可能性があるとき
③病像が良性（反応性過形成、異型像を含めて）か、腫瘍性（dysplasia／CISを含めて）かの判断に迷うとき
④腫瘍が浸潤性かどうか、浸潤性なら固有筋層へ達しているかどうか
⑤他の臓器、例えば、肺、肝、骨で発見された場合、原発巣の決定（典型的に肺腫瘍で膀胱癌転移が疑われる症例）

です。

　予後予測および治療方針に対して病理診断は重要な役割を果たします。特にgene therapyを重視する最新医療において、病理医の判断が決定的役割を果たします。

　上記の問題解決に重要なIHCの役割を解説します。まずお断りすることは、IHCの具体的染色法や、陽性／陰性判定の基準、使用抗体の入手先などは、引用文献を参照してください。

1 尿路上皮に特異なマーカー、したがって尿路上皮由来腫瘍と確定できるマーカーは存在するか

数種のマーカーが、"かなり"特異的マーカーとして知られています。これらはuroplakin III、GATA3、thrombomodulin、high molecular weight keratins（HMWCK）、その他のサイトケラチン（cytokeratin：CK）であるCK7、CK20、CK5/6とp63です（Amin, 2014, A）。このなかで、尿路上皮に特異的に発現するのはuroplakin IIIだけです。

a）uroplakin III

uroplakin IIIは、正常尿路上皮のumbrella cell（被蓋細胞）の表面を覆うasymmetric membraneの構成要素の一つとしてSunらのグループにより分離されました（Wu, Yu, Moll）。uroplakin IIIは、尿路上皮癌でもIHCで検索され、しかも尿路上皮腫瘍にspecificですから有用です（specificity 100％）（Moll, Kaufmann, Mhwech, Parker）。転移巣でのsensitivityも高く（53-66％、Kaufmann, Moll）、尿路上皮癌転移のマーカーになります[*1]。

b）GATA3

GATA3は、DNA microarray法による遺伝子発現検索で尿路上皮分化のマーカーとして発見された転写因子（transcription factor）（Moll）ですから、IHC検索では核染色となります（Higgins）。67-90％のsensitivityで尿路上皮腫瘍に発現するので有用なマーカーです（Chang, Liu, Zhao, Gulmann, Miettinen）が、specificではありません。乳癌でも高率に陽性（ductal型で67-91％、lobular型で100％陽性）である（Amin, 2014, A）ことを認識して、臨床医の適切な判断が重要です。乳癌のみならず他の多くの臓器由来でも陽性です（Miettinen）。

[*1] Kaufmannらの報告では非尿路上皮由来腫瘍の全例（n＝318）でIHC反応陰性でしたが、卵巣のBrenner腫瘍では全例でuroplakin III染色陽性でした。Brenner腫瘍は尿路上皮の性格を示すので、陽性反応は妥当です。

c）placental S100（S100P）

もう一つ、microarray法で発見されたのがS100Pです（Higgins）。これはS100 familyに属し、胎盤組織で初めて発見されたものです。カルシウム結合蛋白の一つで、尿路上皮腫瘍（上、下部尿路由来）の80％においてIHCで陽性ですが、specificではなく、胃癌や膵癌でも30-60％の頻度で検出されます。前立腺癌では陰性なので（Higginsらの報告では256例中陽性は2例のみ）、鑑別診断に使用できます。

d）thrombomodulin

尿路上皮腫瘍においてIHCでの陽性率は50-90％です（Ordóñez, Mhawech, Parker, Chang）。ただし、specificityには問題があり、尿路上皮由来の腺癌でも陽性です（Parker）。言い換えれば、陽性ということなので、尿路上皮由来という診断を支持することにもつながります。

e）他のマーカー（HMWCK、CK7、CK20、CK5/6、p63）

尿路上皮（urothelium）は扁平上皮（squamous epithelium）と性格が類似するため、両者に共通の抗原（HMWCK、CK5/6、p63）の出現がIHCで証明できます（Amin, 2014, A）。HMWCK（CK1、CK5、CK10、CK14）に対する34β12E抗体により、高率（65-100％）に尿路上皮癌で反応陽性です（Genega, Parker, Kunju）。

後述のように、この反応は高異型度前立腺癌との鑑別に有用です。さらに、尿路上皮癌に高頻度で検出されるサイトケラチンとしてCK7（87-100％）（Bassily, Skinnider, Kunju）や、p63（81-92％）（Kunju, Buza）があります。

2 高異型度前立腺癌と高異型度尿路上皮癌（CaHG）の鑑別に有用なマーカー

鑑別診断が問題になるのは、膀胱三角部から頸部に浸潤性に増殖する腫瘍の場合、前立腺由来の高異型度癌との鑑別が重要です（鑑別診断に関して詳細な報告はEpsteinらを参照）。鑑別の補助となるマーカーをTable6-1に示します。尿路上皮由来を決定的に示すマーカーはuroplakin IIIですが、sensitivityが50-60％

Table6-1 膀胱を浸潤する高異型度前立腺癌と高異型度原発性尿路上皮癌との鑑別診断
（Kunju, Brimo, Epstein, 2014, Bassily, Genega, Wang, Rao, Higgins, Amin, Aから引用）

IHCマーカー	尿路上皮癌	前立腺癌
HMWCK（34βE12抗体使用）	+	-
PSA	-	+
PSAP[*1]	-	+
CK7	+	-
CK20	+/-	-
uroplakin III	+	-
GATA3	+	-
thrombomodulin	+	-
S100P	+	-
p63	+	-
AMACR[*2]	+	-/+

*1　PSAP: prostate-specific acid phosphatase
*2　AMACR: alpha-methylacyl-CoA racemase

というのが弱点です。しかし、uroplakinsは、前述のようにumbrella cellの表面に分布するきわめて分化の進んだ細胞膜構成要素である（Wu, Yu）ことを考慮すると、腫瘍化した低分化の尿路上皮の"表面"に位置する細胞にも出現する（Mollの論文中の写真参照）のは意外です。

一方、sensitivityもspecificityもやや低いが尿路上皮由来腫瘍を示唆する陽性マーカーはHMWCK、thrombomodulin、GATA3、S100P、p63が使用できます（前項参照）。また、前立腺由来を決定する（100% specificity）陽性マーカーはPSA、PSAPですが、sensitivityは高異型度型では85-96%（Mhawech, Kunju, Genega）です。

したがって、数種のマーカーの組み合わせが妥当です。尿路腫瘍を期待してGATA3陽性、CK20陽性、p63陽性、HMWCK（34βE12抗体使用）陽性、あるいはCK5/6陽性、予備マーカー（secondary marker）としてuroplakin IIIの検索（Amin, 2014, A, B）です。前立腺由来を支持するマーカーとしてPSA（PSAP）陽性、alpha-methylacyl-CoA racemase（AMACR）陽性、AR陽性、陰性マーカーとしてCK7、HMWCK、thrombomodulin、が挙げられます（Epstein）。

3　結腸癌による膀胱浸潤が疑われる症例の鑑別診断

結腸癌（腺癌）が直接周囲に進展し、その結果、初期腫瘍の像を呈することは稀ではありません。したがって、原発性の尿路上皮癌が腺癌の分化をする場合、尿膜管（urachus）由来の腺癌、結腸癌浸潤との鑑別が問題になります。5つの代表的報告をTable6-2にまとめました。この表から明らかなことは、次のとおりです。

①結腸由来腺癌を示唆するマーカーはβ-catenin（核染色）陽性、尿路上皮由来腺癌で陰性。
②結腸癌では大多数がCK20陽性、CK7陰性ですが、膀胱腺癌でも同様の反応を示すものもあるので要注意[*2]。
③通常型尿路上皮癌は、GATA3陽性、thrombomodulin陽性、p63陽性ですが、尿路上皮由来の腺癌では通常陰性であるのは注目に価します。結腸癌で高い陽性率を示すCDX2は、他の多くの腫瘍でも陽性なので（Paner, 2011, Gopalan）役に立ちません。

Table6-2 尿路上皮、尿膜管（urachus）由来の腺癌、尿路上皮癌に付随する腺癌領域および結腸癌（腺癌）の膀胱浸潤癌の免疫組織化学反応の相違と類似

IHCマーカー	尿路上皮癌通常型	通常型尿路上皮癌に付随する腺癌部	尿路上皮由来の腺癌	尿膜管由来の腺癌	結腸癌の膀胱浸潤
CK7	+[*1,2]	−[*1]	+[*1,3]	−/+[*3], +[*5,6]	−[*1,4]
CK20	−/+[*1]	+[*1]	+[*1,3]	+[*3,5,6]	+[*3]
thrombomodulin	+[*1]	+/−[*1]	+/−[*1]		−[*1]
GATA3（nucleus stain）	+/−[*4]	−/+[*4]	−[*4]	−[*5]	−[*4]
β-catenin nucleus	−[*1,4]	+[*1,4]	−[*1,3,4]	−[*3,4,5,6]	+[*1,3,4]
membrane/cytoplasm	+[*1,4]	+[*1,4]	+[*1,4]	+[*5]	+[*1,4]
p63	+[*4]	−[*4]	−[*4]		−[*4]
cadherin17	+[*4]	−[*4]	+[*4]		+[*4]

＊1　Wang
＊2　＋：大多数陽性、＋/−：50％をやや超えて陽性、−/＋：50％をやや割って陽性、−：大多数陰性
＊3　Paner, 2011
＊4　Rao
＊5　Gopalan
＊6　Amin, B

4 子宮頸由来の扁平上皮癌と原発性膀胱扁平上皮癌との鑑別診断

ともに扁平上皮癌なので病理医にとって困難な鑑別診断になります。p16は両疾患でしばしば陽性のため役に立ちません（Yang, Nakazawa, Cioffi-Lavina）。human papilloma virus（HPV）のgenotypingは現在普及していますから、これを使用して悪性腫瘍発生に原因する16、18型などの陽性反応があれば子宮頸原発の診断に役に立ちます。

5 肺原発癌と尿路上皮の肺転移との鑑別

臨床像（単巣性、多巣性）の違いがもちろん重要です。病理医にとって問題となるのはnon-small cell型、small cell型の両方です。まず、non-small cell型ですが、uroplakin III反応が陽性ならば膀胱癌の肺転移の診断は確立します。前述のようにsensitivityが50-60％（Kaufmann, Moll）と高くないのが欠点です。

原発肺癌のマーカーとされるthyroid transcription factor-1（TTF-1）は、その陽性率は腺癌およびsmall cell carcinomaでは高率（各々76％、100％）（Tan, Nakamura N）ですが、扁平上皮癌では低率です（0-38％, Nakamura N）。

一方、尿路上皮癌（通常型）では、TTF-1は陰性（Fernández-Aceñeroらによれば30例中陽性は1例のみ）なのでTTF-1陽性ならば、肺原発と診断してよいでしょう。

問題になるのはsmall cell型腫瘍が膀胱に発生する

＊2　β-catenin IHC反応を鑑別診断に使用する意義は次のとおりです。結腸癌（非遺伝性の）の80-85％はAPC（adenomatous polyposis coli）遺伝子の変異を初期変化とします（Vogelstein, Fearon）。wild typeのAPCの重要な機能はβ-catenin蛋白の非活性化（破壊）です。APC遺伝子の変異（もしくはβ-catenin遺伝子自身の変異）が起こるとβ-catenin蛋白が細胞質に増量し、正常機能である核内への移動、ひいては核内においてβ-cateninは転写因子Tcfとの結合の結果、下流の遺伝子活性化増加が、結腸癌における著明な現象とみなされています（Morin, Nakamura Y, Fearon）。したがって、悪性細胞ではIHC反応で核染色陽性と考えられてきました。Kobayashiらは結腸の腺腫および腺癌症例でIHC陽性部位を比較しました。核陽性は浸潤癌に多くみられ腺腫では陰性。一方、細胞質もIHC反応で陽性ですが、腺腫よりも浸潤癌で増強していました。結論として、APC遺伝子の変異（あるいはβ-catenin自身の変異例も含めて）に基づくβ-cateninの活性化は必ずしも核内で陽性になるものとは限らないということです。したがって、β-catenin染色は、核内陽性の場合に限り、結腸癌の膀胱浸潤が疑われます。臨床像を考慮することがきわめて大事です。

Table6-3 CISと増殖性尿路上皮との鑑別に有用な免疫組織化学反応
（McKenney, Aron, Fellegaraらより引用）

マーカー	正常尿路上皮	反応性増殖	CIS[*1]
CK20	umbrella cellのみ陽性（細胞膜および細胞質）	umbrella cellのみ陽性（細胞膜および細胞質）	全層陽性（細胞質および細胞膜）
CD44s	基底細胞のみ陽性（細胞膜）	基底細胞の他中間・表層細胞も陽性	陰性
p53	全層陰性	陰性あるいは基底細胞のみ陽性	全層陽性（核）
AMACR	全層陰性	全層陰性	全層で強陽性（細胞質）

[*1] 尿路上皮が全層にわたって腫瘍細胞で置換されている場合を示す。しばしばpagetoid進展の場合、腫瘍細胞のみ上記の反応を示す（p53およびAMACR）。

場合です。肺、膀胱原発のsmall cell carcinomaはともにTTF-1陽性です。肺癌では70-90%陽性（Travis）に対して、肺外の原発性small cell carcinoma（膀胱原発も含めて）での陽性率も39-80%（Agoff, Jones）ですので臨床像が重要になります。

6 腎杯、腎洞を浸潤する腎細胞癌と腎杯原発の高異型度尿路上皮癌との鑑別診断

問題になるのは、集合管癌でも特に低分化度の腎細胞癌を尿路上皮癌（CaHG）から鑑別する場合です。この問題を検討したものにはGuniaらの報告があります。多数のIHCマーカー（14種）を使用しての精査の結果、有意に両者の鑑別診断に役立つものはprotein gene product 9.5（polyclonal）のみで、種々のタイプの腎腫瘍（集合管癌、乳頭状腎細胞癌の悪性型、sarcomatoid型の腎細胞癌）総計27例中16例が陽性反応を示したのに対して、尿路上皮癌（n=21）は全例陰性でした。

7 反応性尿路上皮過形成（reactive urothelial hyperplasia）と異型増殖（dysplasia／CIS）との鑑別

基本的にはもちろんHE染色での組織、細胞像ですが、ときに鑑別が困難になります。前述のように正常尿路上皮細胞で表現されるマーカーの存在とその分布が役に立ちます。

現在普遍的に使われているマーカーはCK20、CD44s、p53に対する抗体を個別にあるいは組み合わせ（IUN-3-CK20／CD44s／p53）カクテルの使用です。典型的な反応はCISではp53陽性、CD44s陰性、CK20陽性であるのに対して、反応性増殖ではp53陰性、CD44s陽性、CK20陽性です。尿路上皮内での反応細胞の分布をTable6-3にまとめました（McKenney, Aron, Fellegara）。

なお、最近腫瘍マーカーとしてAMACRの使用を勧めるグループもあります（Fellegara）。特に、癌細胞が非腫瘍細胞間に不規則に分布する症例で、AMACR IHCはこれらの腫瘍細胞を見事に陽性反応で示します。

8 腫瘍が浸潤性かどうか、浸潤性なら固有筋層に達しているかどうか

この問題に焦点を絞ったAminらのグループの報告によれば（Paner, 2009, 2010）、smoothelinに有効性がみられます。smoothelinは平滑筋特有の蛋白で分化の完成した平滑筋で表現され、したがって、膀胱では固有筋層でIHCが強陽性ですが、一方、粘膜筋板での発現が不十分なので陰性もしくは弱陽性です。前述のように粘膜筋板は不連続のことも多く、組織標本に常に存在するとは限りませんので（Question2参照）、HE染色での固有筋層の平滑筋の判断が基本になります。

9 筋層非浸潤性尿路上皮癌（pTa、pT1）の進行を予想させるIHCマーカーは存在するか

Question 2、3、5で筋層非浸潤性腫瘍（pTa、pT1）の生物学的特徴を詳述しました。目下のところ、これらの腫瘍の進行を決定的に予想するマーカーは確立されておらず、病期と腫瘍のグレードが最善の予測因子とされています（Habuchi, Segupta）。しかし、最近決定的因子とはいえませんが、かなり有望なIHCマーカーとしてIMP3が報告されています。

既に前著において紹介しましたが（大保）、IMP3は腎細胞癌においては予後想定に有用な腫瘍マーカーです。IMP3はinsulin-like growth factor II mRNA binding proteinの一つで、最近、他の多くの腫瘍でも悪性度を亢進させる因子として報告されています。

IMP3の尿路上皮腫瘍（n＝214）でのIHC反応をみたSitnikovaらの報告をみると、IMP3の陽性率はpapillary urothelial neoplasm of low malignant potential（PUNLMP）（n＝33）で0％、CaLG（n＝136）で18％、CaHG（n＝31）で42％と悪性度上昇に並行して有意に上昇（p<0.0001）しています。この反応をみても、既にQuestion1で述べたようにPUNLMPと診断された筋層非浸潤性腫瘍はCaLG／CaHGグループとは生物学的態度が異なる腫瘍です。病期とIMP3陽性率との関係をみると、pTa（n＝171）で16％、pTis（n＝14）で16％、pT1（n＝29）で35％（p＝0.016）でした。したがって、IMP3陽性は病期とも密接に連携しています（p＝0.016）。

次いで、IMP3陽性と病期進行の関係をみてみます（追跡期間は最高120カ月）。pTaでIMP3陽性の27例中進行がみられたのは5例（19％）であるのに対して、IMP3陰性の144例中進行がみられたのはわずか7例（5％）（p＝0.0098）（追跡期間は47カ月）でした。

一方、初期にpT1であった症例間の比較をみましょう。IMP3陽性であった10例中6例で進行がみられたのに対して（追跡中間値15カ月）、IMP3陰性であった19例中進行は4例（追跡中間値17カ月）（p＝0.03）と、その差は有意です。さらに、pT1症例の追跡をKaplan-Meier分析でみると、転移巣発見までの追跡期間はIMP3陰性のグループで有意に延長していました（p＝0.0017）が、全死亡率の比較では、有意な差はみられませんでした（p＝0.39）。

上記のSitnikovaらの報告（マサチューセッツ・ジェネラル病院から）はきわめて印象的ですが、この報告の弱点はpT1症例数が少ないことで、その結果、pT1でありながらCaLGとCaHGの2つのグループに分けてそれぞれのグループ（特にCaHG症例中での）でIMP3陽性の効果を追跡比較できなかったことです。多数の症例に基づいての報告が近い将来に期待されます。

References

1. Amin MB, Trpkov K, Lopez-Beltran A, Grignon D; Members of the ISUP Immunohistochemistry in Diagnostic Urologic Pathology Group. Best practices recommendations in the application of immunohistochemistry in the bladder lesions: report from the International Society of Urologic Pathology consensus conference. Am J Surg Pathol 2014, 38: e20-e34. (A)
2. Wu XR, Manabe M, Yu J, Sun TT. Large scale purification and immunolocalization of bovine uroplakins I, II, and III. Molecular markers of urothelial differentiation. J Biol Chem 1990, 265: 19170-19179.
3. Yu J, Lin JH, Wu XR, Sun TT. Uroplakins Ia and Ib, two major differentiation products of bladder epithelium, belong to a family of four transmembrane domain (4TM) proteins. J Cell Biol 1994, 125: 171-182.
4. Moll R, Wu XR, Lin JH, Sun TT. Uroplakins, specific membrane proteins of urothelial umbrella cells, as histological markers of metastatic transitional cell carcinomas. Am J Pathol 1995, 147: 1383-1397.
5. Kaufmann O, Volmerig J, Dietel M. Uroplakin III is a highly specific and moderately sensitive immunohistochemical marker for primary and metastatic urothelial carcinomas. Am J Clin Pathol 2000, 113: 683-687.
6. Mhawech P, Uchida T, Pelte MF. Immunohistochemical profile of high-grade urothelial bladder carcinoma and prostate adenocarcinoma. Hum Pathol 2002, 33: 1136-1140.
7. Parker DC, Folpe AL, Bell J, Oliva E, Young RH, Cohen C, Amin MB. Potential utility of uroplakin III, thrombomodulin, high molecular weight cytokeratin, and cytokeratin 20 in noninvasive, invasive, and metastatic urothelilal (transitional cell) carcinomas. Am J Surg Pathol 2003, 27: 1-10.
8. Higgins JP, Kaygusuz G, Wang L, Montgomery K, Mason V, Zhu SX, Marinelli RJ, Presti JC Jr, van de Rijn M, Brooks JD. Placental S100 (S100P) and GATA3: markers for transitional epithelium and urothelial carcinoma discovered by complementary DNA microarray. Am J Surg Pathol 2007, 31: 673-680.
9. Chang A, Amin A, Gabrielson E, Illei P, Roden RB, Sharma R, Epstein JI. Utility of GATA3 immunohistochemistry in differentiating urothelial carcinoma from prostate adenocarcinoma and squamous cell carcinomas of the uterine cervix, anus, and lung. Am J Surg Pathol 2012, 36: 1472-1476.
10. Liu H, Shi J, Wilkerson ML, Lin F. Immunohistochemical evaluation of GATA3 expression in tumors and normal tissues: a useful immunomarker for breast and urothelial carcinomas. Am J Clin Pathol 2012,138: 57-64.
11. Zhao L, Antic T, Witten D, Paner GP, Taxy JB, Husain A, Gwin K, Mirza MK, Lingen MW, Tretiakova MS. Is GATA3 expression maintained in regional metastases?: a study of paired primary and metastatic urothelial carcinomas. Am J Surg Pathol 2013, 37: 1876-1881.
12. Gulmann C, Paner GP, Parakh RS, Hansel DE, Shen SS, Ro JY, Annaiah C, Lopez-Beltran A, Rao P, Arora K, Cho Y, Herrera-Hernandez L, Alsabeh R, Amin MB. Immunohistochemical profile to distinguish urothelial from squamous differentiation in carcinomas of urothelial tract. Hum Pathol 2013, 44: 164-172.
13. Miettinen M, McCue PA, Sarlomo-Rikala M, Rys J, Czapiewski P, Wazny K, Langfort R, Waloszczyk P, Biernat W, Lasota J, Wang Z. GATA3: a multispecific but potentially useful marker in surgical pathology: a systematic analysis of 2500 epithelial and nonepithelial tumors. Am J Surg Pathol 2014, 38: 13-22.
14. Ordóñez NG. Thrombomodulin expression in transitional cell carcinoma. Am J Clin Pathol 1998, 110: 385-390.
15. Genega EM, Hutchinson B, Reuter VE, Gaudin PB. Immunophenotype of high-grade prostatic adenocarcinoma and urothelial carcinoma. Mod Pathol 2000, 13: 1186-1191.
16. Kunju LP, Mehra R, Snyder M, Shah RB.

Prostate-specific antigen, high-molecular-weight cytokeratin (clone 34betaE12), and /or p63: an optimal immunohistochemical panel to distinguish poorly differentiated prostate adenocarcinoma from urothelial carcinoma. Am J Clin Pathol 2006, 125: 675-681.
17. Brimo F, Epstein JI. Immunohistochemical pitfalls in prostate pathology. Hum Pathol 2012, 43: 313-324.
18. Bassily NH, Vallorosi CJ, Akdas G, Montie JE, Rubin MA. Coordinate expression of cytokeratins 7 and 20 in prostate adenocarcinoma and bladder urothelial carcinoma. Am J Clin Pathol 2000, 113: 383-388.
19. Skinnider BF, Folpe AL, Hennigar RA, Lim SD, Cohen C, Tamboli P, Young A, de Peralta-Venturina M, Amin MB. Distribution of cytokeratins and vimentin in adult renal neoplasms and normal renal tissue: potential utility of a cytokeratin antibody panel in the differential diagnosis of renal tumors. Am J Surg Pathol 2005, 29: 747-754.
20. Buza N, Cohen PJ, Pei Hui, Parkash V. Inverse p16 and p63 expression in small cell carcinoma and high-grade urothelial cell carcinoma of the urinary bladder. Int J Surg Pathol 2010, 18: 94-102.
21. Epstein JI, Egevad L, Humphrey PA, Montironi R; Members of the ISUP Immunohistochemistry in Diagnostic Urologic Pathology Group. Best practices recommendations in the application of immunohistochemistry in the prostate: report from the International Society of Urologic Pathology consensus conference. Am J Surg Pathol 2014, 38: e6-e19.
22. Amin MB, Smith SC, Eble JN, Rao P, Choi WW, Tamboli P, Young RH. Glandular neoplasms of the urachus: a report of 55 cases emphasizing mucinous cystic tumors with proposed classification. Am J Surg Pathol 2014, 38: 1033-1045. (B)
23. Wang HL, Lu DW, Yerian LM, Alsikafi N, Steinberg G, Hart J, Yang XJ. Immunohistochemical distinction between primary adenocarcinoma of the bladder and secondary colorectal adenocarcinoma. Am J Surg Pathol 2001, 25: 1380-1387.
24. Vogelstein B, Fearon ER, Hamilton SR, Kern SE, Preisinger AC, Leppert M, Nakamura Y, White R, Smits AM, Bos JL. Genetic alterations during colorectal-tumor development. N Engl J Med 1988, 319: 525-532.
25. Morin PJ, Sparks AB, Korinek V, Barker N, Clevers H, Vogelstein B, Kinzler KW. Activation of beta-catenin-Tcf signaling in colon cancer by mutations in beta-catenin or APC. Science 1997, 275: 1787-1790.
26. Nakamura Y. Cleaning up on beta-catenin. Nat Med 1997, 3: 499-500.
27. Fearon ER, Hamilton SR, Vogelstein B. Clonal analysis of human colorectal tumors. Science 1987, 238: 193-197.
28. Kobayashi M, Honma T, Matsuda Y, Suzuki Y, Narisawa R, Ajioka Y, Asakura H. Nuclear translocation of beta-catenin in colorectal cancer. Br J Cancer 2000, 82: 1689-1693.
29. Paner GP, McKenney JK, Barkan GA, Yao JL, Frankel WL, Sebo TJ, Shen SS, Jimenez RE. Immunohistochemical analysis in a morphologic spectrum of urachal epithelial neoplasms: diagnostic implications and pitfalls. Am J Surg Pathol 2011, 35: 787-798.
30. Gopalan A, Sharp DS, Fine SW, Tickoo SK, Herr HW, Reuter VE, Olgac S. Urachal carcinoma: a clinicopathologic analysis of 24 cases with outcome correlation. Am J Surg Pathol 2009, 33: 659-668.
31. Rao Q, Williamson SR, Lopez-Beltran A, Montironi R, Huang W, Eble JN, Grignon DJ, Koch MO, Idrees MT, Emerson RE, Zhou XJ, Zhang S, Baldridge LA, Cheng L. Distinguishing primary adenocarcinoma of the urinary bladder from secondary involvement by colorectal adenocarcinoma: extended immunohistochemical profiles emphasizing novel markers. Mod Pathol 2013, 26: 725-732.
32. Yang CC, Chu KC, Chen HY, Chen WC. Expression of p16 and cyclin D1 in bladder cancer and correlation in cancer progression. Urol Int 2002, 69: 190-194.

33. Nakazawa K, Murata S, Yuminamochi T, Ishii Y, Ohno S, Nakazawa T, Kondo, T, Katoh R. p16(INK4a) expression analysis as an ancillary tool for cytologic diagnosis of urothelial carcinoma. Am J Clin Pathol 2009, 132: 776-784.
34. Cioffi-Lavina M, Chapman-Fredricks J, Gomez-Fernandez C, Ganjei-Azar P, Manoharan M, Jorda M. p16 expression in squamous cell carcinomas of cervix and bladder. Appl Immunohistochem Mol Morphol 2010, 18: 344-347.
35. Tan D, Li Q, Deeb G, Ramnath N, Slocum HK, Brooks J, Cheney R, Wiseman S, Anderson T, Loewen G. Thyroid transcription factor-1 expression prevalence and its clinical implications in non-small cell lung cancer: a high-throughput tissue microarray and immunohistochemistry study. Hum Pathol 2003, 34: 597-604.
36. Nakamura N, Miyagi E, Murata S, Kawaoi A, Katoh R. Expression of thyroid transcription factor-1 in normal and neoplastic lung tissues. Mod Pathol 2002, 15: 1058-1067.
37. Fernández-Aceñero MJ, Córdova S, Manzarbeitia F, Medina C. Immunohistochemical profile of urothelial and small cell carcinomas of the bladder. Pathol Oncol Res 2011, 17: 519-523.
38. Travis WD. Update on small cell carcinoma and its differentiation from squamous cell carcinoma and other non-small cell carcinomas. Mod Pathol 2012, 25: S18-S30.
39. Agoff SN, Lamps LW, Philip AT, Amin MB, Schmidt RA, True LD, Folpe AL. Thyroid transcription factor-1 is expressed in extrapulmonary small cell carcinomas but not in other extrapulmonary neuroendocrine tumors. Mod Pathol 2000, 13: 238-242.
40. Jones TD, Kernek KM, Yang XJ, Lopez-Beltran A, MacLennan GT, Eble JN, Lin H, Pan CX, Tretiakova M, Baldridge LA, Cheng L. Thyroid transcription factor1 expression in small cell carcinoma of the urinary bladder: an immunohistochemical profile of 44 cases. Hum Pathol 2005, 36: 718-723.
41. Gunia S, Erbersdobler A, Koch S, Otto W, Staibano S, D'Alterio C, Brookman-May S. Protein gene product 9.5 is diagnostically helpful in delineating high-grade renal cell cancer involving the renal medullary/sinus region from invasive urothelial cell carcinoma of the renal pelvis. Hum Pathol 2013, 44: 712-717.
42. McKenney JK, Desai S, Cohen C, Amin MB. Discriminatory immunohistochemical staining of urothelial carcinoma in situ and non-neoplastic urothelium: an analysis of cytokeratin 20, p53, and CD44 antigens. Am J Surg Pathol 2001, 25: 1074-1078.
43. Aron M, Luthringer DJ, McKenney JK, Hansel DE, Westfall DE, Parakh R, Mohanty SK, Balzer B, Amin MB. Utility of a triple antibody cocktail intraurothelial neoplasm-3 (IUN-3-CK20/CD44s/ p53) and α-methylacyl-CoA racemase (AMACR) in the distinction of urothelial carcinoma in situ (CIS) and reactive urothelial atypia. Am J Surg Pathol 2013, 37: 1815-1823.
44. Fellegara G, Gabba S, Dorji T, De Luca G, Colecchia M. Observations on Aron et al's "Utility of a triple antibody cocktail intraurothelial neoplasm-3 (IUN-3 CK20/CD44s/ p53) and α-methylacyl-CoA racemase (AMACR) in the distinction of urothelial carcinoma in situ (CIS) and reactive urothelial atypia." Am J Surg Pathol 2014, 38: 1013-1015.
45. Paner GP, Shen SS, Lapetino S, Venkataraman G, Barkan GA, Quek ML, Ro JY, Amin MB. Diagnostic utility of antibody to smoothelin in the distinction of muscularis propria from muscularis mucosae of the urinary bladder: a potential ancillary tool in the pathologic staging of invasive urothelial carcinoma. Am J Surg Pathol 2009, 33: 91-98.
46. Paner GP, Brown JG, Lapetino S, Nese N, Gupta R, Shen SS, Hansel DE, Amin MB. Diagnostic use of antibody to smoothelin in the recognition of muscularis propria in transurethral resection of urinary bladder

tumor (TURBT) specimens. Am J Surg Pathol 2010, 34: 792-799.
47. 大保亮一,吉田 修,荒井陽一: 日常臨床の疑問に答える 泌尿器科臨床病理学. インターメディカ, 2008.
48. Habuchi T, Marberger M, Droller MJ, Hemstreet GP 3rd, Grossman HB, Schalken JA, Schmitz-Dräger BJ, Murphy WM, Bono AV, Goebell P, Getzenberg RH, Hautmann SH, Messing E, Fradet Y, Lokeshwar VB. Prognostic markers for bladder cancer: International Consensus Panel on bladder tumor markers. Urology 2005, 66 (6 Suppl 1): 64-74.
49. Sengupta S, Blute ML. The management of superficial transitional cell carcinoma of the bladder. Urology 2006, 67 (3 Suppl 1): 48-55.
50. Sitnikova L, Mendese G, Liu Q, Woda BA, Lu D, Dresser K, Mohanty S, Rock KL, Jiang Z. IMP3 predicts aggressive superficial urothelial carcinoma of the bladder. Clin Cancer Res 2008, 14: 1701-1706.

III 前立腺癌

Question 1

前立腺に被膜（capsule）はありますか？ 泌尿器科医だけでなく病理医も、前立腺摘除検体の癌の進展度（stage）診断の際、"被膜"という言葉を使う傾向がありますが。

■ 略語一覧　　AFMS: anterior fibromuscular stroma
　　　　　　　RP: radical prostatectomy

Answer

厳密な解剖学的意味では、前立腺には被膜はありません。しかし、実際には、後外側面に沿って基部から尖部にかけて被膜様の線維筋層があります。前面中央の1/3には被膜様組織はなく、正中線から側方を覆う、前立腺前括約筋（preprostatic sphincter、前立腺前部〔anterior fibromuscular stroma: AFMS〕と呼ばれている）が尿道を包み込んで存在します。

なお、本書では、被膜という表現は極力控えていますが、文献で被膜という表現を使っているものが多く、そのためあえて"被膜"として記載しているところもあります。

Comments

前立腺癌の被膜穿通（penetration）、穿孔（perforation）といった言葉を使いますが、前立腺には、他の器官にみられる解剖学的（組織学的）な構造として定義される被膜はありません（**Ayala**）。被膜とは臓器全体あるいはその一部を覆う解剖学的構造で、結合組織あるいは平滑筋を包む結合組織で構成され、深部の組織とは確然と区別されます。

前立腺には後外側面に沿って、基部から尖部にかけ

Fig. 1-1　前立腺の左外側面の切片
デノビエ筋膜（Denonvilliers' fascia: D）は粗な結合組織の層、薄い平滑筋の層、脂肪層からなっている。内側のこの層は被膜（capsule: C）とされる前立腺の平滑筋間質の広い帯である。

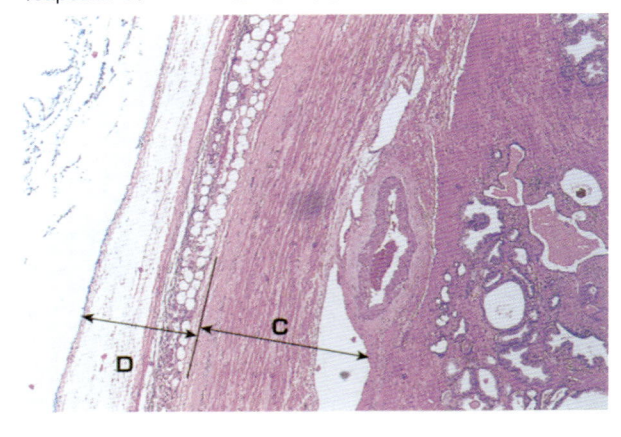

て、前立腺実質の外縁に沿って線維筋層が存在し、あたかも被膜（Fig. 1-1（C））のような外観を呈しています。しかしながら、この線維筋層は圧縮された前立腺間質であって、上に定義された被膜とみなすことはできません。

前立腺後面の後側面は、デノビエ筋膜（Denonvilliers' fascia、Fig. 1-1（D））で覆われています。これは線維筋組織で逆三角形の形をとり、前立腺後面を覆い、さらに精嚢を取り囲んでいます。この構造は癒合する多くの層からなり、前立腺間質、精嚢とも癒合します（**Villers**）。根治的前立腺摘除術（radical pros-

Fig. 1-2　Panoramic lateral view of the apex of the prostate（View from right side）
A: 右側面よりみた尖部の低倍率の合成像。尖部を切断した後、矢状面に平行にいくつかの切片とし、左から右に並べている。
B: 低倍率で撮影したものをパノラマに合成している。
C: 模式図を示す。

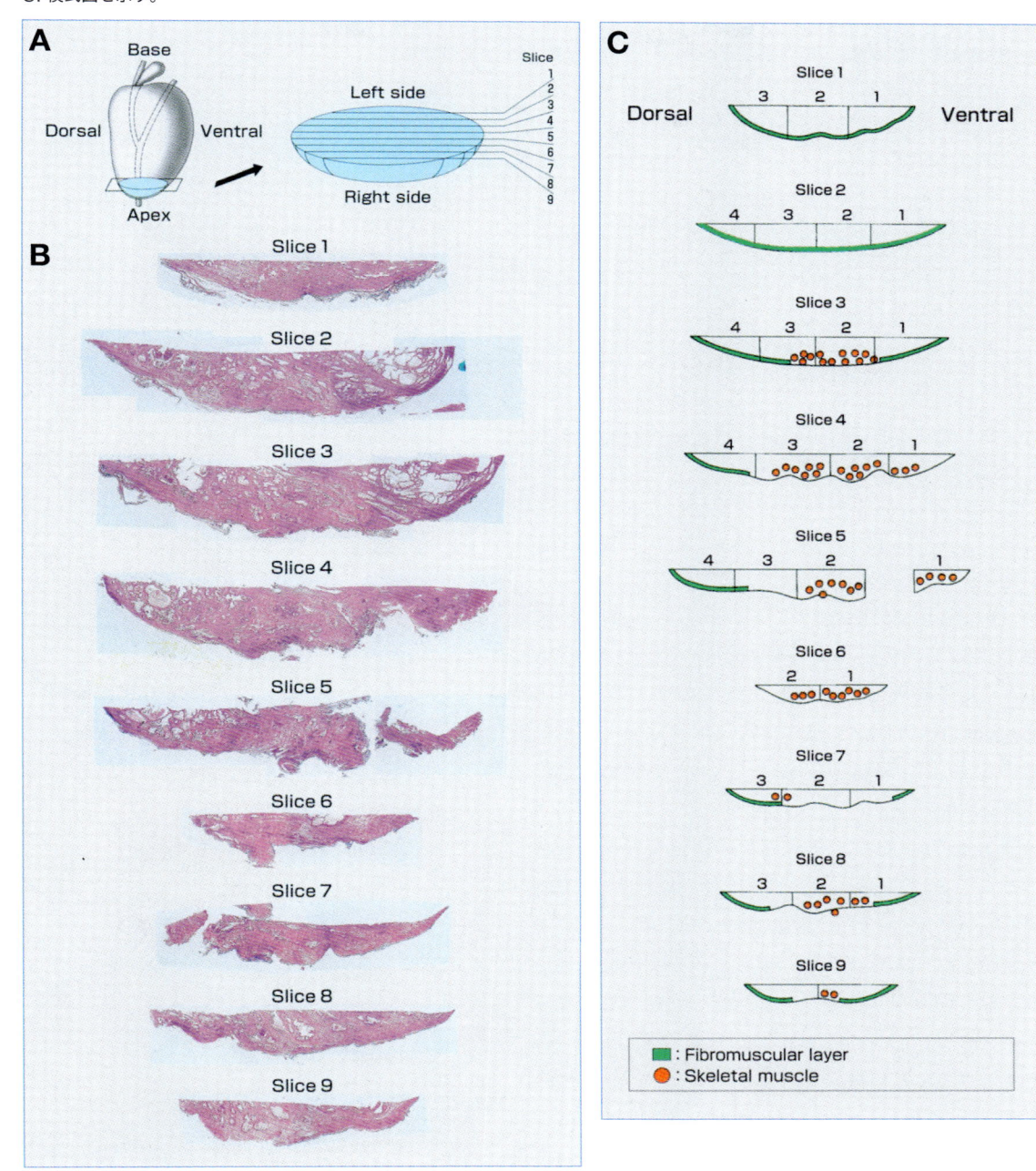

tatectomy: RP）においては、デノビエ筋膜は直腸壁から剥離され、前立腺とともに切除されます。後面正中部では、この筋膜は前立腺"被膜"に癒合し、前立腺間質と連続性を持った平滑筋束を形成します。

　それでは、前立腺の外表面をどのくらい"被膜"構造が覆っているかということが問題です。経験豊富な泌尿器科医によって摘除された前立腺においては（Fig. 1-2A, B）、"被膜"が体部・尖部周囲のほぼ3/4を覆っています。しかし、前面1/3は、粗な結合組織に網目状に包まれた平滑筋と骨格筋*が混在しており、これが遠位括約筋として尿道を取り囲んでいま

＊　骨格筋と定義されたのはtrichrome染色に基づくOelrichの報告によるものであるが、免疫組織化学染色を用いたFineらは平滑筋と解釈するほうが妥当と報告しています。本項ではOelrich、McNeal、Myersらの報告に基づき、骨格筋として扱います。

Fig. 1-3　Structures which make up the external aspect of the prostate
A: 前立腺の右側像（模式図）。固定後に前立腺を尖部から基部までステップセクションをしている。7つの代表的なレベルを示す。
B: 各スライスを尖部から基部の順で並べられている。Level 1では尖部を三次元的に示している。Level 1の右側の図では、尖部の側面像を模式的に示している。
黄：前立腺実質、赤：骨格筋、緑：線維筋層（被膜）、黒：脂肪組織、オレンジ：平滑筋

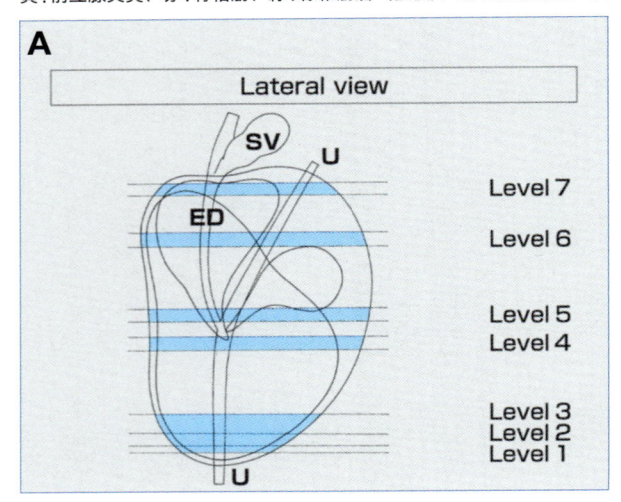

す（Oelich, Myers）。この骨格筋は、思春期前に尿道を包んでいた尿道括約筋の名残です（Oelrich）。尖部は、"被膜"を欠くとされていますが（Ayala, McNeal）、外側面、後面に沿って尖部まで層状の線維筋構造（"被膜"）を追うことができます（Fig. 1-2B, C）。

Fig. 1-3A、Bで、それぞれの部位を異なった色で示しました。基部に向かい"被膜"構造は薄くなり、前面1/3は厚い平滑筋組織で覆われています。この平滑筋組織は前立腺実質に由来し、正中で後側に近位尿道を取り囲みながら延びて、前立腺前括約筋となります。さらに、前方の筋層は、正中線で膀胱頸部から下方に延びてくる平滑筋と融合します（McNeal）。

AFMSを主として侵す癌の場合（Question6を参照）、前方に進展した結果、この前立腺前括約筋に浸潤しますが、一方、前立腺の外側には厚みの異なる脂肪組織が観察されます。これは、正中線沿いの近位1/2に豊富に存在しますが、前立腺摘除検体に付着している脂肪組織の量は症例によりさまざまです。

まとめると、前立腺は真の被膜を欠きますが、その後外側面に沿って基部から尖部に向かう確認可能な線維筋層により周囲と境界されています。

泌尿器科医と病理医に対する筆者らからのメッセージは以下のとおりです。

癌組織がこの線維筋帯"被膜"に到達あるいは浸潤

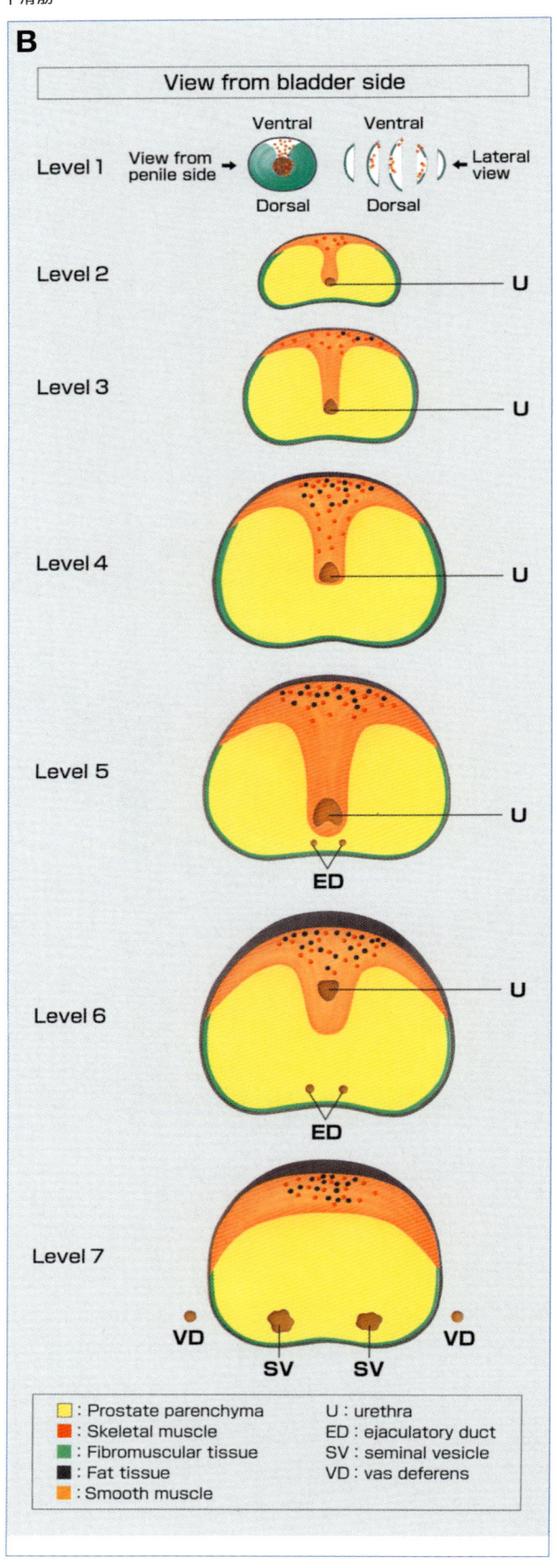

するも、まだ前立腺組織に限局しているかぎりは予後に悪影響を及ぼしません。しかし、線維筋帯を越える腫瘍の浸潤（穿孔）は前立腺外へ腫瘍が進展したことになり、臨床的意義を持ちます。したがって、病理医は、尖部を含む外科的切除縁を注意深く評価します。尖部の評価は特に注意が必要です。これらの点についてはQuestion2と3を参照してください。

References

1. Ayala AG, Ro JY, Babaian R, Troncoso P, Grignon DJ. The prostatic capsule: does it exist? Its importance in the staging and treatment of prostatic carcinoma. Am J Surg Pathol 1989, 13: 21-27.
2. Villers A, McNeal JE, Freiha FS, Boccon-Gibod L, Stamey TA. Invasion of Denonvilliers' fascia in radical prostatectomy specimens. J Urol 1993, 149: 793-798.
3. Oelrich TM. The urethral sphincter muscle in the male. Am J Anat 1980, 158: 229-246.
4. McNeal JE. Normal histology of the prostate. Am J Surg Pathol 1988, 12: 619-633.
5. Fine SW, Al-Ahmadie HA, Gopalan A, Tickoo SK, Scardino PT, Reuter VE. Anatomy of the anterior prostate and extraprostatic space: a contemporary surgical pathology analysis. Adv Anat Pathol. 2007, 14: 401-407.
6. Myers RP, Goellner JR, Cahill DR. Prostate shape, external striated urethral sphincter and radical prostatectomy: the apical dissection. J Urol 1987, 138: 543-550.

Question 2

前立腺の解剖学的構築について説明してください。泌尿器科医のみならず、外科病理医にとって重要な標識は何ですか？

■ 略語一覧
PZ: peripheral zone
TZ: transition zone
CZ: central zone
AFMS: anterior fibromuscular stroma
RP: radical prostatectomy
PSA: prostate specific antigen
NVB: neurovascular bundle
BPH: benign prostatic hyperplasia
TURP: transurethral resection of prostate

Answer

McNealによる詳細な前立腺の解剖学的所見は、解剖材料で得られた所見に基づくもので、前立腺癌の臨床に大きな役割を果たしています。前立腺は密に融合された3つの腺領域、すなわち辺縁領域（peripheral zone: PZ）、移行領域（transition zone: TZ）、中心領域（central zone: CZ）と、その前外側に位置する前立腺前部（anterior fibromuscular stroma: AFMS）とから構成されています。前立腺はその解剖学的位置のため、根治的前立腺摘除術（radical prostatectomy: RP）で完全に除去するのがきわめて困難であり、術後の血中前立腺特異抗原（prostate specific antigen: PSA）検査で示されるように再発（取り残し）のリスクが高い臓器です。

前立腺癌はいずれの領域からも発生します。臨床的に最も重要なのはPZ由来で、80%を占めますが、TZ、CZ由来も15%、5%と報告されています。

前立腺はMcNeal（1988）によれば、底辺を上にする円錐型の臓器と記載されましたが、RPで得られた前立腺は球型です。これは、外科的操作中あるいは摘除後の収縮の結果、尖部断端が遠位尿道内へと引き込まれたためで、この結果は遠位切除断端の組織学的検査を困難にしています。

したがって、標準的な病理検査法としては、尖端の2-4mmの部分を尿道に直角に切断して得た円錐型の組織片をさらに、①尿道に平行に切り、多数の切片を左から右へ、あるいは前部から後部へと並べてパラフィンブロックを作成するか、②放射状に多数の切片に切り分けてパラフィンブロックを作成するかです。しかし、いずれの方法も、切除断端を精査するのに完全とはいえません。尖部陽性症例の予後について報告がまちまちなのも、このことが大いに影響します。

なお最近、前領域前立腺癌（anteriorly located prostate cancer）や尖部前領域癌（anterior apical cancer）なる用語がしばしば文献に出てきました。前者は遠位尿道で前後のコンパートメントに分けた場合、前1/2領域を占める癌を指し、PZあるいはTZ由来です。後者は前部領域のPZ由来の癌を指します。いずれも経直腸前立腺生検で遠位に位置するため、組織の採取が困難な癌ということで注目を集めています。この問題に関しては**Question 5**を参照してください。

Comments

McNealによって報告された前立腺の解剖学的構築は、解剖で得られた標本の解析によるもので、膀胱頸部を底辺とする円錐型の充実組織です。前立腺は3部腺成分PZ、TZ、およびCZと、主として前立腺前部を上から下へ走るAFMSからなります。RPで得られ

Fig. 2-1 尖部位の割面

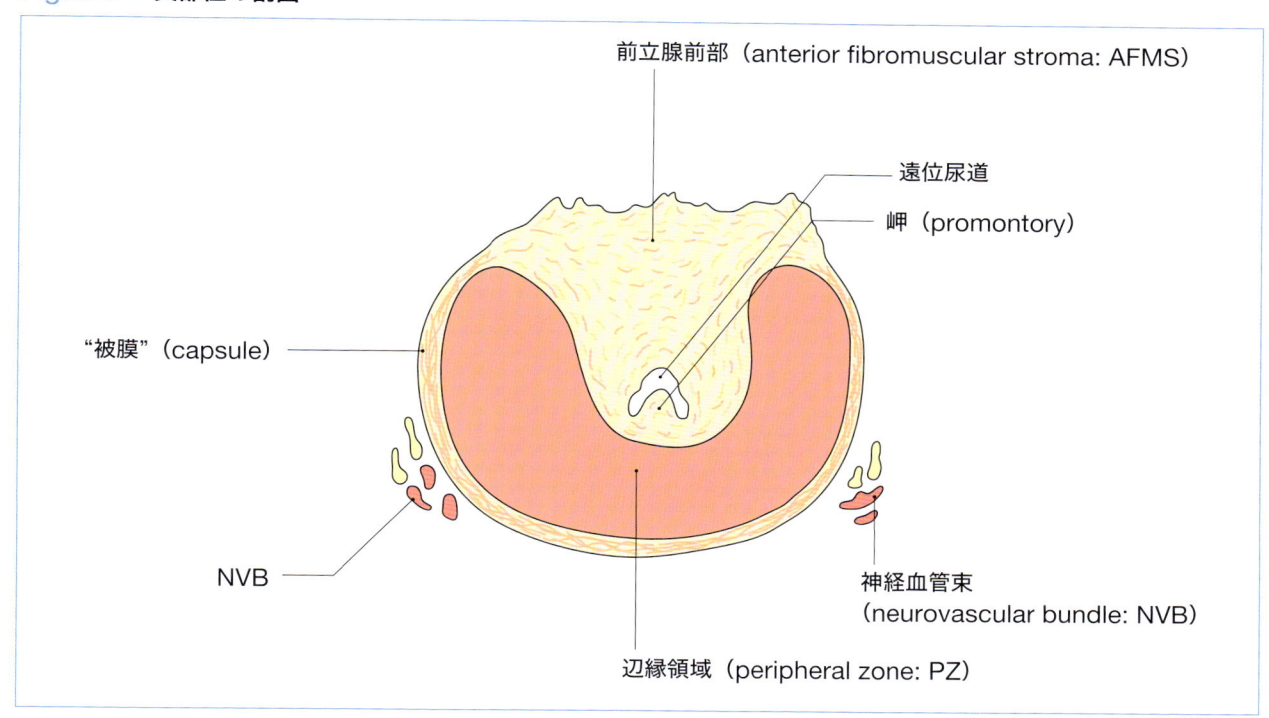

前立腺前部（anterior fibromuscular stroma: AFMS）
遠位尿道
岬（promontory）
"被膜"（capsule）
NVB
神経血管束（neurovascular bundle: NVB）
辺縁領域（peripheral zone: PZ）

た前立腺は、円錐型ではなくほとんど球型を示します。これはRPで周囲組織から剥離された結果、遠位1/3が収縮したためです。尖部切除断端を形成する遠位尿道部は内側に引き込まれ、尿道内で岬（promontory, Fig. 2-1）として認められます（Fine）。したがって、病理検査では遠位切除断端として組織検査に提供できる組織の獲得が困難です。

以下に記載する所見は、人体解剖材料に基づいたMcNealの前立腺分析と前立腺摘除によって得られた外科病理検査に基づくFineらの報告をまとめたものです。組織検査に有用な組織学的マーカーを中心にして記載しますので、便宜上、前立腺を尖部から底部へ向かって水平に3分します。すなわち、前立腺尖部、中部および底部です。

1 前立腺尖部（Fig. 2-1）

尖部と中部の境界は近位尿道と遠位尿道が35度の角度で結合するレベルです。割面をみますとほぼ中心に遠位尿道が存在し、その全周を囲んで薄い線維層と尿道周囲腺（periurethral gland）があります。尿道周囲前部にはそれに沿って縦走する密な筋層があります。エオジンに濃染するので筋層はMcNealにより骨格筋と記載されましたが、Fineらの免疫組織化学反応の結果、平滑筋と報告されました。この筋層は尿道後壁にも広がるのですがその発達は未熟です。

割面の前外側部はAFMSで構成されており、これは前立腺底部、中部にみられる構造の延長です。

後壁および後外側壁を構成するのは圧縮された線維筋層でいわゆる"被膜"（capsule、Question1を参照）です。その外側は脂肪線維組織で覆われ、両側後外部には神経血管束（neurovascular bundle: NVB）があります。

尿道後壁に分布する尖部を構成する腺房（acinus）はPZ由来のもので、前立腺体積の70%を構成する凹状の構造をしており、前立腺尖部から上方に向かい前立腺の後外部を占め、尿道屈曲部を越えて前立腺底部の下部まで前立腺全体を包むように存在します。TZ組織は前立腺尖部には存在しません。したがって、前立腺尖部に発生する癌はPZ由来です*。

──────────────────────────
* 前立腺の尖部を狙って採取した組織中に癌を認めた場合、それはPZ由来かTZ由来かが問題になります。前述のように、尖部は、正常前立腺はPZ組織＋AFMSから構成されているので、そこで発見された癌はPZ由来と考えるのが妥当です。しかしながら、TZ由来の腫瘍も体積の増大に伴い前立腺の下部1/3に拡張しますので、穿針でとらえられる可能性があります。この可能性は、TZ腫瘍がBPHの前立腺で発生する場合に出現します（Al-Ahmadie）。

Fig. 2-2 中部位の割面

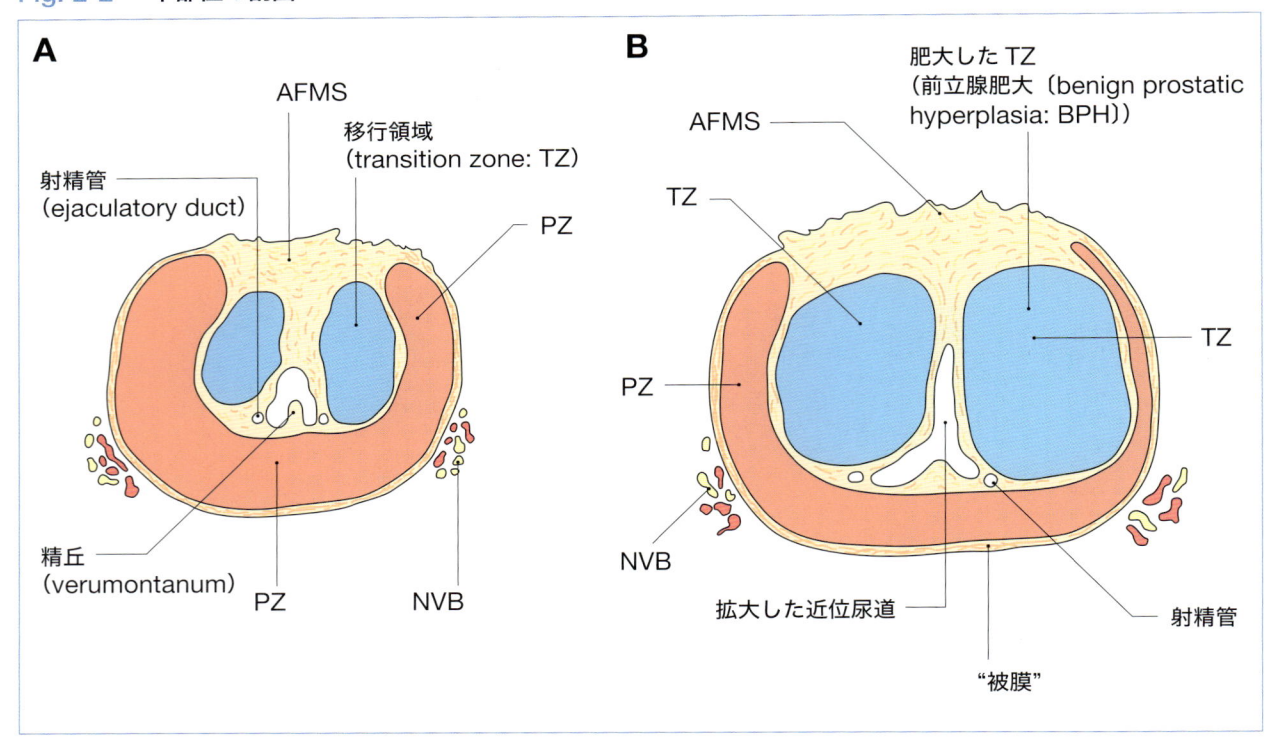

A
- 射精管 (ejaculatory duct)
- AFMS
- 移行領域 (transition zone: TZ)
- PZ
- 精丘 (verumontanum)
- PZ
- NVB

B
- AFMS
- 肥大したTZ（前立腺肥大〔benign prostatic hyperplasia: BPH〕）
- TZ
- PZ
- TZ
- NVB
- 拡大した近位尿道
- "被膜"
- 射精管

　PZの腺管は、尿道遠位部の精阜基部から尖部にかけて2列になって開口します。これらの腺管は、腺実質に進展するのに伴い、前立腺の分泌単位である多数の腺房に至ります。前立腺腺房は、免疫組織学的にPSA陽性を示す1層の腺腔分泌細胞層と、PSA陰性で高分子量ケラチン（34β12E抗体使用）陽性の基底細胞層、そしてこれを取り囲む基底膜からなります。基底細胞は乳腺あるいは唾液腺にみられる筋上皮細胞とは異なります。すなわち、ミオフィラメントを含んでおりません。基底細胞はおそらく、前立腺上皮の増殖に関係し、その一部が成熟して分泌細胞になると考えられております。基底細胞には前立腺の幹細胞（stem cell）が存在する可能性が最近示されました（Lawson）。

2　前立腺中部（Fig. 2-2）

　中部の標識構造の第一は近位尿道と遠位尿道の接合点で、前者は35度の傾斜で前上方に延びて膀胱頸部につながります。第二に、尿道屈曲部のすぐ遠位尿道後面で縦に三角状に延びる構造がcrista urethralisです。その中部に卵円形に膨隆する精阜（colliculus seminalis、別名、精丘〔verumontanum〕）があり、その遠位部で一対の射精管（ejaculatory duct）が開口します。中部を構成する腺房は、尖部から延長して後外側部を占めるPZと、尿道前部に出現する一対のTZです（Fig. 2-2A）。

　TZは2葉の風船様の形状を呈し、正常では前立腺体積の約5-10%を占めます。腺管は尿道屈曲部のすぐ近位部で尿道の後外側部に開口し、前立腺前括約筋（preprostatic sphincter）の下縁に沿って、外側前方に広がっています。TZの間質は、平滑筋線維が密に織り合わさるように構成され、前部のAFMSに移行します。このTZと尿道周囲腺（前立腺前括約筋の後部に存在する微小の腺管／腺房）は良性結節性（前立腺）肥大（benign prostatic hyperplasia: BPH）が発生する唯一の部位です（Fig. 2-2B）。

　尿道周囲に発生するBPHは、ときに正中部結節（中棚／中葉）として、膀胱頸部から膀胱内に突出します。経尿道的前立腺切除術（transurethral resection of prostate: TURP）で得られた標本は種々の大きさの結節を含み、通常はTZと尿道周囲腺の組織ですが、たまに射精管の一部が切除されてくることもあります。

　TZからも癌が発生します。TURPでみつかる癌は、

このTZ由来で偶然みつかるものが大勢を占めます。BPHの存在は、その外側に位置するPZ腺房をさらに外側に圧縮することになります。

前立腺中部の前方を構成するのは、前記のAFMSです。したがって、TZ由来の癌は体積の増大に伴いAFMSへの浸潤もみられ、その結果、前切除断端陽性に至ることがあります。

3　前立腺底部（Fig. 2-3）

前立腺底部すなわち近位1/3では、近位尿道はさらに前方に移動します。尿道は前立腺前括約筋と呼ばれる密な平滑筋で覆われており、さらにその前部には左右外側に広がる厚いAFMSがあります。なお、外後側を占めるのはPZですが（Fig. 2-3A）、膀胱頸部に向かうにしたがい究極的にはCZに置き換えられます（Fig. 2-3B）。

TZの尖部は近位切断面にのみ尿道の周囲に観測されます。底部外科切除断端の切断面では、精嚢由来の平滑筋が内側部に進展して、前立腺前括約筋およびAFMSと融合します。

CZは前立腺体積の約25％を構成します（Fig. 2-3B）。CZの腺管開口部は、精阜の凸面部位にあり、射精管口を取り囲むように配置されています。CZは上方に広がって円錐型をなし、前立腺基底部に達します。その腺葉は密な平滑筋線維で包囲され、CZとPZとの境界は間質により明確になっています。

顕微鏡的には、CZの腺房と腺管はPZと類似し、分泌細胞層とそれを取り巻く基底細胞層とからなります。しかし、PZと異なり腺上皮は間質を伴って内腔に突出しております。さらに、分泌細胞は顆粒状で染色性の異なる細胞質を有し、PZの分泌細胞の細胞質と区別されます。また、CZ分泌細胞の細胞質内での核の局在は一定しておりません。CZは、癌や炎症に侵されにくいと考えられています。

4　神経血管束（NVB）（Fig. 2-1）

骨盤内臓器と外陰部を支配する自律神経は骨盤神経叢に由来します。これはS2-S4由来の遠心性副交感神経節前線維と、Th11-L2胸腰部中枢からくる交感神

Fig. 2-3　底部位の割面

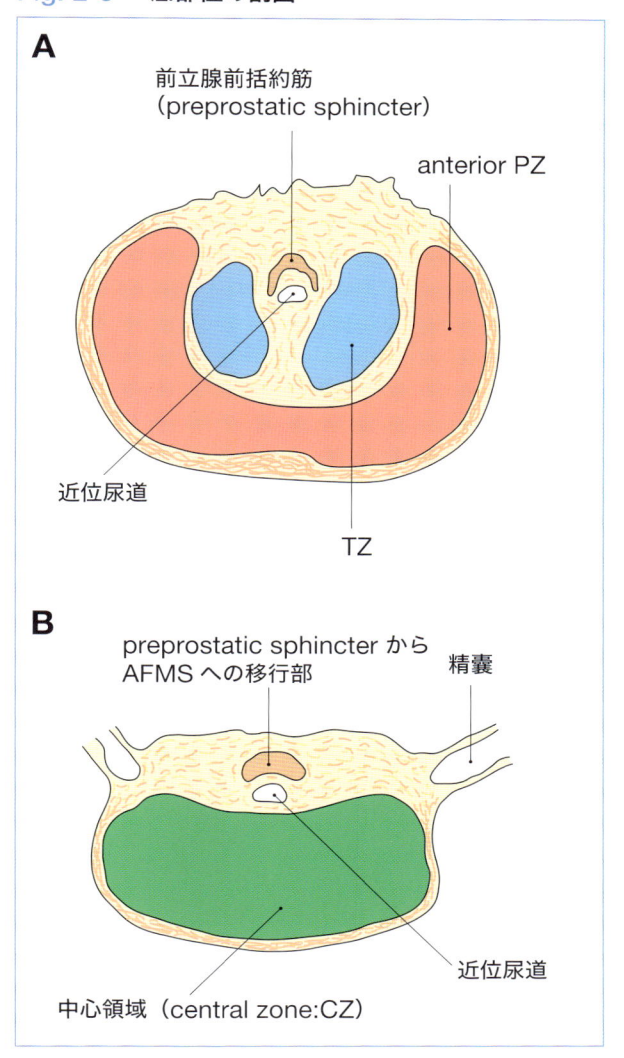

経線維とから構成されます。骨盤神経叢は直腸の外側に位置し、膀胱、尿管、精嚢、前立腺、尿道、陰茎海綿体に枝を出しています。前立腺枝は、前立腺"被膜"とデノビエ筋膜（Denonvilliers' fascia）の外側を走り、そこから"被膜"を貫通して前立腺内に入ります。尿道および陰茎海綿体枝も同様に、前立腺"被膜"の外側を走行します。神経束の分布をみるため免疫組織反応を使用したデータによれば（Powell）、TZに比べ、PZでの密度ははるかに高く、特に後側部でいっそう高くなっています。このことは、perineural space invasionがPZ腫瘍で高率でみられるという観察と一致します。

Walshらの研究で、陰茎海綿体枝は前立腺と直腸との間の後外側に位置することが明らかとなりました。前立腺は、主に下腹動脈の枝である前立腺膀胱動脈で栄養されています。この前立腺膀胱動脈は、末梢で2

つの枝に分かれます。一つは尿道枝で、これは膀胱頚部の高さで後外側から前立腺に入り、膀胱頚部と前立腺の尿道周囲域を領域とします。もう一つは被膜枝で、主に前立腺辺縁部に血液を送ります。血管は前立腺の後外側に沿って走行し、広範な神経ネットワークと併走し、いわゆるNVBを形成します（**Fig. 2-1, 2-2**）。

勃起能を温存するためには、外側骨盤筋膜（lateral pelvic fascia）を前方で切開して、NVBを温存しなければなりません。しかも、この剥離面は切除前立腺の後面を覆うデノビエ筋膜の外で展開されなければなりません。片側のNVBの温存でも十分な性機能が温存されますが、その成績は年齢にかなり影響されます（**Walsh**）。

References

1. McNeal JE. Normal histology of the prostate. Am J Surg Pathol 1988, 12: 619-633.
2. Fine SW, Al-Ahmadie HA, Gopalan A, Tickoo SK, Scardino PT, Reuter VE. Anatomy of the anterior prostate and extraprostatic space: a contemporary surgical pathology analysis. Adv Anat Pathol 2007, 14: 401-407.
3. Al-Ahmadie HA, Tickoo SK, Olgac S, Gopalan A, Scardino PT, Reuter VE, Fine SW. Anterior-predominant prostatic tumors: zone of origin and pathologic outcomes at radical prostatectomy. Am J Surg Pathol 2008, 32: 229-235.
4. Lawson DA, Witte ON. Stem cells in prostate cancer initiation and progression. J Clin Invest 2007, 117: 2044-2050.
5. Walsh PC, Lepor H, Eggleston JC. Radical prostatectomy with preservation of sexual function: anatomical and pathological considerations. Prostate 1983, 4: 473-485.
6. Walsh PC, Epstein JI, Lowe FC. Potency following radical prostatectomy with wide unilateral excision of the neurovascular bundle. J Urol 1987, 138: 823-827.
7. Powell MS, Li R, Dai H, Sayeeduddin M, Wheeler TM, Ayala GE. Neuroanatomy of the normal prostate. Prostate 2005, 65: 52-57.

Question 3

根治的前立腺摘除術（radical prostatectomy: RP）標本の病理学的検索により癌組織が前立腺外に浸潤していたり、外科的切除断端に進展していたという所見が報告されたとき、患者のその後の見通しはどうなりますか？ このような結果でも術後に無治療で経過視察していると、前立腺特異抗原（prostate specific antigen: PSA）上昇がみられる患者と長期にわたり上昇がみられない患者とを経験します。病理学的に予知ができますか？ また病理学的検索の結果、RPに成功したと思われていた患者の一部にPSA上昇がみられることもあります。病理医の立場からこの現象を説明してください。

■ 略語一覧
RP: radical prostatectomy
PSA: prostate specific antigen
PSM: positive surgical margin
DRE: digital rectal examination
PNB: prostate needle biopsy
NVB: neurovascular bundle
EPE: extraprostatic extension

Answer

　前立腺摘出標本にみられる切除断端陽性（positive surgical margin: PSM）はその陰性症例と比較して、術後の経過中、PSA再発（PSA陽性転換）率を有意に高め、ひいては臨床的再発率も上昇させます。

　PSMのリスクは術前のPSA値、摘出標本にみられる最終Gleasonスコアと腫瘍体積に有意に関係します。PSMの起こりやすい箇所は尖部および後外側面です。陽性箇所とPSA再発率との間に有意な違いはみられません。PSMの大きさ（トータルの長さ）、陽性箇所の数および陽性箇所にみられる腫瘍のGleasonスコアは、PSA陽性転換率に有意に影響します。

　PSMの有無の病理報告は、患者の術後の追跡において確かに有用な情報を提供しますが、PSMの存在は再発を予告する絶対情報ではありません。逆に、切除断端陰性の報告は必ずしも前立腺癌の完全摘除を意味せず、5年あるいはそれ以上の追跡期間中に約1/4の症例でPSA再発が観察されます。

　いずれにしても、前立腺癌はその特徴として病期進行が他臓器癌と比べて緩慢なので、比較的良好な予後が期待されます。

Comments

　こういう質問が出るということは、日常診療において泌尿器科医が直面する重要な問題であることを示しています。過去20年間にこの問題を扱った論文が数多く発表されていますが、結論が必ずしも同じではなく、お互いに矛盾するものも多く、このことは前立腺の外科的治療の難しさの表れといえます。

　ここでは文献探索の結果のあと、筆者らの結論を述べます。

1 外科的切除断端陽性（PSM）の定義

　PSMとは、切除断端を明確にするために摘出された前立腺表面に塗布されたインク（通常黒色）によって、癌組織が彩られているときと認定されます。PSMは次の2つの条件で起こります。第一に癌組織が前立腺外組織に進展して、インクで目印された前立腺周囲

組織の切除断端まで到達しているとき（pT3a）、第二に癌病変のある実質内に偶然切り込んで切除された場合です。

両者間には臨床的意義に違いがある可能性があります。後者の問題については、次のQuestion4で扱います。ここでは一応PSMは上記2つの場合を総合したものとして話を進めます。

結論から言いますと、病理医からの報告でPSM"あり"の症例は、"なし"の症例を比べてPSA値再上昇に代表される再発率[*1]を有意に高めるか、PSA陽性転換の時期を短縮させます。この結論に関しての報告は一致しています。PSA値はきわめて鋭敏な術後癌細胞存在のマーカーです。5-10年の追跡データをみると、PSA値再上昇によって示される再発は、必ずしも臨床的に明らかな再発（局所再発および遠隔転移）を示すものではなく、臨床的再発までの期間には、症例により大きな幅があります（Babaian）。PSA再発が、前立腺摘出後短期間（1年以内）に起こる場合、局所再発より、既に存在していた遠隔転移巣の増殖による可能性のほうが高くなります（Babaian）。一方、PSMがみられない症例でも約25％から40％においてPSA再発がみられます（Lerner, Kupelian）。

2 切除断端陽性（PSM）リスクを予測する臨床データ

いろいろの予測データが報告されていますが、まとめると臨床病期（Ohori, 1995, Watson, Epstein, 1994, Blute, 2001, Zincke, Partin）、術前のPSA値（Hull, Shikanov, Sofer, Emerson, Simon, Swindle, Marks, D'Amico, 1995, 1996, Partin）、穿針標本におけるGleasonスコア（Partin, Watson, Zincke, D'Amico, 1995）、などが挙げられます。RPを選択肢として患者に示すとき参考になる材料です。

[*1] 文献ではしばしばbiochemical recurrenceなる言葉が使われていますが、きわめて漠然とした表現です。ここではPSA再発（通常血中のPSA値0.2ng/mL以上）と記述します。

3 切除断端陽性（PSM）率を高める病理学的要因は

前立腺摘出にあたり、泌尿器科医は前立腺特有な問題に直面します。多くの他の臓器と異なり、前立腺では、その解剖学的位置のため、十分な切除断端を得る余地がなく、摘出できる前立腺周囲の正常組織はせいぜい1-2mmです。経験豊かな泌尿器科医による摘出術でもPSM症例が出ることは避けがたいのです。

陽性率は16-46％と報告に大きな差があります（Epstein, 1996, A）。陽性率報告にみられるこの大きな幅は大別して3つの要因に分けられます。

第一に、報告に使われた患者構成の違いです。PSA検査導入以前は、直腸指診（digital rectal examination: DRE）で触れる結節の針生検（prostate needle biopsy: PNB）が癌診断確立の一般的方法でした。腫瘍を触れるため、摘出された前立腺標本では触れない患者（T1c）に比べて、病理学的病期およびPSMのリスクが高いのです（Epstein, 1994, Geary）。ジョンズ・ホプキンズ大学からの報告をみると、1982-88年間にRPを受けた507例中、実に41％でPSMがみられたのに対して、T1c症例を多く含む1994-95年間の562例中ではPSMのみられた率はわずか16％でした（Geary）。

第二に、RPの相違および手術手技の変化が挙げられます。経験豊かな術者によれば、PSMの頻度は当然低いはずです。

摘出術法の相違によりPSMの発生部位に差があります。根治的恥骨後式前立腺摘除術の場合、PSMは尖部および後外側面に多くみられるのに対して、根治的会陰式前立腺摘除術では前部および膀胱頸部に起こりやすいです（Weldon, Salomon）。

陽性率の高い後外側部では神経血管束（neurovascular bundle: NVB）の処置が問題になります。他の多くの臓器でもみられることですが、前立腺癌も神経周囲間隙（perineural space）を伝わって前立腺周囲に進展しますので（**大保**）、NVBを保存したい場合、どちら側（左側か右側か）を選択するかの決定は、PNB診断標本にみられた癌組織の分布が重要な根拠になります。

Question1で記載したように、デノビエ筋膜（Denonvilliers' fascia）を直腸から剥離し前立腺とともに

切除しなければなりませんが、もし腫瘍が後側に向かって浸潤している場合、PSMの可能性は当然高まります。

前立腺尖端にみられるPSMは、癌組織が尖部尿道周囲に突出する結果で、腫瘍体積が大きな場合に起こります（Ohori, 1995, 1999）。尖部は体部後面および後外側面と異なり、いわゆる"被膜"が欠損しています（**大保**, Grignon）。したがって、剥離面として使われる解剖学的構造が不明確です。さらにここでは前立腺組織が尿生殖隔膜（urogenital diaphragm）の括約筋と混在します。術後の尿失禁を避けるため泌尿器科医はこの部位の切除に保存的になりがちなのは納得できます。

頚部（底部）の切断面PSMは恥骨後前立腺摘除術では比較的稀ですが、PSMは腫瘍体積が大の場合に起こりがちです（**Weldon, Epstein, 1996, A**）。底部では尖部と比べてその切断面積も広く、"被膜"（capsule）も欠きますので、PSMが大きくなる傾向が考えられます。このことは、底部のPSMは多変量解析でもPSA再発に有意に悪影響するというメイヨー・クリニックの報告と合致します（**Blute, 1997**）。

前壁および底部でのPSM症例は、根治的会陰式前立腺摘除術で多くみられるSantorini plexusからの出血を避けるため頚部に沿う担癌前立腺組織への切り込みの可能性が高まる結果です（**Epstein, 1996, A**）。

第三にPSM報告に影響するのは、病理医によるRP標本の扱い方および所見の解析の違いです。切除断端を明確にするため、インク（通常黒インク）でRP標本の全面を塗布し、24-48時間のホルマリン固定後切り出しをします。最も普遍的な組織標本作成方法では、尿道走行に直角に切り出し、全組織片を組織検査に提出するわけですが、PSM検出の可能性は当然切り出したブロックの数、したがって切片の厚みに影響されます。通常厚みは3mm以下にしますが、4-6mmの厚さで作成した場合、PSM発見率は12%も下がるという報告があります（**Hall**）。

精囊は、その基部で前立腺から切断し、通常両側から2個標本作成に提供します。

前立腺体部の各切片は、その大きさにもよりますが、2個から4個のパイに切り分けます。PSMの位置を確定するため、4色のインクを使う方法については、前著のQuestion5に詳細してありますので参考にしてください（**大保**）。

尖部切片をどのように組織検査に提出するかについては、数種の方法があります。最も多く使用されているのは、尿道に平行に多数の切片に切り分ける方法です。問題となるのは、インクによって印された切除断端に近く位置する腫瘍の存在をどのように解釈するかです。ある病理医は、腫瘍がインクで示した表面近くまで広がっていた場合には、他臓器に用いる判断基準を応用してPSMと呼び、他の病理医は、腫瘍がインクによって切断されている場合にのみ陽性と解釈します。Epsteinのグループは、追跡結果を基にして腫瘍がインクで標識された切除断端に接近するも、直接接触していないかぎり陰性とし、腫瘍腺管がインクによって切断されているときにのみ陽性としました（**Epstein, 1990**）。この解釈はその後の報告でも支持されています（**Epstein, 1990**）。

4 前立腺癌の前立腺外進展（extraprostatic extension: EPE、いわゆる"被膜外"進展extracapsular extension）と切除断端陽性（PSM）の臨床的意義

前述（Question1）のように"被膜様"の線維筋組織は前立腺体部の側面と後側面にのみ存在しますが、これは組織学的定義では被膜とはいえません。しかも前壁および尖部ではこのような構造を欠いています。したがって"被膜"外進展という表現の代わりに"前立腺外進展"（EPE）を使用するよう、1996年の国際ワークショップが推奨（Sakr）していますが、文献では相変わらず"被膜外進展"なる用語が誤用されています。本書では可能なかぎり"EPE"を使用します。

局部リンパ節への転移や精囊（壁）への浸潤（pT3c）は、EPEやPSMの存在と無関係に予後増悪因子となる（**Epstein, 1993, Ohori, 1993, 1995**）ことが分かっていますから、これらの症例を除外したRP標本におけるEPEとPSMの臨床的意義（pT2とpT3a, b）について、討論を進めます。

報告文献の結果をまとめますと、PSA再発、ひいては臨床的病期進行に有意な予測因子はRP標本における最高Gleasonスコア（**Hull, Epstein, 1993, 1996, B, Ochiai, Shikanov, Vis, D'Amico, 1995, Emerson, Simon, Swindle, Marks**）、腫瘍体積（**Vis, Emer-**

Table3-1 病期pT3症例（精嚢浸潤症例を除く）におけるPSA陽性転換フリーの経緯

Mayo[*1]	追跡期間	
	5年（%）	7年（%）
PSMなし	76	68
PSMあり（1カ所）	65	55
PSMあり（2カ所）	61	56
Baylor-Sloan-Kettering[*2]	追跡期間	
	5年（%）	10年（%）
PSMなし	84	79
PSMあり	64	61

*1　Kausikら Table3より抜粋
*2　Swindleら Table2より抜粋

son, Simon）、およびPSM（Epstein, 1993, 1996, B, Stephenson, Hull, Kausik, Ochiai, Shikanov, Sofer, Blute, 1997, Vis, Eastham, Kupelian, Pettus, D'Amico, 1995, Emerson, Cao, Watson, Simon, Swindle, Marks）でPSMがみられることの意義は全報告で認められています（Table3-1）。これらの因子は単変量解析ではもちろん、多くの報告で多変量解析[*2]でも支持されています（Epstein, 1996, A）。

さて、当然予測されることですが、予後が最善なのはRP標本で癌が前立腺内に限局しPSMがみられない症例（pT2）。次いでEPEがあるもPSMのない症例（pT3a、PSMなし）、最悪なのがEPEとPSMのある症例（pT3a, b、PSMあり）となります。

Stephensonらのデータをみると、術後7年目のPSA再発フリー率は次のとおりです。
①腫瘍が前立腺内に限局し切除断端陰性　94%
②腫瘍が前立腺に限局するも切り込みのためPSM　76%
③EPEあるも切除断端陰性　74%
④EPE+PSMあり　52%

前立腺癌の一つの特徴は、PSMがPSA陽性転換に有意な因子であることは明らかですが、この予後増悪因子の存在する症例でも他臓器の腫瘍に比べて癌の進行が緩やかであるということです（Blute, 2001, Ohori, 1995, Stephenson, Hull）。例えば、Ohoriら（1995）のデータをみますと、PSMの症例のKaplan-Meier曲線（論文の図2B）は、5年の追跡後はほぼ水平となり約60%の患者が生存者として残っているということです。さらに、PSA陽性転換から臨床的癌の進行（clinical progression of prostate cancer）の間にかなりの間隔があること（Kupelian）、あるいはPSA陽性転換症例の約1/4にしか臨床的進行癌がみられないという報告からも明らかです（Kausik）。これらの事実はいったい何を意味するのでしょうか。

第一に前立腺癌は高グレード癌でもその生物学的特徴として進行が緩慢です。第二に摘出標本の病理医による解析が予後の判定に信頼性のある情報（dependable information）を提供しているかどうかでしょう。

既に述べましたように、いわゆる"被膜"の存在する部分ではEPEおよびPSMの判定はかなりの信憑性をもって診断できます。しかしながらPSMの診断上問題になるのは腫瘍がかぎりなくインクの縁に近いか、あるいはインクによって彩られたときの判定です。前述のPSMの定義に忠実に従った場合、インクによって腫瘍が切断されていない場合は陰性となります。

では、PSMなしと診断された症例の追跡結果をみてみます。Scardinoグループ（Baylor-Sloan-Kettering）とZinckeら（Mayo）のデータをTable3-1に

*2　単変量解析では、単にPSMの存在する症例とそれのない症例間でのPSA陽性転換率を時間の経過で比較するのに対して、多変量解析では、PSA転換に大きく影響することが分かっている因子、例えば術前PSA、最終Gleasonスコアなどを解析のco-variableとして考慮して比較したものです。したがって、後者の解析陽性は独立因子としての意義が出てくるのに対して、単量解析データとしての陽性因子は臨床的には重要であるが、その意義は他の強力な因子の存在では意義を失うということがあります。しかし、臨床家にとっては単変量解析で陽性因子は実質的意義があります。

示します。

いずれのグループでもPSMの存在は追跡経過中にみられるPSA陽性転換に有意の影響があります（統計学的データは省略）。ここで注目していただきたいのは、いずれのグループでもRPに成功したと思われる症例中15-30％においてPSA陽性転換がみられたということです。このことはRP当時、已に遠隔転移が存在していたか、あるいはRPで取り残しがあったかということを示します。すなわち、病理検査で①PSMの存在箇所を明らかにできなかったか、あるいは②陰性との解釈が甘かったか、ということになります。

一方、PSMありと解釈された症例中、半数以上において長期の追跡にもかかわらずPSA転換がみられなかったという事象はどう解釈すべきでしょうか。

第一に病理医の診断が過剰（overdiagnosis）であった可能性があります。第二にPSMの診断が妥当であったが、切除断端に沿って残された癌組織が肉芽組織形成あるいは、局所免疫機構（マクロファージ・T細胞）により破壊されたかの可能性があります（**Epstein, 1996, A**）。

このような可能性を考慮して、PSM判断の基準を少し甘くする（あるいは厳しくする）選択肢がありますが、その結果、補助療法（adjuvant therapy、例えば局所放射線療法）の提供を促進することにもなり、病理の立場としては賛成できません。

病理の解析で一番問題になるのは尖部です。切除断端に近く存在する癌組織をどのようにPSMの判定に使用するかです。PSMと確実に判定するのに役に立つ境界構造がないので病理医の主観にまかされています。一応、インク縁に腫瘍組織がみられない場合PSMなしと判定するのですが、絶対確実な診断とは言いがたくunderestimationの可能性が十分にあります。逆に、インクに彩られた腫瘍組織がみられPSMと診断されてもその信憑性には問題が残ります。

尖部にのみPMSのみられた症例は、同部陰性の症例に比べて"PSA再発に影響を与えない"（**Fesseha, Eastham**）と"与える"（**Ohori, 1993, Stephenson, Pettus**）と意見が別れるのも、要するに診断基準の若干の違いの結果でしょう。

References

1. Babaian RJ, Troncoso P, Bhadkamkar VA, Johnston DA. Analysis of clinicopathologic factors predicting outcome after radical prostatectomy. Cancer 2001, 91: 1414-1422.
2. Lerner SE, Blute ML, Bergstralh EJ, Bostwick DG, Eickholt JT, Zincke H. Analysis of risk factors for progression in patients with pathologically confined prostate cancers after radical retropubic prostatectomy. J Urol 1996, 156: 137-143.
3. Kupelian P, Katcher J, Levin H, Zippe C, Klein E. Correlation of clinical and pathologic factors with rising prostate-specific antigen profiles after radical prostatectomy alone for clinically localized prostate cancer. Urology 1996, 48: 249-260.
4. Ohori M, Wheeler TM, Kattan MW, Goto Y, Scardino PT. Prognostic significance of positive surgical margins in radical prostatectomy specimens. J Urol 1995, 154: 1818-1824.
5. Watson RB, Civantos F, Soloway MS. Positive surgical margins with radical prostatectomy: detailed pathological analysis and prognosis. Urology 1996, 48: 80-90.
6. Epstein JI, Walsh PC, Carmichael M, Brendler CB. Pathologic and clinical findings to predict tumor extent of nonpalpable (stage T1c) prostate cancer. JAMA 1994, 271: 368-374.
7. Blute ML, Bergstralh EJ, Iocca A, Scherer B, Zincke H. Use of Gleason score, prostate specific antigen, seminal vesicle and margin status to predict biochemical failure after radical prostatectomy. J Urol 2001, 165: 119-125.
8. Zincke H, Oesterling JE, Blute ML, Bergstralh EJ, Myers RP, Barrett DM. Long-term (15 years) results after radical prostatectomy for clinically localized (stage T2c or lower) prostate cancer. J Urol 1994, 152: 1850-1857.
9. Partin AW, Yoo J, Carter HB, Pearson JD, Chan DW, Epstein JI, Walsh PC. The use of prostate specific antigen, clinical stage and Gleason score to predict pathological stage in men with localized prostate

cancer. J Urol 1993, 150:110-114.
10. Hull GW, Rabbani F, Abbas F, Wheeler TM, Kattan MW, Scardino PT. Cancer control with radical prostatectomy alone in 1,000 consecutive patients. J Urol 2002, 167: 528-534.
11. Shikanov S, Song J, Royce C, Al-Ahmadie H, Zorn K, Steinberg G, Zagaja G, Shalhav A, Eggener S. Length of positive surgical margin after radical prostatectomy as a predictor of biochemical recurrence. J Urol 2009, 182: 139-144.
12. Sofer M, Hamilton-Nelson KL, Civantos F, Soloway MS. Positive surgical margins after radical retropubic prostatectomy: the influence of site and number on progression. J Urol 2002, 167:2453-2456.
13. Emerson RE, Koch MO, Jones TD, Doggy JK, Juliar BE, Cheng L. The influence of extent of surgical margin positivity on prostate specific antigen recurrence. J Clin Pathol 2005, 58: 1028-1032.
14. Simon MA, Kim S, Soloway MS. Prostate specific antigen recurrence rates are low after radical retropubic prostatectomy and positive margins. J Urol 2006, 175: 140-145.
15. Swindle P, Eastham JA, Ohori M, Kattan MW, Wheeler T, Maru N, Slawin K, Scardino PT. Do margins matter? The prognostic significance of positive surgical margins in radical prostatectomy specimens. J Urol 2005, 174: 903-907.
16. Marks RA, Koch MO, Lopez-Beltran A, Montironi R, Juliar BE, Cheng L. The relationship between the extent of surgical margin positivity and prostate specific antigen recurrence in radical prostatectomy specimens. Hum Pathol 2007, 38: 1207-1211.
17. D'Amico AV, Whittington R, Malkowicz SB, Schultz D, Schnall M, Tomaszewski JE, Wein A. A multivariate analysis of clinical and pathological factors that predict for prostate specific antigen failure after radical prostatectomy for prostate cancer. J Urol 1995, 154: 131-138.
18. D'Amico AV, Whittington R, Malkowicz SB, Schultz D, Schnall M, Tomaszewski JE, Wein A. Critical analysis of the ability of the endorectal coil magnetic resonance imaging scan to predict pathologic stage, margin status, and postoperative prostate-specific antigen failure in patients with clinically organ-confined prostate cancer. J Clin Oncol 1996, 14: 1770-1777.
19. Geary ES, Stamey TA. Pathological characteristics and prognosis of nonpalpable and palpable prostate cancers with a Hybritech prostate specific antigen of 4 to 10 ng./ml. J Urol 1996, 156: 1056-1058.
20. Weldon VE, Tavel FR, Neuwirth H, Cohen R. Patterns of positive specimen margins and detectable prostate specific antigen after radical perineal prostatectomy. J Urol 1995, 153: 1565-1569.
21. Salomon L, Anastasiadis AG, Levrel O, Katz R, Saint F, de la Taille A, Cicco A, Vordos D, Hoznek A, Chopin D, Abbou CC. Location of positive surgical margins after retropubic, perineal, and laparoscopic radical prostatectomy for organ-confined prostate cancer. Urology 2003, 61: 386-390.
22. 大保亮一, 吉田 修, 荒井陽一: 日常臨床の疑問に答える 泌尿器科臨床病理学. インターメディカ, 2008.
23. Ohori M, Abbas F, Wheeler TM, Kattan MW, Scardino PT, Lerner SP. Pathological features and prognostic significance of prostate cancer in the apical section determined by whole mount histology. J Urol 1999, 161: 500-504.
24. Grignon DJ, Sakr WA. Pathologic staging of prostate carcinoma. What are the issues? Cancer 1996, 78: 337-340.
25. Epstein JI. Incidence and significance of positive margins in radical prostatectomy specimens. Urol Clin North Am 1996, 23: 651-663. (A)
26. Blute ML, Bostwick DG, Bergstralh EJ, Slezak JM, Martin SK, Amling CL, Zincke H. Anatomic site-specific positive margins in organ-confined prostate cancer and its impact on outcome after radical prostatectomy. Urology 1997, 50: 733-739.
27. Hall GS, Kramer CE, Epstein JI. Evaluation of radical prostatectomy specimens. A

28. Epstein JI. Evaluation of radical prostatectomy capsular margins of resection. The significance of margins designated as negative, closely approaching, and positive. Am J Surg Pathol 1990, 14: 626-632.
29. Sakr WA, Wheeler TM, Blute M, Bodo M, Calle-Rodrigue R, Henson DE, Mostofi FK, Seiffert J, Wojno K, Zincke H. Staging and reporting of prostate cancer--sampling of the radical prostatectomy specimen. Cancer 1996, 78: 366-368.
30. Epstein JI, Pizov G, Walsh PC. Correlation of pathologic findings with progression after radical retropubic prostatectomy. Cancer 1993, 71: 3582-3593.
31. Ohori M, Scardino PT, Lapin SL, Seale-Hawkins C, Link J, Wheeler TM. The mechanisms and prognostic significance of seminal vesicle involvement by prostate cancer. Am J Surg Pathol 1993, 17: 1252-1261.
32. Epstein JI, Partin AW, Sauvegeot J, Walsh PC. Prediction of progression following radical prostatectomy. A multivariate analysis of 721 men with long-term follow-up. Am J Surg Pathol 1996, 20: 286-292.（B）
33. Ochiai A, Sotelo T, Troncoso P, Bhadkamkar V, Babaian RJ. Natural history of biochemical progression after radical prostatectomy based on length of a positive margin. Urology 2008, 71: 308-312.
34. Vis AN, Schröder FH, van der Kwast TH. The actual value of the surgical margin status as a predictor of disease progression in men with early prostate cancer. Eur Urol 2006, 50: 258-265.
35. Stephenson AJ, Wood DP, Kattan MW, Klein EA, Scardino PT, Eastham JA, Carver BS. Location, extent and number of positive surgical margins do not improve accuracy of predicting prostate cancer recurrence after radical prostatectomy. J Urol 2009, 182: 1357-1363.
36. Kausik SJ, Blute MJ, Sebo TJ, Leibovich BC, Bergstralh EJ, Slezak J, Zincke H. Prognostic significance of positive surgical margins in patients with extraprostatic carcinoma after radical prostatectomy. Cancer 2002, 95: 1215-1219.
37. Eastham JA, Kuroiwa K, Ohori M, Serio AM, Gorbonos A, Maru N, Vickers AJ, Slawin KM, Wheeler TM, Reuter VE, Scardino PT. Prognostic significance of location of positive margins in radical prostatectomy specimens. Urology 2007, 70: 965-969.
38. Pettus JA, Weight CJ, Thompson CJ, Middleton RG, Stephenson RA. Biochemical failure in men following radical retropubic prostatectomy: impact of surgical margin status and location. J Urol 2004, 172: 129-132.
39. Cao D, Kibel AS, Gao F, Tao Y, Humphrey PA. The Gleason score of tumor at the margin in radical prostatectomy is predictive of biochemical recurrence. Am J Surg Pathol 2010, 34: 994-1001.
40. Fesseha T, Sakr W, Grignon D, Banerjee M, Wood DP Jr, Pontes JE. Prognostic implications of a positive apical margin in radical prostatectomy specimens. J Urol 1997, 158: 2176-2179.

Question 4

限局性前立腺癌に対する根治的前立腺摘除術（radical prostatectomy: RP）においては、癌の"被膜"外進展があって切除断端が陽性であれば、病期進行のリスクになることが知られています。では、癌病変のある前立腺実質に偶然切り込んで切除断端陽性（positive surgical margin: PSM）となった場合のリスクはどうなりますか？

■略語一覧　RP: radical prostatectomy　　PSA: prostate specific antigen
　　　　　　PSM: positive surgical margin　HR: hazard ratio

Answer

　10年前までの報告では、"癌病変が前立腺内に限定されている"症例では実質への切り込みは癌進行に悪影響を与えないというものでした。この通説で当然問題になるのは、"前立腺内に限定されている"という憶測に基づくことで、明らかに癌組織が体内に残されていると推測されるにもかかわらず癌進行に悪影響を与えないというのは、理解しがたい結論です。

　2004年に、この観点に真っ向から反対する信頼できるデータが、テネシー州ナッシュビルから発表されました。いわゆる"被膜"（capsule）の存在する部位においては（すなわち前立腺体部の外側から後面での）、癌病変への切り込みは、前立腺実質内に癌が限局し、切除断端陰性の症例と比較すると、前立腺特異抗原（prostate specific antigen: PSA）再発を有意に高頻度で促進し、そのリスクは前立腺外進展を示しPSM症例のそれに匹敵するというものです。

　前立腺尖部での切り込みの影響に関しては信頼できるデータはありませんが、Question3で述べたようにPSMですから、PSA再発を促進すると結論します。

Comments

　日常診療においてPSMが疑われるのは、次の2つの状況下です。一つは癌組織が前立腺外に進展し、インクで目印された前立腺周囲組織に達している場合、二つは癌病変のある前立腺実質に誤って切り込んで摘除された場合です。

　前者によるPSMの臨床的意義については、Question3で詳述しました。後者の偶然に生じる外科的PSMが、病期進行にどのように影響するのかについて論じた論文がいくつかあります。これら全てで、"臨床的に限局癌である場合、偶然に作られた（すなわち外科的に切り込まれて生じた）PSM（pT2+）（Sakr）は病期進行に悪い影響はない"と結論しています。

　しかし、これらの結論については、さらなる検討が必要です。なぜなら、これらの結論は異なった標本処理法、いろいろな診断基準、比較的短期の観察期間などの問題を抱えているからです。術者が"誤って担癌前立腺実質内へ切り込んだ"と病理医が自信を持って結論できるのは、いわゆる"被膜"が認められる前立腺体部の後面および後側面で切り込みがみられるときのみです。これらの部位では、インクで彩りされた切除断端内に"被膜"構造が当然組織学的に認められるはずですから、インク縁にその構造を欠除する切除断端は実質への切り込みと結論されます。

一方、他部、特に尖部ではマーカー（"被膜"）が存在しないため、PSMか否か（切り込みも含めて）は病理医の判断にまかされます。多くの文献で、尖部には"被膜"が欠除していることを承知しながらも"被膜への切り込み"（capsular invasion）なる表現を使って切除断端陽性・陰性の判断を下しています。したがって、尖部でのPSM（切り込みを含めて）がPSA陽性転換へ影響を与えているか否かについての報告がまちまちなのは当然でしょう。

　例えば、Scardinoグループの報告をみてみましょう（Ohori）。この報告では、"実質内に癌病変が限局されている"症例においては、切り込みはPSA陽性転換で示される再発に悪影響を与えないと結論しました。この論文で問題が2つあります。第一に、いわゆる"被膜"の存在しない部位における切り込みの定義がきわめて不明瞭なこと、第二に、切り込みの起こった部位で、どういう根拠で癌が前立腺実質内へ限局されていると結論するのかの基準が示されていないことです。仮に切り込んだ部位で腫瘍が前立腺実質内に限局されていたとすると、体内に癌組織が残されている（と考えられる）にもかかわらず、それが再発に影響しないという結論は理解に苦しみます。

　同じような結論に達した他のグループの報告でも（Barocas, Blute, Stephenson）同様の疑問が起こります。"被膜"の存在する場所のみならず、存在しない他の部位を含めて"切り込みは悪影響を与えない"との報告です。Stephensonらによれば、7年の追跡で、切り込みグループのPSA再発フリー率はコントロールグループ（限局性の癌で切除断端陰性）の94％に対して76％という数字を挙げていますが、この違いが統計学的に有意なのかどうかの分析結果がありません。彼らの結論をみると有意とは考えていないようです。Chengらは、"前立腺外への浸潤を欠き"しかも前立腺実質に切り込んだ症例の5年追跡では、PSA再発フリー率78％はコントロール（90％）と有意な差がなかったと報告しています。Ohoriらの報告同様、切り込み部位別の陽性意義のデータは示されていません。

　上記の報告をまとめますと"前立腺内に限局された"と考えられる症例では前立腺実質内への切り込みはPSA再発に有意な影響を与えない"ということでしょう。Ohoriらのデータを除き、他の報告では統計学的差はないものの、切り込み症例ではPSA再発フリー症例の比率はコントロールに比べて低い数字が示されています。しかし、いずれの報告でも切り込み部位別のデータは示されていません。

　2004年にこの問題に大きく貢献するデータがShufordらから発表されました。このグループは"被膜への切り込み"という言葉を使ってはいますが、その定義が当てはまる後面および後外側面における切り込みの臨床的意義を調べました。3年後のPSA再発フリーの頻度は次のとおりです。
①前立腺組織に限局し外科的切除断端陰性（pT2/PSMなし）　96％
②"被膜"への切り込み（pT2+?）　65％
③前立腺外への浸潤があるも切除断端陰性（pT3a/PSMなし）　93％
④前立腺外への浸潤があり切除断端陽性（pT3a/PSMあり）　58％

　統計学的処理としてhazard ratio（HR）で示しています。"被膜"への切り込み（上のグループ2）はグループ1に比べて、HRが8.4（p＝0.002）、グループ3に比べてHRは5.9（p＝0.046）、グループ4と差なし（p＝0.840）という結果でした。

　この論文の良心的なことは、切り込みによって"体内に取り残された組織内に残留すると思われる癌組織"のPSA再発への意義を十分考慮した点です。"担癌組織への切り込みはPSA再発のリスクを有意義に高め、前立腺外浸潤を示し、しかもPSMグループと同程度の病期進行のリスクを持つ"と結論しています。

　Smithグループの報告では"被膜"の存在しない尖部での切り込みのデータは提出していません。では、この部分における切り込み（PSM）はどういう基準で判定したらよいのでしょうか。

　筆者らの意見を述べると、この部分では切り込みの概念導入は現実的（realistic or practical）ではありません。PSMという概念は一応当てはまりますが、その臨床的意義は明らかではありません。尖部の単独PSMは、PSA再発率を上げるとする報告と意義なしとするものがあります（Question3を参照）。これらのデータには信憑性がありません。なぜならば、尖部に腫瘍が存在して"確実に"除去できた症例がコントロールとして必要ですが、このような症例を集めることは現実にきわめて困難だからです。

　一方、尖部への腫瘍浸潤がみられないケースをコン

トロールすることは可能ですが、その場合、真にコントロールとしての役割が果たされるかどうかが疑問です。ただし、Ohoriらのデータは一応参考になりましょう。尖部に癌組織が進展している症例は腫瘍体積が有意に大である（$p<0.001$）のみならず、部位を問わず高率でPSMがみられる（$p<0.005$）と報告しています。この尖部での切り込みも、PSMの一つですからQuestion3で示したようにPSA陽性転換率が高いと考えられます。

References

1. Sakr WA, Wheeler TM, Blute M, Bodo M, Calle-Rodrigue R, Henson DE, Mostofi FK, Seiffert J, Wojno K, Zincke H. Staging and reporting of prostate cancer--sampling of the radical prostatectomy specimen. Cancer 1996, 78: 366-368.
2. Ohori M, Wheeler TM, Kattan MW, Goto Y, Scardino PT. Prognostic significance of positive surgical margins in radical prostatectomy specimens. J Urol 1995, 154: 1818-1824.
3. Barocas DA, Han M, Epstein JI, Chan DY, Trock BJ, Walsh PC, Partin AW. Does capsular incision at radical retropubic prostatectomy affect disease-free survival in otherwise organ-confined prostate cancer? Urology 2001, 58: 746-751.
4. Blute ML, Bostwick DG, Bergstralh EJ, Slezak JM, Martin SK, Amling CL, Zincke H. Anatomic site-specific positive margins in organ-confined prostate cancer and its impact on outcome after radical prostatectomy. Urology 1997, 50: 733-739.
5. Stephenson AJ, Wood DP, Kattan MW, Klein EA, Scardino PT, Eastham JA, Carver BS. Location, extent and number of positive surgical margins do not improve accuracy of predicting prostate cancer recurrence after radical prostatectomy. J Urol 2009, 182: 1357-1363.
6. Cheng L, Darson MF, Bergstralh EJ, Slezak J, Myers RP, Bostwick DG. Correlation of margin status and extraprostatic extension with progression of prostate carcinoma. Cancer 1999, 86: 1775-1782.
7. Shuford MD, Cookson MS, Chang SS, Shintani AK, Tsiatis A, Smith JA Jr, Shappell SB. Adverse prognostic significance of capsular incision with radical retropubic prostatectomy. J Urol 2004, 172: 119-123.

Question 5

前立腺前部癌（anterior prostate cancer: APC）あるいは前立腺前部優勢癌（anterior predominant cancer）と呼ばれる癌について説明してください。はるかに多い後部癌（posterior prostate cancer: PPC）とどのように異なりますか？

■ 略語一覧
APC: anterior prostate cancer
PPC: posterior prostate cancer
PZ: peripheral zone
TZ: transition zone
PSA: prostate specific antigen
PNB: prostate needle biopsy
RP: radical prostatectomy
BPH: benign prostatic hyperplasia
TURP: transurethral resection of prostate
DRE: digital rectal examination
AFMS: anterior fibromuscular stroma
PSM: positive surgical margin
TTMB : transperineal template-guided mapping biopsy

Answer

　APCは、遠位尿道より前半部領域に限局して発生する癌のことで、辺縁領域（peripheral zone: PZ）および移行領域（transition zone: TZ）由来のものが大多数を占めます。前立腺特異抗原（prostate specific antigen: PSA）が高値であることに基づき、繰り返し針生検（prostate needle biopsy: PNB）診断を施行しても結果が陰性の場合、APCを疑います。

　根治的前立腺摘除術（radical prostatectomy: RP）標本に基づく精査では、前立腺中部（体部）から尖部の前部領域は癌の好発部位の一つです。Question2に述べましたように、PZは前立腺後半部を大きく占めるのみならず、左右の外側から正中線に向かう前外面（anterior horn）にも広がりますので、これらの領域に発生した癌（APC）は、通常のPNBでの陽性率は低下します。さらに、最尖部の前半領域に限局したPZ腫瘍は、通常の6カ所生検（sextant biopsy）による射程外領域です。

　RP標本の病理検査で、約20％の症例において主腫瘍成分（dominant tumor）が前立腺の前半分に発生していることを踏まえ、可及的にAPCの検出率を高める努力が必要です。8コア（後外側の底部、中部、尖部＋最尖部の前部）が最少有効コア数です。

　なお、APCとPZ後部に発生するPPCとの間に臨床的に有意な差はありません。

Comments

　はっきりしたAPCの定義は確立されていませんが、遠位尿道より前部に局在して発生する癌で、したがって穿刺で発見されにくい癌を指しています。その起源はPZおよびTZあるいは両者です。

　臨床的意義は、以下のとおりです。

　第一に、その解剖学的位置のため穿刺によって診断の確立が困難で、しばしば再生検が繰り返されることになります。高値PSA、特に＞10ng/mLにもかかわらずstandard 6カ所あるいは穿刺コア数の増加によっても陽性診断に至らない場合、APCの疑いが高まります。

　第二に、過去に前立腺肥大（benign prostatic hyperplasia: BPH）に対して行われていた経尿道的前立腺切除術（transurethral resection of prostate: TURP）で偶然に発見された癌は、その大部分がAPCであり、その大多数はTZ由来です。

　第三に、前立腺癌の大多数はPZ由来で、多くの場合TRUS-guided PNBで診断が可能です。PSA値が4-10ng/mLの症例では、12コア生検での発見率は40-45％です（Eichler, Jones）。しかし、臨床的に重要な癌の30％はTRUS-guided PNBでも検出されず

（Taira, Eichler）、コアの数を増やしても陽性率は改善しません（Taira, Eichler）。

第四に、APCは直腸指診（digital rectal examination: DRE）で触れることがなく（Bott, Kondylis）、imaging（TRUSおよびMRI）での検索も困難になります（Terris, Zakian）。したがってPNBも繰り返し行われる可能性が上昇します。Bottらの報告では、後部PZ腫瘍と比較して、APC陽性に至るまでに必要とされたPNB施行回数はTable5-1のとおりでした。

第五に、Question2で詳しく述べたように、前立腺尖部1/3と中部1/3とでは、解剖学的構成が大きく異なります。尖部1/3では、腺房（acinus）はPZ由来が全体を占めますが、中部では凹型状で外側面に沿い、尿道を囲んで前立腺前半分に広がり、正中線近くで前立腺前部（anterior fibromuscular stroma: AFMS）に融合します。したがって最尖部を除き、前外側PZに局在する腺房をTRUS-guided PNBでとらえるのは困難です。biopsy gunを少なくとも15mm挿入したのち発射する必要がありましょう。特に体積50mL以上に肥大した前立腺では、癌組織の捕捉が困難です。

穿刺で癌組織が採取されたとしても、陽性コアの数やコア中に占める癌組織に乏しいため、腫瘍の大きさや正確なGleasonスコアの決定が難しくなります。さらに、尖部穿刺コアが陽性でも、腫瘍がPZ由来だとは確定できません。特に近位尖部穿刺コア陽性の場合、TZ由来の可能性が高まります。

TZ由来とPZ由来では臨床的意義に違いがありますが、この問題に関してはQuestion6を参照ください。陽性コアが低分化度癌の場合（Gleasonパターン4ないし5）発生領域に関係なく臨床的に重要な腫瘍です。

第六に、RP標本の病理組織検査では15-25%がdominant APCと診断されています（Koppie, Al-Ahmadie, Haffner）。この数字はAPCの術前診断が困難である事実を踏まえると、selection biasのため少し低めの数字であると思われます。T1cで切除された前立腺で腫瘍分布を詳細に調べたTakashimaらの報告をみると、前立腺中部から尖部にかけて、前半側のほうが後半側よりもより高頻度に分布しており、この傾向は尖部領域において特に著明でした。

以上が、APCの臨床的意義と考えられます。そこで、APCに関して次のような疑問が出てくるでしょう。

1 APCはPPCに比べて病理像は異なるのか。APCを構成するTZ由来とPZ由来腫瘍間にはどのような相異があるのか

次に示すデータは、スローン・ケタリング癌センターからの報告（Al-Ahmadie）に基づくもので、

Table5-1　癌診断確立に至るまでに要したPNB（6カ所）数の比較（Bottらによる）

	anterior predominant cancer	posterior prostate cancer
総数	62	61
1回目陽性	47	57
2回目以上で陽性	14	4
	P＜0.007	

Table5-2　前立腺前部領域と後部領域由来の腫瘍の比較（Koppieらによる）

	APC	PPC	P値
腫瘍体積	1.6mL	0.8mL	＜0.01
Gleasonスコア	＜0.001		
≤ 3+4 vs ≥ 4+3	77/13	164/60	=0.001
切除縁陽性（％）	31（12）	39（7）	=0.01
精嚢浸潤（％）	0	23（4）	＜0.001

2000-2004年の5年間の1,312のRP標本中でAPCと診断された197症例（15%）の分析です。

APC症例の49%が前部位（anterior horn）PZ由来、36%がTZ由来、残りの7%はPZとTZにまたがりどちらの領域由来かの決定はできませんでした。anterior horn PZ由来とTZ由来腫瘍間にGleasonスコア、前立腺外への進展、切除断端陽性率に有意の差はみられませんが、AFMSへの浸潤はTZ由来の腫瘍により多くみられました（74%対51%、p≤0.01）。

同じスローン・ケタリングのグループからの報告ですが（Koppie）、APC259例と後部PZ腫瘍（PPC）594例を比較しました（Table5-2）。腫瘍体積、切除断端陽性（positive surgical margin: PSM）率はAPCのほうが有意に高かったが、Gleasonスコアの比較および精嚢浸潤は有意にAPCのほうが低値でした。これらの要因が予後にどのような影響を与えているかについては触れていませんが、少なくとも精嚢浸潤は明らかに予後悪性の因子の一つです。

2 APCが疑われる場合、PNBで陽性率を高めるためには穿刺はどのように行うのが最も効率的か

APC検索を含め、PNBを最も有効に行使するために有用なWrightら、Mengらのデータを照合します。両報告とも尖部前部の穿刺を含んだものです。前者の報告はT1cおよびT2の164症例で陽性率は43%（71/164）です。12採取コアの陽性率をみました。その分布をFig. 5-1、Table5-3に示します。

Fig. 5-1　WrightらのPNB採取部位（164症例）

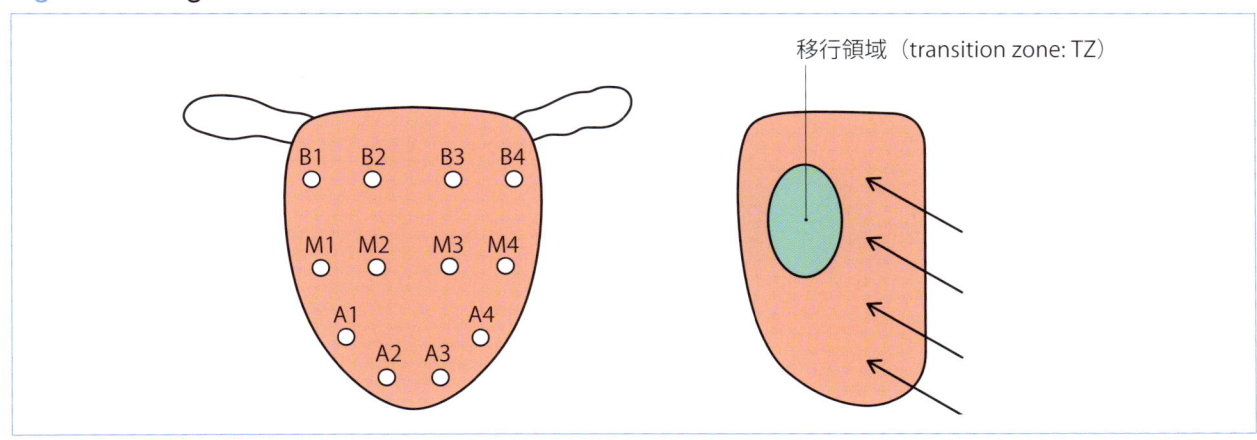

Table5-3　WrightらのPNB採取部位による陽性数（%）（164症例）

	陽性数（%）[*1]	単独陽性であった部位（%）
lateral plane		
base（B1, B4）	28（39）	4（6）
mid（M1, M4）	37（52）	8（11）
medial plane		
base（B2, B3）	19（27）	2（3）
mid（M2, M3）	23（32）	1（1）
apex		
lateral（A1, A4）	25（35）	4（6）
anterior（A2, A3）	33（47）	12（17）

[*1] 穿刺陽性症例71における陽性率

B2、B3、M2、M3 は standard 6 カ所生検の底部と中部に相当しますが、B1、M1、A1 と B4、M4、A4 は外側 PZ を標的にするもので、A2 と A3 は尖部の前部を狙っての穿刺です。各コアでの陽性率はTable5-3 に示します。陽性率の最高部は中部の外側（M1、M4）でした。ここで注目されるのは、尖部前部穿刺コア（A2、A3）で、12 例において唯一陽性コアであるということです。したがって、この部分の穿刺が行われなかったならば癌の存在が発見されなかったことになります。

Meng らの報告をみますと（Fig. 5-2、Table5-4）、症例総数（T1c）53 で、12 コア（6 カ所＋底部・中部の外側部＋尖部の anterior horn PZ）で、穿刺位置は Wright らとほぼ一致します。尖部の前部（apical anterior horn）のみ陽性例は 3 例のみでしたが、外側の中部（M1、M4）と尖部穿刺部位（AH1、AH2）と、ともに陽性率上昇に関与していることがよく分かります。そこで、陽性率を下げずにコア数を減少させるためには、尖部の前部（AH1、AH2）、尖部（A1、A2）と外側（B1、B4、M1、M4）の合計 8 コアが、10 ないし 12 コア穿刺法と比較しても有意な差のない選択と結論づけました。

最後に Haffner らのデータによれば 148 症例中 10 例（7％）において癌は PZ 前半側のみ（直腸面から 15mm）に限局されていました。

以上のデータをまとめると、APC を含め PZ 腫瘍を最も効果的にとらえるためには、最少 8 コア穿刺で後外側に沿って底部、中部、尖部穿刺＋PZ 尖部の前部穿刺を行うことです。もちろん臨床家は自分の経験を基にして最善と思われる穿刺部位を選択されてよいでしょう。

上記のような厳選された PNB でも、結果が陰性の場合、選択肢は、以下のとおりです。
①定期的 PSA 測定でフォローアップを継続し、必要に応じて再生検する。
②TZ を狙って穿刺する。
③他の穿刺の手段、すなわち経会陰の穿刺 transperineal template-guided mapping biopsy（TTMB）（Kaufman, Taira）の選択も考慮する。

②の TZ を標的とする穿刺に関しては異論があります。Question8 を参照してください。

Fig. 5-2　Meng らの PNB 採取部位（53 症例）

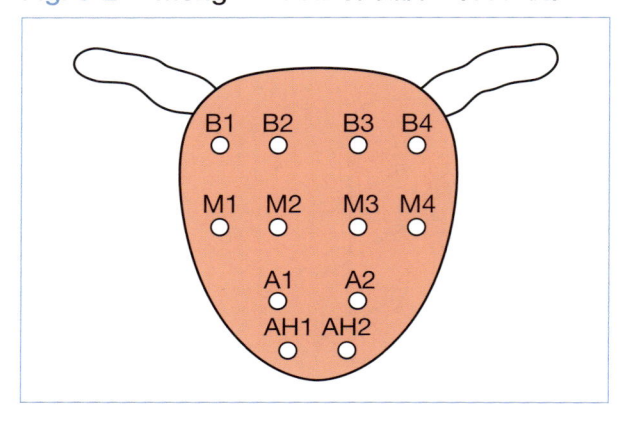

Table5-4　Meng らの PNB 採取部位による陽性数（％）（53 症例）*1

	陽性数（％）	単独陽性であった部位（％）
sextant		
base（B2, B3）	17（32）	0（0）
mid（M2, M3）	21（40）	1（2）
apex（A1, A2）	22（42）	5（9）
lateral planes		
base（B1, B4）	23（44）	4（8）
mid（M1, M4）	23（43）	6（11）
apical anterior horn（AH1, AH2）	19（36）	3（6）

＊1　T1c 症例のみ示す

References

1. Eichler K, Hempel S, Wilby J, Myers L, Bachmann LM, Kleijnen J. Diagnostic value of systematic biopsy methods in the investigation of prostate cancer: a systematic review. J Urol 2006, 175: 1605-1612.
2. Jones JS. Saturation biopsy for detecting and characterizing prostate cancer. BJU Int 2007, 99: 1340-1344.
3. Taira AV, Merrick GS, Galbreath RW, Andreini H, Taubenslag W, Curtis R, Butler WM, Adamovich E, Wallner KE. Performance of transperineal template-guided mapping biopsy in detecting prostate cancer in the initial and repeat biopsy setting. Prostate Cancer Prostatic Dis 2010, 13: 71-77.
4. Bott SR, Young MP, Kellett MJ, Parkinson MC; Contributors to the UCL Hospitals' Trust Radical Prostatectomy Database. Anterior prostate cancer: is it more difficult to diagnose? BJU Int 2002, 89: 886-889.
5. Kondylis FI, Moriarty RP, Bostwick D, Schellhammer PF. Prostate cancer grade assignment: the effect of chronological, interpretive and translation bias. J Urol 2003, 170: 1189-1193.
6. Terris MK, Freiha FS, McNeal JE, Stamey TA. Efficacy of transrectal ultrasound for identification of clinically undetected prostate cancer. J Urol 1991, 146: 78-84.
7. Zakian KL, Eberhardt S, Hricak H, Shukla-Dave A, Kleinman S, Muruganandham M, Sircar K, Kattan MW, Reuter VE, Scardino PT, Koutcher JA. Transition zone prostate cancer: metabolic characteristics at 1H MR spectroscopic imaging--initial results. Radiology 2003, 229: 241-247.
8. Koppie TM, Bianco FJ Jr, Kuroiwa K, Reuter VE, Guillonneau B, Eastham JA, Scardino PT. The clinical features of anterior prostate cancers. BJU Int 2006, 98: 1167-1171.
9. Al-Ahmadie HA, Tickoo SK, Olgac S, Gopalan A, Scardino PT, Reuter VE, Fine SW. Anterior-predominant prostatic tumors: zone of origin and pathologic outcomes at radical prostatectomy. Am J Surg Pathol 2008, 32: 229-235.
10. Haffner J, Potiron E, Bouyé S, Puech P, Leroy X, Lemaitre L, Villers A. Peripheral zone prostate cancers: location and intraprostatic patterns of spread at histopathology. Prostate 2009, 69: 276-282.
11. Takashima R, Egawa S, Kuwao S, Baba S. Anterior distribution of Stage T1c nonpalpable tumors in radical prostatectomy specimens. Urology 2002, 59: 692-697.
12. Wright JL, Ellis WJ. Improved prostate cancer detection with anterior apical prostate biopsies. Urol Oncol 2006, 24: 492-495.
13. Meng MV, Franks JH, Presti JC Jr, Shinohara K. The utility of apical anterior horn biopsies in prostate cancer detection. Urol Oncol 2003, 21: 361-365.
14. Kaufman DS, Zietman AL, McDougal WS, Dahl DM, Harisinghani MG, Wu CL. Case records of the Massachusetts General Hospital. Case 9-2012. A 67-year-old man with a persistently elevated PSA level. N Engl J Med 2012, 366: 1143-1150.

Question 6

移行領域（transition zone: TZ）由来の腺癌の臨床的意義を説明してください。根治的前立腺摘除術（radical prostatectomy: RP）後の患者の予後を、定期的に前立腺特異抗原（prostate specific antigen: PSA）値の測定で追跡した場合、辺縁領域（peripheral zone: PZ）腺癌より予後がよいといわれていますがそのとおりですか？ 病理医からの報告が"TZ由来腺癌"であれば"予後は良好である"と患者に伝えてもよろしいですか？

■ 略語一覧
TZ: transition zone
RP: radical prostatectomy
PSA: prostate specific antigen
PZ: peripheral zone
BRFS: biochemical recurrence free survival
BPH: benign prostatic hyperplasia
TURP: transurethral resection of prostate
DRE: digital rectal examination
PNB: prostate needle biopsy
AFMS: anterior fibromuscular stroma
PSM: positive surgical margin

Answer

T1cあるいはT2の臨床診断で、RPで得られた標本の病理検査の結果、TZ由来と診断された腫瘍群は、PZ由来の腫瘍群と比較するとbiochemical recurrence free survival（BRFS）においてやや良好です。この判断は、多数の症例に基づく総合的検索の結果であり、個々の症例を検討するときは予後増悪因子（Gleason最終スコア、前立腺外への進展、切除線の評価）に関する病理検査の結果が重要です。

TZ腺癌は低Gleasonスコアのものが多いのは事実ですが、Gleasonパターン4、5腫瘍も発生しますので慎重な病理検査が鍵になります。

Comments

1 TZ腫瘍の臨床的特徴

TZ癌といえば、1980年代の終わりまでは前立腺肥大症（benign prostatic hyperplasia: BPH）に対して行われた経尿道的前立腺切除術（transurethral resection of prostate: TURP）術中に偶然発見されたものが主でした。PSAスクリーニングと、前立腺肥大の内科的治療の普及に伴い、TURPでの癌発見は激減しました。したがって現在では、TZ由来癌の臨床診断は容易ではありません。TZは前立腺前部に位置するため極端に体積が増大した腫瘍を除き、通常、直腸指診（digital rectal examination: DRE）で触れません。直腸指診陰性にもかかわらずPSA高値の場合、TZ癌の可能性が高まります。

TRUS-guideでの針生検（prostate needle biopsy: PNB）診断で、TZを穿刺して得られた腺癌がTZ由来との確診は100％ではありません。TZ癌の70％は臨床的にT1cです（**Noguchi**）。

TRUS-guideで得られた腫瘍がTZ由来だと確定できる組織学的特徴はありません。既に総合的臨床像でTZ由来と想定されても（**Garcia**）、果たしてそれがindex tumor（サイズが最高で臨床的意義が最も高いと考えられる腫瘍）か、それとも偶然に発見された臨床的意義の少ない腫瘍なのかどうかの決定もできません。

TZ癌の臨床的意義を決定するためには、理想的には、前立腺癌の診断で摘出された標本に発見された単独（単数）のPZ癌症例と、単独（単数）のTZ癌症例との両者の臨床経過を比較することですが、多巣性に発癌する前立腺にはこのような症例に基づく報告は

存在しません。摘出した標本中、TZ由来の癌のみという症例はわずか2％に過ぎません（Chen）。したがって、比較のための最良の材料は、T1cの診断で摘出された前立腺です。文献の多くはindex tumorを比較したものです。

2 TZ癌の一般的病理像

TZ癌は結節状でのことが多く、これは高分化（Gleasonスコア6以下）のものが多いという事実と一致します。しかし、進行、腫瘍体積の増大とともに前方の前立腺前部（anterior fibromuscular stroma: AFMS）への浸潤や線維筋層（fibromuscular layer, TZ boundary）を越えてPZへの浸潤も起こります。

このような腫瘍には低分化領域（Gleasonパターン4、5）が発生している可能性が高くなります（Erbersdobler, 2002, A, McNeal, 1988, 1990）。PZ腫瘍では、切除断端陽性（positive surgical margin: PSM）は後外側および尖部で多いのに対して（Eastham）、TZ腫瘍では前面および膀胱頸部断端で多いのは（Iremashvili）、TZの解剖学的位置によることが明らかです。

TZ癌細胞に独特の組織像というものはありませんが、明るい細胞像の円柱型で濃染した核を持つ（Erbersdobler, 2004, Cohen）のに対して、PZ腫瘍は低円柱立方型（cuboidal）で、エオジンに染まる細胞質を持ち、核も泡状で大型です*。

3 前立腺摘出標本にみられるTZ腫瘍とPZ腫瘍との病理学的検索

比較の対照に使われるのは、予後に影響すると既に知られている病理所見、すなわち腫瘍の体積、PSMおよび陽性部位、前立腺外への進展の有無、最終Gleasonスコア、精嚢浸潤の有無、リンパ節への転移の有無などです。このなかでTZ腫瘍に特徴的と思わ

れるのは、AFMSへの浸潤、膀胱頸部の切除断端への浸潤であり、PZ腫瘍では後面、後外側面、尖部切除断端への浸潤です。ある報告によると（Iremashvili）、尖部切除断端の陽性もTZ腫瘍の特徴として挙げていますが、果たしてこれがTZ由来の腫瘍によるものかどうか疑問が持たれます。以下に記すのは多数の文献を検索した結果（Elgamal, Noguchi, Sakai, Cohen, Steuber, Iremashvili, King, Augustin, 2003, A, B, Chun, Stamey, 1998, A, B, C, 2000）をまとめたものです。

ほとんど全ての報告に共通しているのは、
①術前のPSA値は、TZ腫瘍群のほうがPZ腫瘍群より有意に高値であること
②腫瘍体積はTZ群のほうが高めであること
③最終GleasonスコアはTZ群のほうが有意に低めであること
です。

以上の①②③は、相互に関係があります。術前PSA値、腫瘍体積、Gleasonスコアはいずれも独立した予後決定因子として既に知られています（Stamey, 1998, A）。

TZ腫瘍はその解剖学的位置のため、周囲組織（AFMS、膀胱頸部）へ浸潤する前に、前、上方および下方に向かう結節状増殖が可能です（McNeal, 1988）。TZ腫瘍が高分化型の傾向が高いということも結節状増殖（低分化型の浸潤性増殖に対して）に関係があります。さらに、Stameyらによれば、単位体積のPSA産生は、TZ腫瘍ではPZ腫瘍より35％高い（Stamey, 1998, B）とされ、これがおそらく血清PSA高値に反映されていると思われます。

前述のように、術前の高PSA値は予後決定因子の一つです。例えば、15mg/mLのPSA値である患者において、腫瘍がPZ由来であればRPで治癒の可能性は16％に対して、TZ由来であれば82％とはるかに良好なのがTZ腫瘍の特徴の一つです（Stamey, 1998, B, C）。

このほかにも、④精嚢浸潤症例はTZ群のほうが有意に低めです。精嚢浸潤の有無は独立した予後予測因子の一つですから、この事実もTZ群の予後をよくする因子となります。

⑤前立腺外進展、切除断端、病期に関してのデータにはばらつきが多く、どちらの群においてより良好というはっきりとした結論は出せません。TZ群では、

---

* PNB標本でTZ由来の腺癌をPZ由来の腺癌から鑑別できる組織学的特徴を記した報告があるが（Lee）、グルテアルデヒドで固定を必要とするので一般的ではありません。興味がある方は参照されたい。

PSMは当然ながら膀胱頚部、AFMSで多く（Noguchi）、PZ群では後面および後外面部です。尖部切除断端の陽性は両群にかなり高頻度で現れるようです。

4 Biochemical recurrence free survival（BRFS）

術後の定期的PSA測定を行い、Kaplan-Meier曲線で3-10年の追跡に基づくデータをみますと、結論はまちまちです。"TZ群の予後が良好とする"、あるいは、"傾向つきで良好とする"（Augustin, 2003, A, King）に対して、Sakaiら、Iremashviliら、Chunらは"両群に差がない"と報告しています。スタンフォード・グループは前者に属し、1990年代の報告では腫瘍体積最大の腫瘍での比較（BRFSはTZで72％、PZで49％、p＝0.0002、Noguchi）でともにTZ群のほうが良好でした。

その後、同じスタンフォード・グループでKingらの報告があります。前回より新しい症例を使ったものですが、同じ病理医（McNeal）によって診断され、14年間にわたって追跡した結果、PZとTZ群間でBRFSに有意な差はみられませんでしたが、体積が2mL以上の症例の比較ではTZグループの81％に対してPZグループは65％でした（p＝0.017）。

次にハンブルグ大学のAugustinら（2003, A）のデータをみると、総合的には、5年間のBRFSの比較ではTZ群の80％に対してPZ群の70％で、前者のほうが良好な予後を示しました（p＝0.031）。TZ群の特徴としては、術前のPSA値（p＝0.016）、高腫瘍体積（p＝0.006）、低Gleasonスコア（p＜0.0001）、低病期（pathological stage）（p＝0.005）といずれもTZ腫瘍群に良好なデータです。ところが、多変量解析で、病期、Gleasonスコア、PSMをコントロールして比較すると、BRFSに有意な差は消失しました。

以上のデータをまとめると、TZ腫瘍は一見矛盾した予後決定因子を共有しています。
① T1cとして摘出された標本において術前のPSAは高値であり、腫瘍体積が大である（予後増悪因子）。
② にもかかわらず、低病期、低Gleasonスコア（予後改善因子）の傾向が強い。

すなわち、TZ腫瘍は前立腺前部に位置するため、病期を増悪することなく腫大（体積増加）が可能である。術前の高PSA値は、TZ腫瘍とPZ腫瘍とではその生物学的意義が異なる、というのがその特徴でしょう。

ただし、TZ腫瘍は低Gleasonスコアばかりではありません。Gleasonパターン4、5も発生します。その場合はもちろん悪性の病態をとります（Shannon）。

最後にTZ腫瘍群とPZ腫瘍群との間でBRFSに差を認めなかったグループのデータ（Chun, Iremashvili）を検討してみると、予後増悪因子（統計分析で使われるvariants）の解析に違いがあります。

まず、腫瘍がTZ由来かPZ由来かとの判定の差、切除断端が陰性か陽性かの解釈、前立腺外の進展の有無の判断の差にあると筆者らはみています。

以上、代表的症例比較の報告を分析しましたが、結果をまとめますと、T1cあるいはT2で摘出された前立腺においては腫瘍体積が大きく、術前のPSA値が高いにもかかわらず、TZ腫瘍はPZ腫瘍よりより良好な術後経過をたどるようです。これは、TZ腫瘍が、
① 低Gleasonスコアのものが多いということ
② その解剖学的位置のため周囲組織への浸潤を示すまで時間的・空間的余裕があること
③ さらにTZ組織はmicrovesselの密度が低いこと（Erbesdobler, 2002, B）
などが関係しているようです。

一方、PZ腫瘍では、小癌病巣でも高Gleasonスコア（Gleasonスコア3+4、4+3）で始まるものが多く、周辺組織（例えば精嚢）への浸潤が神経血管束（neurovascular bundle）を経由して起こしやすいという要因が考慮されます。

5 泌尿器科医へのメッセージ

総合的にみた場合、TZ腫瘍群のほうが予後はやや良好と結論しましたが、TZ群も高分化から低分化型の混合です。現在のところ、術前に腫瘍の部位（TZ vs PZ）、悪性癌、病期などをかなりの信憑性を持って予測できる臨床的データはありません。

もし予測できるならば、切除断端をよりaggressiveに切り込むなどの術前プランが考慮されるでしょうが、目下のところ摘出標本の病理検査でのみ最終的に病期、悪性度などのデータが提供されるというのが現状です。

References

1. Noguchi M, Stamey TA, Neal JE, Yemoto CE. An analysis of 148 consecutive transition zone cancers: clinical and histological characteristics. J Urol 2000, 163: 1751-1755.
2. Garcia JJ, Al-Ahmadie HA, Gopalan A, Tickoo SK, Scardino PT, Reuter VE, Fine SW. Do prostatic transition zone tumors have a distinct morphology? Am J Surg Pathol 2008, 32: 1709-1714.
3. Chen ME, Johnston DA, Tang K, Babaian RJ, Troncoso P. Detailed mapping of prostate carcinoma foci: biopsy strategy implications. Cancer 2000, 89: 1800-1809.
4. Erbersdobler A, Huhle S, Palisaar J, Graefen M, Hammerer P, Noldus J, Huland H. Pathological and clinical characteristics of large prostate cancers predominantly located in the transition zone. Prostate Cancer Prostatic Dis 2002, 5: 279-284.（A）
5. McNeal JE, Redwine EA, Freiha FS, Stamey TA. Zonal distribution of prostatic adenocarcinoma. Correlation with histologic pattern and direction of spread. Am J Surg Pathol 1988, 12: 897-906.
6. McNeal JE, Villers AA, Redwine EA, Freiha FS, Stamey TA. Histologic differentiation, cancer volume, and pelvic lymph node metastasis in adenocarcinoma of the prostate. Cancer 1990, 66: 1225-1233.
7. Eastham JA, Kuroiwa K, Ohori M, Serio AM, Gorbonos A, Maru N, Vickers AJ, Slawin KM, Wheeler TM, Reuter VE, Scardino PT. Prognostic significance of location of positive margins in radical prostatectomy specimens. Urology 2007, 70: 965-969.
8. Iremashvili V, Pelaez L, Jordá M, Manoharan M, Rosenberg DL, Soloway MS. Prostate cancers of different zonal origin: clinicopathological characteristics and biochemical outcome after radical prostatectomy. Urology 2012, 80: 1063-1069.
9. Erbersdobler A, Augustin H, Schlomm T, Henke RP. Prostate cancers in the transition zone: Part 1; pathological aspects. BJU Int 2004, 94: 1221-1225.
10. Cohen RJ, McNeal JE, Edgar SG, Robertson T, Dawkins HJ. Characterization of cytoplasmic secretory granules (PSG), in prostatic epithelium and their transformation-induced loss in dysplasia and adenocarcinoma. Hum Pathol, 1998, 29: 1488-1494.
11. Lee S, Walsh S, Woods CG, Bonkhoff H, Cohen RJ. Reliable identification of transition zone prostatic adenocarcinoma in preoperative needle core biopsy. Hum Pathol 2013, 44: 2331-2337.
12. Elgamal AA, Van Poppel HP, Van de Voorde WM, Van Dorpe JA, Oyen RH, Baert LV. Impalpable invisible stage T1c prostate cancer: characteristics and clinical relevance in 100 radical prostatectomy specimens--a different view. J Urol 1997, 157: 244-250.
13. Sakai I, Harada K, Hara I, Eto H, Miyake H. A comparison of the biological features between prostate cancers arising in the transition and peripheral zones. BJU Int 2005, 96: 528-532.
14. Steuber T, Karakiewicz PI, Augustin H, Erbersdobler A, Lange I, Haese A, Chun KH, Walz J, Graefen M, Huland H. Transition zone cancers undermine the predictive accuracy of Partin table stage predictions. J Urol 2005, 173: 737-741.
15. King CR, Ferrari M, Brooks JD. Prognostic significance of prostate cancer originating from the transition zone. Urol Oncol 2009, 27: 592-597.
16. Augustin H, Erbersdobler A, Graefen M, Fernandez S, Palisaar J, Huland H, Hammerer P. Biochemical recurrence following radical prostatectomy: a comparison between prostate cancers located in different anatomical zones. Prostate 2003, 55: 48-54.（A）
17. Augustin H, Hammerer PG, Blonski J, Graefen M, Palisaar J, Daghofer F, Huland H, Erbersdobler A. Zonal location of prostate cancer: significance for disease-free survival after radical prostatectomy? Urology 2003, 62: 79-85.（B）
18. Chun FK, Briganti A, Jeldres C, Erbersdobler A, Schlomm T, Steuber T, Gallina A, Walz J, Perrotte P, Huland H, Graefen M, Karakiewicz PI. Zonal origin of localized prostate cancer does not affect the rate of biochemical recurrence after radical prostatectomy. Eur Urol 2007, 51: 949-955.

19. Stamey TA, Donaldson AN, Yemoto CE, McNeal JE, Sözen S, Gill H. Histological and clinical findings in 896 consecutive prostates treated only with radical retropubic prostatectomy: epidemiologic significance of annual changes. J Urol 1998, 160: 2412-2417. (A)
20. Stamey TA, Sözen TS, Yemoto CM, McNeal JE. Classification of localized untreated prostate cancer based on 791 men treated only with radical prostatectomy: common ground for therapeutic trials and TNM subgroups. J Urol 1998, 159: 2009-2012. (B)
21. Stamey TA, Yemoto CE. The clinical importance of separating transition zone (TZ) from peripheral (PZ) cancers. J Urol, 1998, 159: 221. (C)
22. Stamey TA, Yemoto CM, McNeal JE, Sigal BM, Johnstone IM. Prostate cancer is highly predictable: a prognostic equation based on all morphological variables in radical prostatectomy specimens. J Urol 2000, 163: 1155-1160.
23. Shannon BA, McNeal JE, Cohen RJ. Transition zone carcinoma of the prostate gland: a common indolent tumour type that occasionally manifests aggressive behaviour. Pathology, 2003, 35: 467-471.
24. Erbersdobler A, Fritz H, Schnöger S, Graefen M, Hammerer P, Huland H, Henke RP. Tumour grade, proliferation, apoptosis, microvessel density, p53, and bcl-2 in prostate cancers: differences between tumours located in the transition zone and in the peripheral zone. Eur Urol 2002, 41: 40-46. (B)

Question 7

意図的に移行領域（transition zone: TZ）を針生検（prostate needle biopsy: PNB）することの意義と妥当性について解説してください。

■ 略語一覧
TZ: transition zone
PNB: prostate needle biopsy
PZ: peripheral zone
PSA: prostate specific antigen
DRE: digital rectal examination
BPH: benign prostatic hyperplasia
RP: radical prostatectomy

Answer

TZを狙った穿針の結果、検出率は確かに上昇しますが、TZ穿刺陽性例の大多数で、辺縁領域（peripheral zone: PZ）穿刺針によりPZ癌が発見されます。異常血清前立腺特異抗原（prostate specific antigen: PSA）値に基づく前立腺生検では、PZ癌発見に主眼をおくべきで、積極的にTZを標的にしての穿刺の妥当性はない（少ない）と考えます。TZ腫瘍は高分化型が多いのですが、低分化癌（Gleasonパターン4、5）も起こります。このような腫瘍では、PZへの浸潤の可能性を同時に上昇させますので、PZ穿刺で補足する可能性が高まります。

Comments

PNBは他臓器での穿刺と大きな違いがあります。後者では、可視下で腫瘍に穿刺針を挿入するのに対して、PNBは"闇夜に鉄砲で、鳥を捕らえる"とする手段。当たるほうがむしろ不思議なくらいです。6カ所生検（sextant biopsy）による陽性率は、PSA値、直腸指診（digital rectal examination: DRE）での所見、前立腺の大きさによって異なりますが、約30％。そこで、陽性率を上げるため、穿刺コア数の増加の試みが当然考えられます。

次に示すのは、5種類の異なる意図でコア数を増加させた場合の陽性率の検討です。

1 初回からの陽性率を上げようという野心的な試みの結果

Guichardらの1,000例に基づくデータをみてみます。後外側部を含めた穿刺コア数を6、12、15、21まで増加した場合のデータを Fig. 7-1、Table7-1 に示します。

21コア穿刺は、TZも狙って、底部、中部、尖部左右の6カ所を含みます。TZ穿刺はどのように（穿刺針の深達度）なされたかは記されていませんが、このなかで、TZ穿針のみに癌が発見されたのは、陽性症例数425例中28症例。TZ穿刺（全部で12コア）を加えた結果は、陽性率で7.2％の上昇をみました。このデータは「鉄砲も数打ちゃ当たる」ということを示しています。

2 初回の針生検（PNB）が陰性のため早期に再生検を行った場合

再生検での陽性率は、もちろん初回のコア数に影響

Fig. 7-1 前立腺穿刺部位（Guichardらによる）

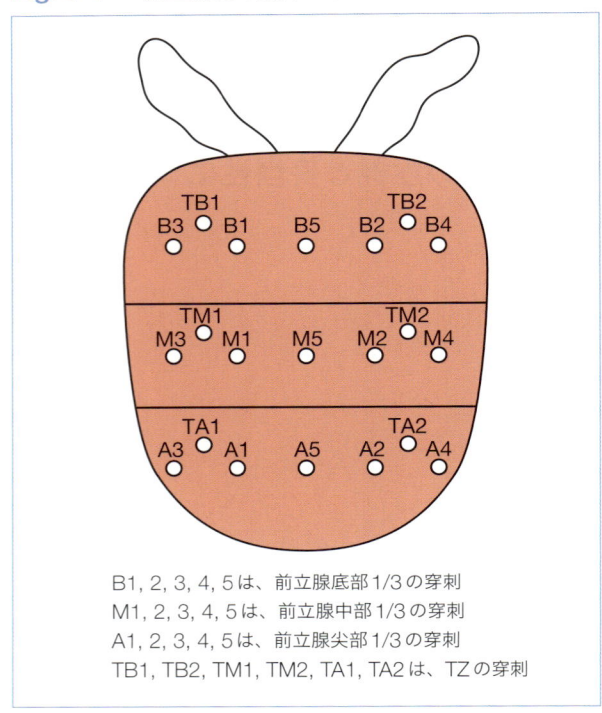

B1, 2, 3, 4, 5は、前立腺底部1/3の穿刺
M1, 2, 3, 4, 5は、前立腺中部1/3の穿刺
A1, 2, 3, 4, 5は、前立腺尖部1/3の穿刺
TB1, TB2, TM1, TM2, TA1, TA2は、TZの穿刺

Table7-1 穿刺コア数の増加に伴う癌病巣発見率の増加（Guichardらによる）

コア数	穿刺部位	陽性率（％）
6	A1, A2 M1, M2 B1, B2	32
12	上の6カ所＋ A3, A4 M3, M4 B3, B4	39
15	上の12カ所＋ A5 M5 B5	42
21	上の15カ所＋ TB1, TB2 TM1, TM2 TA1, TA2	43

されて変動（低下）します。M.D.アンダーソン癌センターのBabaianグループのデータをみますと、初回に10～11コア穿刺で陰性であった89例の再生検（10コアPZ穿刺のみで、TZ穿刺は行わず）では、陽性率は17％でした（Mian）。

3 初回から陽性率を上げようと試み、そのためTZ穿刺を含めた場合

1990年代、陽性率を上げようとしてTZ穿刺が盛んに行われました。その結果をTable7-2にまとめました（Lui, Maeda, Bazinet, Reissigl, Terris, Chang, Liu, Durkan, Ishizuka, Pelzer, Guichard）。

多くの報告で、穿刺はstandard 6カ所＋TZ穿刺（TZ穿刺は左右1カ所から3カ所）です。TZ穿刺を加えた結果、陽性率は確かに上昇しました。

注目していただきたいのは、TZ穿刺陽性の大多数例で、PZ腫瘍も同時に発見されている（PZ＋TZ陽性）ことです。癌がTZコアのみに限局された症例は総検査症例の10％以下でした。その結果、大多数の報告で"TZ穿刺は行うに値しない（not warranted）"と結論しています。"値する"の報告でも、"TZ穿刺は前立腺肥大の症例だけに限る"といういささか消極的な肯定です（Chang）。

4 初回PNBの結果が陰性のため再生検でTZ穿刺を加えた結果の報告

その結果をTable7-3にまとめました（Keetch, Lui, Maeda, Fleshner, Liu）。

TZ穿刺はここでも陽性率を確実に上昇させましたが、多くの場合、PZ腫瘍も併存しています。しかしながら、TZ限局性腫瘍も＜20％近くでみられました。面白いことは、ほとんどの報告で"TZ穿刺に意義あり"と結論していることです。

5 PNBは初回であるが、肥大が著明。触診で結節は触れないが、PSA値がきわめて上昇しているので、TZも含めて穿刺した結果の報告

前立腺肥大（benign prostatic hyperplasia: BPH）患者では、穿刺による陽性率が著しく低下します

Table7-2 routine prostate biopsy としての transition zone biopsy

報告者, 報告年	症例総数	コア数	癌（%） 総数	PZのみ	PZおよびTZ	TZのみ	TZ biopsyの意義？
Lui, 1995[*1]	65	6PZ+2TZ	24 (37)	16 (25)	16 (25)	8 (12)	あり
Maeda, 1997	196	4PZ+2TZ	64 (33)	9 (5)	55 (28)	0	なし
Bazinet, 1996	847	6PZ+2TZ	279 (33)	203 (24)	271 (32)	8 (3)	なし
Reissigl, 1997	340	6PZ+2TZ	98 (29)	65 (19)	6 (2)[*2]	28 (8)	あり
Terris, 1997	161	6PZ+1〜3TZ[*3]	55 (34)	NA[*4]	NA[*4]	1	なし
Chang, 1998	213	6PZ+6TZ	55 (26)	25 (11)	48[*5] (23)	7 (3)	あり（前立腺サイズが50mLを超える症例で）
Liu, 2001	274	6PZ+2TZ	49 (8)	36 (13)	9 (3)	4 (2)	なし
Durkan, 2002	493	10PZ+2TZ	164 (33)	143 (29)	4 (1)	17 (3)	なし[*6]
Ishizuka, 2005	236	10PZ+4TZ	50 (21)	24 (10)	22 (9)	4 (2)	あり（?）
Pelzer, 2005	1,475	6PZ+2TZ	395 (28)	NA[*4]	NA[*4]	9 (2)[*7]	なし
Guichard, 2007	1,000	15PZ+6TZ	425 (43)	NA[*4]	NA[*4]	28 (7)	あり（消極的な"あり"）

*1 この報告では4種類の患者グループが存在するが、そのなかのT1cのみを引用。
*2 PZとTZ癌症例中7例は病期T3。
*3 TZbiopsyコア数は前立腺肥大の存在する場合増加。
*4 NA: データ示されず。
*5 Gleasonスコア8、9、10の6例のTZ癌症例のなか、5例では同様な腫瘍がPZ穿刺でもみられた。
*6 PSA値が10ng/mL以上ならTZ穿刺の意義あり。
*7 9例中8例で、前立腺摘除標本でPZにも癌が存在した。したがってTZに限局された症例は1例のみ。

(Brawer, Uzzo)。したがって、TZ穿刺も含めてコア数を増加して陽性率を上げようという試みは理解できます。Changらの報告をみてみます。肥大した前立腺（体積が50mL以上）に対して、PZから6コア、TZからも6コア穿刺を行い、確かに陽性率は上昇しました。PZ限局癌が11%、PZ＋TZ癌が23%。しかしながら、TZ限局陽性例はたったの3%でした。

ここでTZ穿刺の意義を総括してみます。

①TZ穿刺は確かにこの領域に癌が存在する頻度は少なくないことを明らかにした。

②しかし、TZ穿刺陽性症例の大多数においてPZ穿刺領域にも腫瘍が存在する。すなわち、これらの症例はTZ穿刺が行われなくても検出できる症例である。

③"TZ穿刺コアが確実にTZ由来"という泌尿器科医の判断を信用するとして、腫瘍がTZに限局されている症例は10%くらいである。

ここで一つの不安な材料があります。これらの報告

Table7-3 初回穿刺陰性者での再生検（TZを含む）の結果

報告者, 報告年	症例総数	コア数	癌（%）				TZ biopsyの意義？
			総数	PZのみ	PZおよびTZ	TZのみ	
Keetch, 1995	166	4-6 PZ+4 TZ	19 (11)	14 (8)	3 (2)	2 (1)	なし
Lui, 1995[*1]	47	6 PZ+2 TZ	17 (38)	8 (17)	8 (17)	9 (19)	あり
Maeda, 1997	21	4 PZ+2 TZ	4 (19)	0	4	2	あり
Fleshner, 1997	156	6 PZ+2〜6 TZ	51 (33)	28 (18)	15 (10)	8 (5)	あり
Liu, 2001	116	6 PZ+2〜6 TZ[*2]	36 (31)	15 (13)	10 (9)	11 (10)	あり

＊1 この報告では4種類の患者グループが存在するが、そのなかで初回陰性の症例のみ引用。
＊2 コア数は前立腺サイズによる。大きいほどコア数は増加。

での癌陽性部位はTZを"狙った"PNBの結果に基づいているのみで、その後行われた根治的前立腺摘除術（radical prostatectomy: RP）標本にみられる癌病巣の分布と対比したデータがありません。

また、結論の多くは、選択的TZ穿刺の意義なし（少ない）としていますが、TZに限局されて癌が示されたとする症例は10-20％です。

では、これら"TZ限局癌"症例で、PZ癌の潜在する（すなわちPNBで未発見のPZ癌）可能性はどれくらいあるのでしょうか。この質問に対してPelzerらの有意義な報告があります。"TZに限局された癌症例9例"に対してRPが行われました。9例中8例において多巣性にPZ腫瘍も発見され、純粋にTZに限局されていた症例はたったの1例でした。このデータは前立腺摘出標本において腫瘍が純粋にTZに限局されていたのはわずか2％であったとするChenらの解析と一致します（Question6参照）。Pelzerらの報告では、PNBで発見された患者総数395症例中、もしもTZ穿刺が行われなかったら、このなかの8例（2％）においては癌が発見されなかったであろうということです。これらの8例のPZ癌のサイズ、Gleasonパターンなどは報告されていないので、その臨床的意義は不明です。

もう一つの不安な材料は、もし、TZ穿刺が行われなかったら低分化TZ原発腺癌（Gleasonパターン4、5）の存在が発見されないのではないかということです。しかしながら、現実にはこのような癌はPZにも浸潤している可能性が高いので、PZ穿刺針でそれをとらえることができるはずの癌です。

結論を述べましょう。"PNBはPZ癌の発見に主眼をおくべきで、積極的にTZを標的にした穿刺の妥当性はない（少ない）"ということでしょう。PZの前部を含めて（すなわち、前立腺前部癌〔anterior prostate cancer〕の検出のため。Question5参照）、8-10コアによるPNBの結果、陰性であれば定期的PSA検査で追跡することが必要です。

References

1. Guichard G, Larré S, Gallina A, Lazar A, Faucon H, Chemama S, Allory Y, Patard JJ, Vordos D, Hoznek A, Yiou R, Salomon L, Abbou CC, de la Taille A. Extended 21-sample needle biopsy protocol for diagnosis of prostate cancer in 1000 consecutive patients. Eur Urol 2007, 52: 430-435.
2. Mian BM, Naya Y, Okihara K, Vakar-Lopez F, Troncoso P, Babaian RJ. Predictors of cancer in repeat extended multisite prostate biopsy in men with previous negative extended multisite biopsy. Urology 2002, 60: 836-840.
3. Lui PD, Terris MK, McNeal JE, Stamey TA. Indications for ultrasound guided transition zone biopsies in the detection of prostate cancer. J Urol 1995, 153: 1000-1003.
4. Maeda H, Ishitoya S, Aoki Y, Okubo K, Okada T, Maekawa S, Arai Y. Value of systematic transition zone biopsy in the detection of prostate cancer. Int J Urol 1997, 4: 567-571.
5. Bazinet M, Karakiewicz PI, Aprikian AG, Trudel C, Aronson S, Nachabé M, Péloquin F, Dessureault J, Goyal M, Zheng W, Bégin LR, Elhilali MM. Value of systematic transition zone biopsies in the early detection of prostate cancer. J Urol 1996, 155: 605-606.
6. Reissigl A, Pointner J, Strasser H, Ennemoser O, Klocker H, Bartsch G. Frequency and clinical significance of transition zone cancer in prostate cancer screening. Prostate 1997, 30: 130-135.
7. Terris MK, Pham TQ, Issa MM, Kabalin JN. Routine transition zone and seminal vesicle biopsies in all patients undergoing transrectal ultrasound guided prostate biopsies are not indicated. J Urol, 1997, 157: 204-206.
8. Chang JJ, Shinohara K, Hovey RM, Montgomery C, Presti JC Jr. Prospective evaluation of systematic sextant transition zone biopsies in large prostates for cancer detection. Urology 1998, 52: 89-93.
9. Liu IJ, Macy M, Lai YH, Terris MK. Critical evaluation of the current indications for transition zone biopsies. Urology 2001, 57: 1117-1120.
10. Durkan GC, Sheikh N, Johnson P, Hildreth AJ, Greene DR. Improving prostate cancer detection with an extended-core transrectal ultrasonography-guided prostate biopsy protocol. BJU Int 2002, 89: 33-39.
11. Ishizuka O, Mimura Y, Oguchi T, Kawakami M, Nishizawa O. Importance of transition zone prostate biopsies in patients with gray-zone PSA levels undergoing the ultrasound-guided systematic ten-biopsy regimen for the first time. Urol Int 2005, 74: 23-26.
12. Pelzer AE, Bektic J, Berger AP, Halpern EJ, Koppelstätter F, Klauser A, Rehder P, Horninger W, Bartsch G, Frauscher F. Are transition zone biopsies still necessary to improve prostate cancer detection? Results from the tyrol screening project. Eur Urol 2005, 48: 916-921.
13. Keetch DW, Catalona WJ. Prostatic transition zone biopsies in men with previous negative biopsies and persistently elevated serum prostate specific antigen values. J Urol 1995, 154: 1795-1797.
14. Fleshner NE, Fair WR. Indications for transition zone biopsy in the detection of prostatic carcinoma. J Urol 1997, 157: 556-558.
15. Brawer MK. The influence of prostate volume on prostate cancer detection. Eur Urol Suppl Volume1, Issue6, 2002,35-39.
16. Uzzo RG, Wei JT, Waldbaum RS, Perlmutter AP, Byrne JC, Vaughan ED Jr. The influence of prostate size on cancer detection. Urology 1995, 46: 831-836.
17. Chen ME, Johnston DA, Tang K, Babaian RJ, Troncoso P. Detailed mapping of prostate carcinoma foci: biopsy strategy implications. Cancer 2000, 89: 1800-1809.

Question 8

前立腺癌の組織分類は、2005年国際泌尿器病理学会（International Society of Urological Pathology: ISUP）の改定報告を受けて、初期のGleason分類から大きく変わりました。「前立腺癌取扱い規約」でもかなり詳しく報告されていますが、いったいどのように変わったのか、そして改定の臨床的意義も説明してください。

■ 略語一覧　RP: radical prostatectomy　　TURP: transurethral resection of prostate
　　　　　　PNB: prostate needle biopsy　PZ: peripheral zone
　　　　　　TZ: transition zone

Answer

過去30年間に前立腺癌の病理像の解釈は大きく変わりました。免疫組織化学の急速な発展に伴う知識は、病理診断基準の改善に大きく貢献するとともに、根治的前立腺摘除術（radical prostatectomy: RP）後の臨床経過との対比により、組織診断基準も変更されました。その主な変化は次のとおりです。この分類基準の変化は、2005年のISUP分類に加えて（Epstein, 2005）、2008年Latourらによる"篩状構造（cribriform）を示す病変"の解釈の変更に基づくものです（Latour, Epstein, 2010）。

第一に、Gleasonパターン1はその存在の可能性を否定するものではないが、病理医は日常の病理診断でこの用語を使用しないことが望ましい。Gleasonが記載したパターン1はadenosis（良性）に相当する可能性が大だからです。

第二に、パターン3腫瘍の定義が厳格にされたこと。パターン3の個々の腺房は間質により明確に境界されていること。したがって、融合、不完全な腺房形成例および篩状構造を示す症例は、全例パターン4に昇格されたこと。

第三に、針生検（prostate needle biopsy: PNB）においてはtertiaryパターンが低分化癌のパターン4あるいは5の場合、その存在を明確に病理診断報告書に反映させること。

第四に、初期Gleason分類以後、30年間に新しいタイプの腺房癌の存在が報告されているので、それらの位置づけをGleason分類で明らかにした点です。

Comments

1966年にGleasonが前立腺の組織分類として提唱したものは、組織分類に使われている細胞分化度を無視し、単に腺房構造（acinus）のみを分類の根拠にしているという点で前例をみないものでした。すなわち、第一に、癌細胞自体の特質（核の形態と大小、クロマチン構造や分布、核小体の大小、核分裂像の頻度、細胞質の特異性など）は分類考慮の対象とされなかったこと、第二に、腺房形成の分化度により5つのパターンに分け、癌のグレードは癌病巣内で量的に最も多いものを第1パターン、ついで多くみられるものを第2パターンとして、両者の組み合わせをGleasonスコアとして報告したことです。

この分類は臨床経過と密接な関係を持つというデータに支援されているという理由で、現在は世界の共通分類として使用されています。

しかしながら、過去30年間の臨床と病理像との対比によるさらなるデータの蓄積の結果、かなりの修正が必要とされ、加えて初期分類当時には認識されてい

Table8-1　2005 ISUP modified Gleason system（later modified by Epstein, 2010）

Pattern1	Circumscribed nodule of closely packed but separate, uniform, rounded to oval, medium-sized acini (larger glands than pattern 3)
Pattern2	Like pattern 1, fairly circumscribed, yet at the edge of the tumor nodule there may be minimal infiltration Glands are more loosely arranged and not quite as uniform as Gleason pattern 1
Pattern3	Discrete glandular units Typically smaller glands than seen in Gleason pattern 1 or 2 Infiltrates in and amongst nonneoplastic prostate acini Marked variation in size and shape
Pattern 4	Fused microacinar glands Ill-defined glands with poorly formed glandular lumina Large cribriform glands Cribriform glands with an irregular border Hypernephromatoid
Pattern 5	Essentially no glandular differentiation, composed of solid sheets, cords, or single cells Comedocarcinoma with central necrosis surrounded by papillary, cribriform, or solid masses

なかった特殊型腺癌の報告も加わり、泌尿器・病理専門医の合議の結果作られたのが2005年ISUP分類です（Epstein, 2005）（Table8-1）。

初期分類と比較して大きく変わった点について、以下で解説します。

1　ISUP分類ではGleasonスコア1＋1＝2型腺癌症例はまず存在しないとしたこと

Gleasonがパターン1としたものは、現在の基準から判断すれば、おそらくは移行領域（transition zone: TZ）に多いadenosis（atypical adenomatous hyperplasia）と解釈されます。免疫組織化学反応で基底細胞が認められるからです。しかし、ISUP分類は、パターン1の存在を完全に否定しているわけではないものの、"例外的に大きさ均等の腺房が密集した基底細胞を伴わない病巣はパターン1である"ときわめて消極的な論調です。

2　Gleasonスコア3（1＋2、2＋1）から4（2＋2）型腺癌

経尿道的前立腺切除術（transurethral resection of prostate: TURP）で採取された組織標本や、RP標本で主としてTZに認められますが、PNBコア中に発見される癌組織は、高分化型であってもこの診断は避けるべきだと主張しています。その根拠は、
① この診断後摘出された標本の検索ではほとんど例外なく低分化領域（例えばGleasonスコア3＋3＝6）が認められること
② PNBでの病巣では、腺房と周囲の間質との境界が明確には示されにくいため、浸潤性か（Gleasonパターン3）、非浸潤性か（Gleasonパターン2）の選定が困難であること
などの理由からです。

3　Gleasonパターン3型腺癌の再定義

2005年ISUP分類では、2つの組織型が記載されました。最も多いのは浸潤性を示す単純な腺房形成です

（Fig. 8-1）。この腺房はパターン2と違い、形や大きさ、間質内での分布も不規則です。

第二のパターンは、小さな篩状構造を示すものです。このうち大型の篩状構造、すなわち複雑に融合する型は、パターン4に格上げされました。パターン3として残されたものは、円型ないし卵型の明確な境界を持つ小型篩状構造に限るとされました（Epstein, 2005）（Fig. 8-2）。

ところが、このように定義したにもかかわらず、"泌尿器病理のエキスパート"の間で定義を満足させる病巣はほとんど認められない（Latour）という理由で、篩状構造を示す腺癌は全てGleasonパターン4に格上げされました（Fig. 8-2）。したがってパターン3病変は、サイズの異なる単純な浸潤性腺房癌に限定されます（Epstein, 2010）。

この結果は明らかで、Gleasonスコア6の症例が減少し、Gleasonスコア7の症例の増加となりました（Halpapらの報告では、Gleasonスコア6は48%から22%へ、Gleasonスコア7は26%から68%へ。Billisらの報告ではPNB診断でGleasonスコア6は68%から49%へ、Gleasonスコア7は26%から39%へ）。

穿刺標本での診断基準の改定の結果は、RP標本における最終Gleasonスコアの変化にも明らかで、最終Gleasonスコアと比較しますと、合致率に著しい改善がみられました。すなわち58%から72%への上昇です（$p < 0.001$）。

4　Gleasonパターン4型腺癌

新分類では、不完全な腺房構造（Fig. 8-2）や従来から含められていた淡明細胞型腎細胞様癌（Fig. 8-3）の他、篩状構造を示す病巣はそのサイズの如何にかかわらず、全てパターン4となりました（Fig. 8-4、Fig. 8-5）。

5　Gleasonパターン5型腺癌

これに含まれるものは、腺構造をもはや認めないもので、小型の細胞塊や単細胞の不規則な配列、それに不完全な腺腔形成をみるが中心にコメド壊死を伴うものです。コメド壊死は、壊死細胞塊やHE染色する崩壊した核分質で形成される無構造物質を指します。

Fig. 8-1　Gleason 3 + 3 = 6
典型的なパターン3の腫瘍。腺房は大きさや形に違いがあるが、間質内に不規則（浸潤性）に配列している。

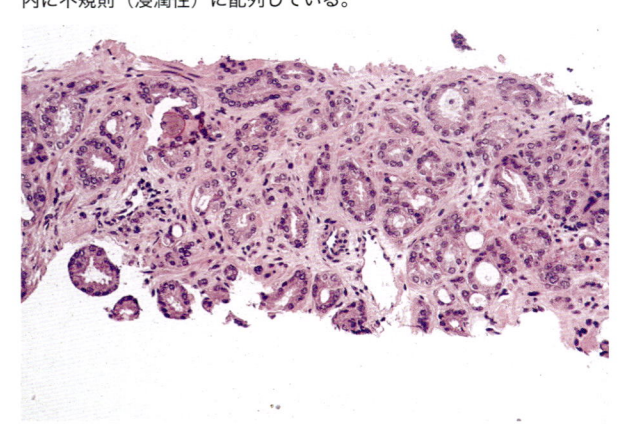

Fig. 8-2　Gleasonパターン4
小腺房からなるが、部分的に融合を示す。旧分類ではパターン3。

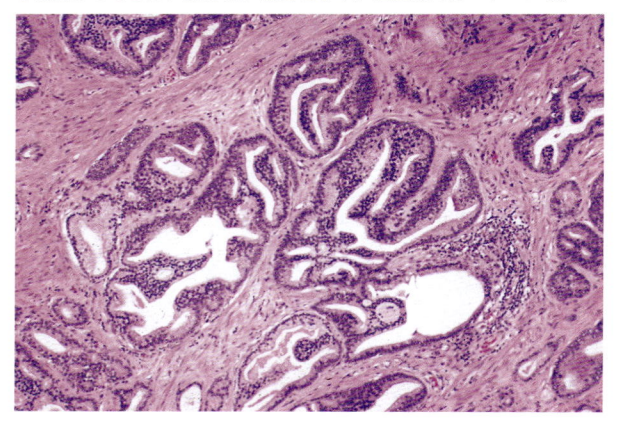

Fig. 8-3　Gleasonパターン4
融合した透明細胞の集団で腎の淡明細胞型腎細胞癌に類似する。

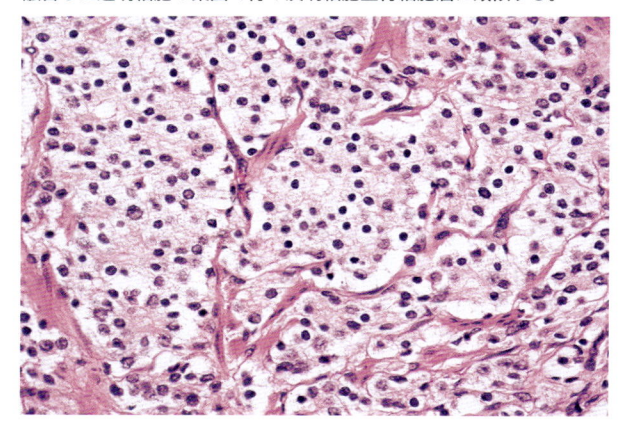

6 腺房型腺癌の特殊型

初期のGleason分類発表に含まれない特殊型として、
①空胞形成型（vacuolated cell adenocarcinoma）（Fig. 8-6）
②泡沫状細胞型（foamy gland adenocarcinoma）（Fig. 8-7）
③粘液産生型（mucinous adenocarcinoma）、粘液産生が著しく（Fig. 8-8）、ときにはそのためコロイド液の中に細胞群が浮遊しているもの（Fig. 8-9）
などがあります。いずれもGleasonパターン4に分類されます。

空胞形成や泡沫状細胞質は、Gleasonパターン4において著明ですが、パターン3あるいは5にもみられます。いずれにしても、Gleasonパターンは細胞群の組織構造によって決定されるので、通常Gleasonスコア4＋4＝8となります。

7 針生検（PNB）で圧倒的に低分化癌が存在するが、微少の高分化癌が同時にみられる症例の分類法

この設定は、PNB標本において大量の癌組織がみられ、低分化癌（例えばGleasonパターン4）が圧倒的であるがごく少量のGleasonパターン3もみられるというような場合です。

ISUPの推奨では5％ルールを使用します。すなわち95％がパターン4で5％あるいはそれ以下がパターン3で構成されている場合、後者は無視し、Gleason4＋4＝8と報告します。一方、PNBで発見された癌組織が少量で、Gleasonパターン4および少量のパターン3の癌の存在という場合、RP標本における最終Gleasonスコアを予測することは困難です。少量のパターン3領域が究極的に重要な場合が多いので、PNB診断としてはGleason4＋3＝7と報告することを勧めています。

Fig. 8-4　Gleasonパターン4
周縁滑らかな篩状構造を示す。旧分類ではパターン3（A）。基底細胞が欠如しているので浸潤型である（34β12E免疫組織反応陰性）（B）。

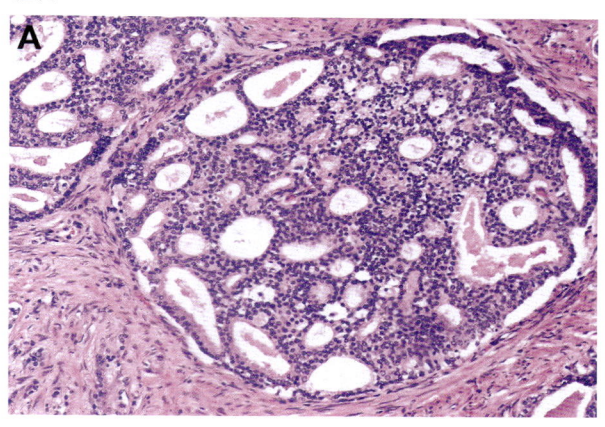

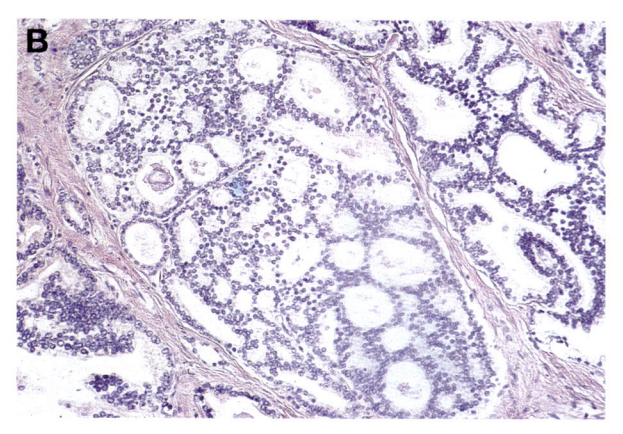

Fig. 8-5　Gleasonパターン4
腺房は完全に融合され、大型の篩状構造を示す。周縁不規則な複雑な篩状構造を示す。

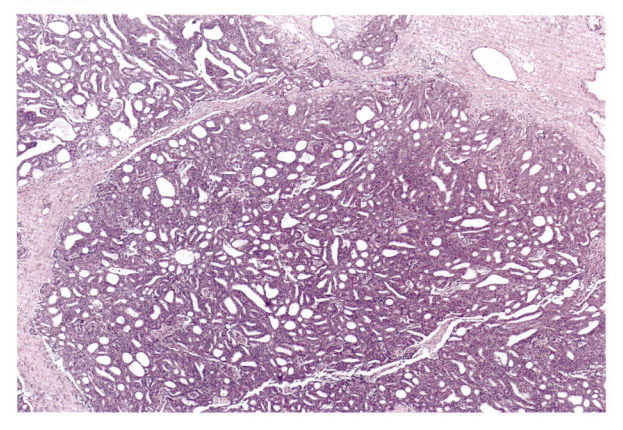

Fig. 8-6　空泡形成型腺房癌（vacuolated cell adenocarcinoma）
空泡を含む細胞が散在するGleasonスコア4+4腺房癌。signet ring carcinomaと混同しないこと。

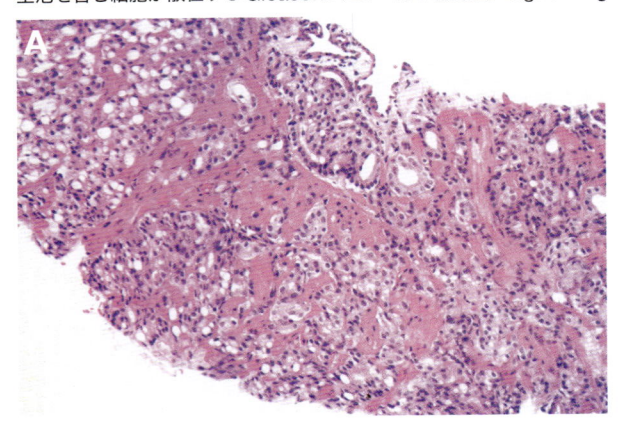

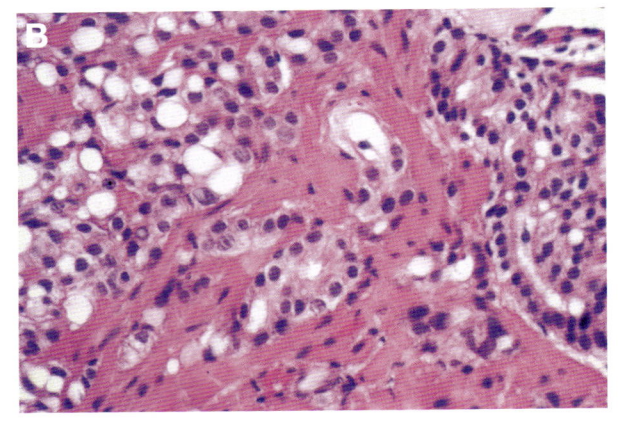

Fig. 8-7　泡沫状細胞型腺房癌
　　　　（foamy gland adenocarcinoma, Gleasonスコア4＋5）
コメド壊死がみられるのでパターン5と4の混合である。

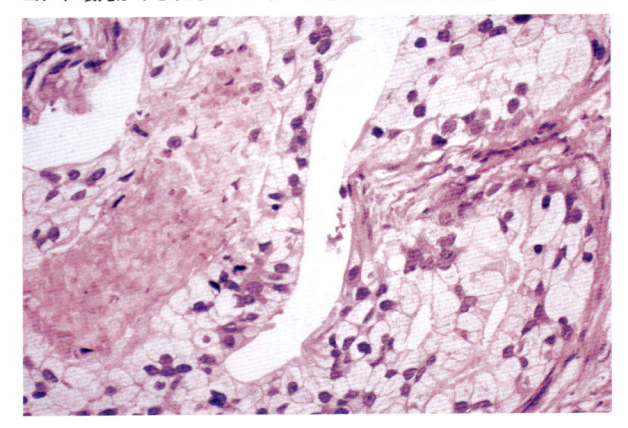

Fig. 8-8　粘液産生型腺房癌
　　　　（mucinous adenocarcinoma, Gleasonスコア4＋4）
淡く染まる粘液を含む細胞からなる。

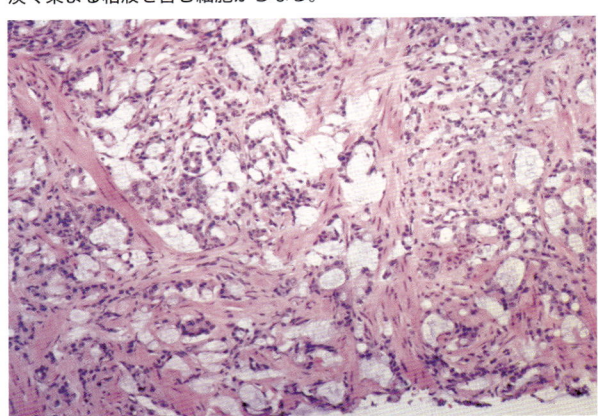

Fig. 8-9　粘液産生型腺房癌（mucinous adenocarcinoma, Gleasonスコア4＋4）
コロイド液中に細胞群が浮遊している。

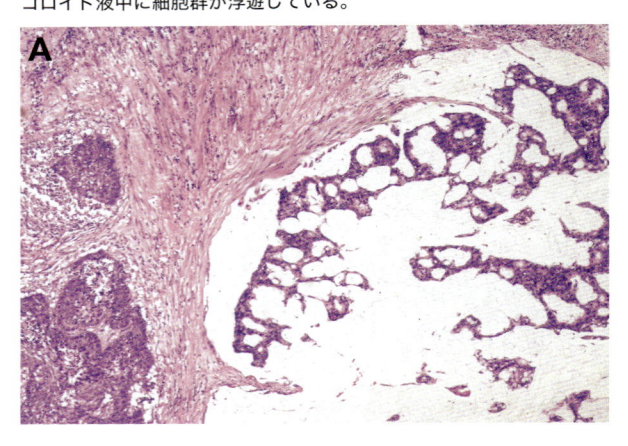

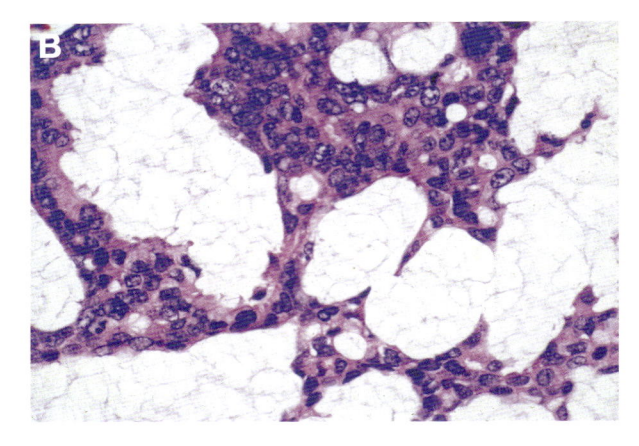

8　tertiary Gleasonパターンの扱い方

　現実に問題になるのは、PNBでGleasonパターン3、4、5がいろいろな割合で混在する場合です。ISUPが勧めるのは次のとおりです。

　例えば、3と4とが優勢でパターン5が小蜂巣の場合、"Gleasonスコア3＋4＝7（あるいは4＋3）でtertiaryパターン5あり"と報告することは避けて、3と4のなかの優勢なほうを使用し、＋5とする。すなわち"Gleasonスコア3＋5＝8あるいは4＋5＝9"とする。その理由は、泌尿器科医がPartinテーブル（Partin）やアルゴリズム（例えばKattan nomograms）（Di Blasio）を使用する場合、tertiaryパターン5は、通常表示されずGleasonスコア3＋4あるいは4＋3と扱われ、予後予測が下方修正される危険があるからです。

9　PNBで分化度の異なる病巣が別々のコアに存在する場合

　例えば、第一のコアにGleasonスコア4＋4＝8がみられ、第二のコアにGleasonスコア3＋3＝6が存在する場合、総合判断で4＋3＝7あるいは3＋4＝7と報告したとします。RP標本の組織検査では、病期はGleasonスコア4＋4＝8で代表されるものとなる（Kunz）ので、穿針病理診標本の報告としては、各コアについて解答し、Gleasonスコア3＋3＝6、4＋4＝8とすることが妥当です。臨床家は3＋3＝6を無視し、4＋4＝8の症例として治療法を考慮するべきです。

　各コア間でのパターンの違いに関して、種々の組み合わせになることもあるので、病理報告も複雑になりますが、重要なことは、低分化度病巣（パターン4あるいは5）の存在は予後に重大な影響を与えるので（Question9参照）、その存在を必ず病理診断報告書に反映させることです。

10　乳頭状構造を示す病巣

　2005年ISUP分類では、乳頭状構造を示す腺房癌に関して言及されていませんが、筆者らの経験では、篩状構造領域を伴うことも多いので、パターン4として扱うのが適切と考えます。

11　導管腺癌（ductal adenocarcinoma）

　導管腺癌（前著前立腺Question11参照）は乳頭状（papillary）あるいは篩状構造（cribriform）を示し、構成細胞は高円柱状で核も多形性で柵状に配列され、大型で核分裂像もしばしばみられます。その臨床像はGleasonパターン4に匹敵するので、4＋4＝8と分類されます。

12　根治的前立腺摘除術（RP）で得られた標本におけるGleasonスコアの配分について

　前立腺癌は多発性に癌病巣が存在されるのが普通です。例えば、優勢（dominant）腫瘍はTZに存在するGleasonスコア2＋2＝4で、同時に辺縁領域（peripheral zone: PZ）にGleasonスコア4＋4＝8の結節があるとします。TZの腫瘍はかなり大きく、周辺組織の境界近くまで広がっている大型の腫瘍です。ここで総合的にGleasonスコア4＋2＝6あるいはGleasonスコア2＋4＝6と報告することにISUPは反対しています。Gleasonスコア4＋4＝8のPZ腫瘍が予後決定に重要な要素とみているからです。したがって、このような2つの優勢な腫瘍結節がある場合、2つの診断TZ Gleasonスコア2＋2＝4とPZ Gleasonスコア4＋4＝8を併記します。

　多くの場合、優勢な結節はGleasonスコアが高くそれが病期も決定しているので、問題は少ないのですが、稀に低分化度（例えば4＋5＝9）微小結節が存在している場合、その存在は病理報告書に明記し、臨床家にこの病巣が臨床経過に悪影響を与える可能性があると伝えておくことが重要です。

References

1. Epstein JI, Allsbrook WC Jr, Amin MB, Egevad LL; ISUP Grading Committee. The 2005 International Society of Urological Pathology (ISUP) Consensus Conference on Gleason Grading of Prostatic Carcinoma. Am J Surg Pathol 2005, 29: 1228-1242.
2. Latour M, Amin MB, Billis A, Egevad L, Grignon DJ, Humphrey PA, Reuter VE, Sakr WA, Srigley JR, Wheeler TM, Yang XJ, Epstein JI. Grading of invasive cribriform carcinoma on prostate needle biopsy: an interobserver study among experts in genitourinary pathology. Am J Surg Pathol, 2008, 32: 1532-1539.
3. Epstein JI. An update of the Gleason grading system. J Urol, 2010, 183: 433-440.
4. Helpap B, Egevad L. The significance of modified Gleason grading of prostatic carcinoma in biopsy and radical prostatectomy specimens. Virchows Arch, 2006, 449: 622-627.
5. Billis A, Guimaraes MS, Freitas LL, Meirelles L, Magna LA, Ferreira U. The impact of the 2005 international society of urological pathology consensus conference on standard Gleason grading of prostatic carcinoma in needle biopsies. J Urol, 2008, 180: 548-553.
6. Partin AW, Kattan MW, Subong EN, Walsh PC, Wojno KJ, Oesterling JE, Scardino PT, Pearson JD. Combination of prostate-specific antigen, clinical stage, and Gleason score to predict pathological stage of localized prostate cancer. A multi-institutional update. JAMA 1997, 277: 1445-1451.
7. Di Blasio CJ, Rhee AC, Cho D, Scardino PT, Kattan MW. Predicting clinical end points: treatment nomograms in prostate cancer. Semin Oncol 2003, 30: 567-586.
8. Kunz GM Jr, Epstein JI. Should each core with prostate cancer be assigned a separate gleason score? Hum Pathol 2003, 34: 911-914.

Question 9

Gleasonパターン4病巣の存在は、パターン3の病巣の症例に比べて、前立腺癌の予後を増悪するといわれていますが、そのとおりですか？　病理学的に根拠を説明してください。

■ 略語一覧
RP: radical prostatectomy
PSA: prostate specific antigen
EMT: epithelial-mesenchymal transition
MET: mesenchymal epithelial transition

Answer

根治的前立腺摘除術（radical prostatectomy: RP）標本で最終診断として、Gleasonスコア3＋3＝6の症例の予後はきわめて良好で、リンパ節転移や遠隔転移のリスクは僅少です。もちろんこの結論は2005年に発表され、さらに2009年に改定された診断基準（ISUP分類）に基づいた症例に当てはまり、若干でもGleasonパターン4腫瘍の占拠比に並行して予後が増悪します。

パターン4に独特の遺伝子変化は解明されていませんが、前立腺癌の予後がパターン4領域の量に比例して増悪するということは、この領域にパターン3にみられない遺伝子変化が加わったことを意味するので、病理医はこの病巣の存在を見落とさないよう精査することがきわめて重要です。

Comments

RP標本における最終Gleasonスコアが予後予測に有用なことは十分に証明されています。Gleason分類は何度か改定されており、その意義は2005年に発表された国際泌尿器病理学会（International Society of Urological Pathology: ISUP）診断基準、あるいはそれ以後のものに（Epstein, 2005, 2009）基づいたものでなければなりません。ところがISUP診断基準に基づいて診断された症例の検討では、Gleasonスコアの上昇に伴い、予後の改善という結果が出ました（Feinstein）。これはいわゆるWill Rogers現象です*（Albertsen）。

そこで診断基準を新しいISUP分類を用いて再統計した報告を説明します。

まず、Gleasonスコア3＋3＝6症例は進行性がほとんどないタイプの腫瘍と考えてよいでしょう。Epsteinら（Ross）は、4つのセンターで最終Gleasonスコアが6あるいはそれ以下のRP標本、および骨盤腔内のリンパ腺の再検査を行いました。総計14,123例中、リンパ節転移陽性症例は22例。このうち19例

* Will Rogers現象："グループAからある要素を引き抜きグループBに偏入した結果、平均値がいずれのグループも上昇した"という現象です。この現象の由来はコメディアンのWill Rogersが言ったとされるコメント「Oky家族がオクラホマ州からカリフォルニア州に移住した。その結果、両州ともその平均知能指数が上がった」に由来します。すなわち"オクラホマ州の平均知能指数より低いOky家族が平均知能指数がさらに低いカリフォルニア州に移住した結果、両者の平均知能指数の平均を上げた"とする少しも面白くもないジョークに由来します（ウィキィペディア探索）。これをGleasonスコアに当てはめてみると、ISUP改定基準前のGleasonパターン3とみなされていた患者の一部が新しい基準でパターン4に格上げされた結果、低悪性度癌グループ患者が減少し、より高悪性度癌グループの患者数が上昇した。したがって、臨床経過の追跡では予後の改善につながったということです（Albertsen）。

Fig. 9-1　Gleasonパターン3と4腺癌の形態学的差異および浸潤・転移を容易にする遺伝子（その蛋白）の違い

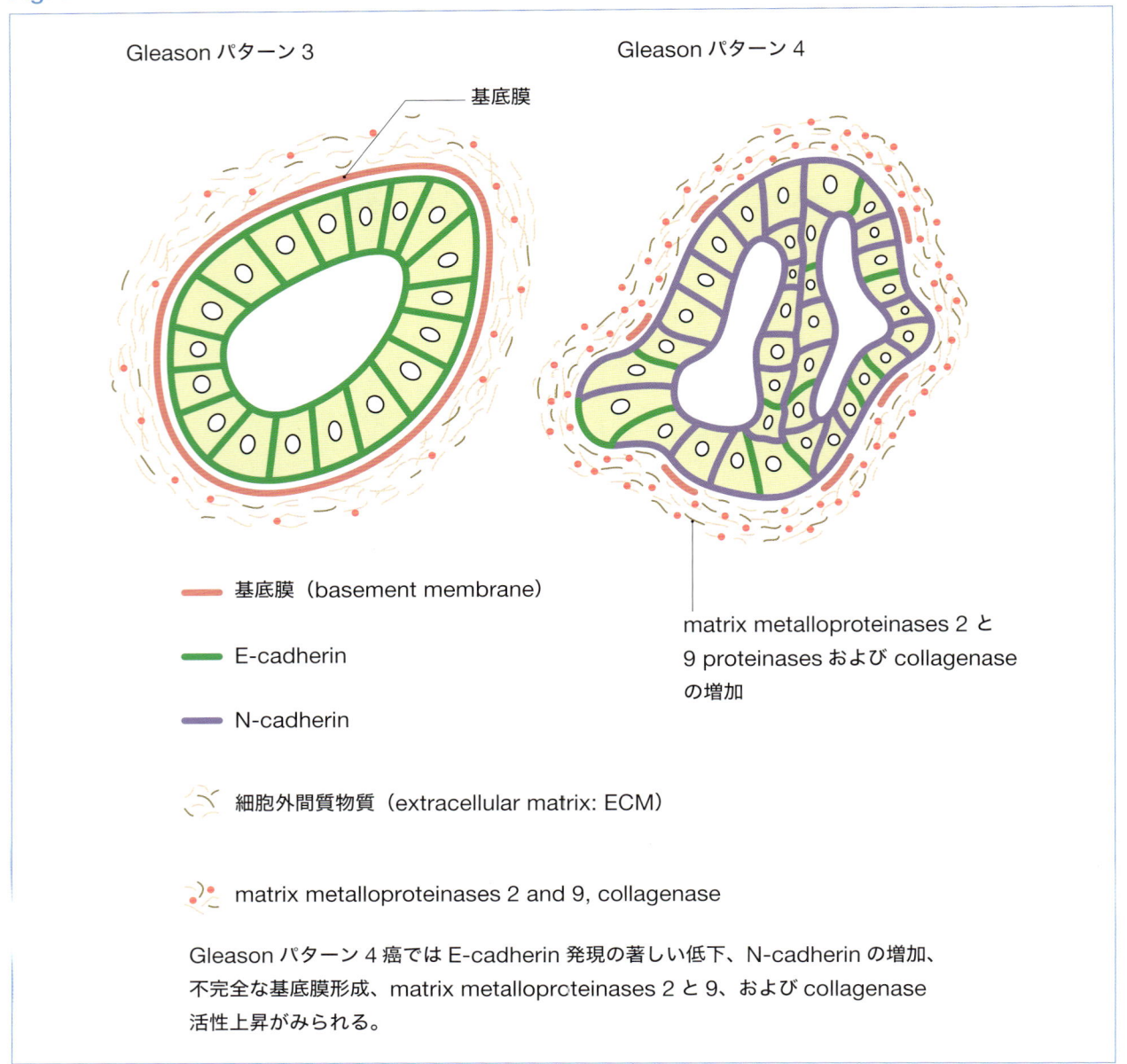

Gleasonパターン3　　　　　　　Gleasonパターン4

基底膜

― 基底膜（basement membrane）
― E-cadherin
― N-cadherin

細胞外間質物質（extracellular matrix: ECM）

matrix metalloproteinases 2 and 9, collagenase

matrix metalloproteinases 2 と 9 proteinases および collagenase の増加

Gleasonパターン4癌ではE-cadherin発現の著しい低下、N-cadherinの増加、不完全な基底膜形成、matrix metalloproteinases 2と9、およびcollagenase活性上昇がみられる。

の探索（3例では病理組織標本の再検査はできず）の結果、全例でGleasonスコアの上昇が確認されました。すなわち、Gleason3＋3＝6プラスtertiaryパターン4（3例）、Gleason3＋4＝7（12例）、Gleason4＋3＝7（2例）、Gleason4＋3＝7プラスtertiaryパターン5（1例）、Gleason4＋5＝9（1例）の19例です。したがって新しいISUP分類を使用して診断されたGleasonスコア3＋3＝6は転移能力に欠けると結論しました。

ISUP分類で4に格上げされた病理像は（Fig. 9-1）（Question8参照）、明確な単純な腺房構造（acinus）がくずれ、複雑な篩状構造（cribriform）や不完全な腺房構造を示す腺癌グループです。このような些細な組織学的変化が予後に大きな影響を与えるという事実は驚くばかりです。Gleasonパターン4の存在がどのように予後に影響するかをまとめてFig. 9-2に示します。

前立腺特異抗原（prostate specific antigen: PSA）再発および癌の進展／死亡率は、RP標本でみられるGleasonパターン4（癌組織全体の5%以下）の存在が認められればもちろんGleasonスコア3＋3＝6の予後を増悪するわけですが、さらに進んでGleason3＋4＝7（パターン4が5-50%まで）、4＋3＝7（パターン4が腫瘍の50%を超える）、4＋4＝8の順に増悪が

Fig. 9-2　Gleasonパターン4および5の参加による悪性癌の漸次亢進

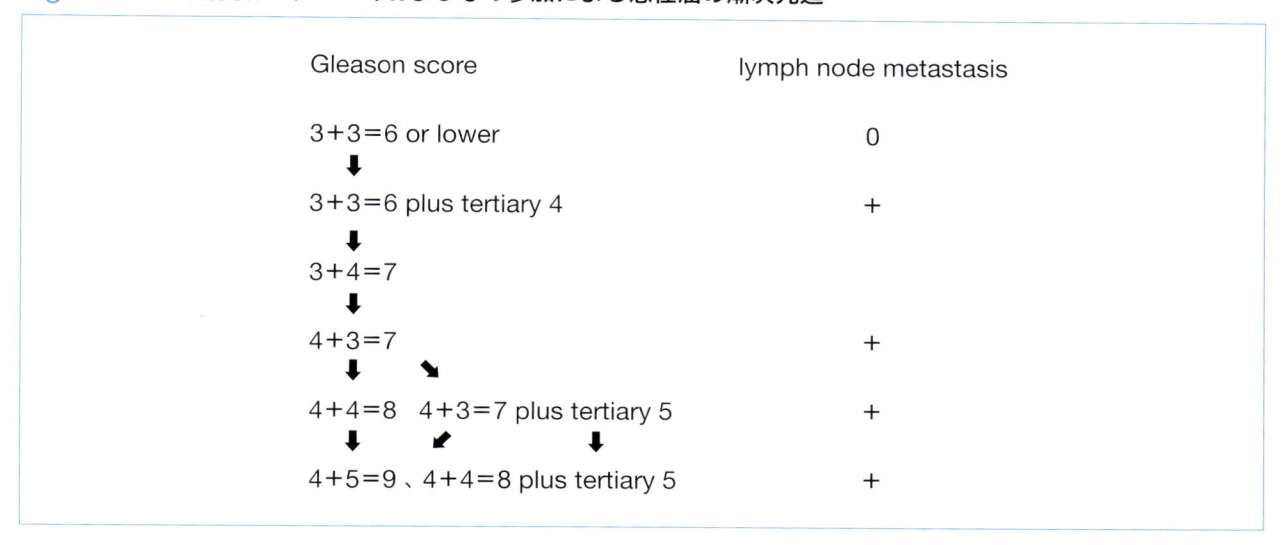

Gleason score	lymph node metastasis
3＋3＝6 or lower	0
↓	
3＋3＝6 plus tertiary 4	＋
↓	
3＋4＝7	
↓	
4＋3＝7	＋
↓　　↘	
4＋4＝8　　4＋3＝7 plus tertiary 5	＋
↓　↙　　↓	
4＋5＝9、4＋4＝8 plus tertiary 5	＋

みられます（Ross, Stark, Wright, Trock）。もちろんGleasonパターン5の存在は予後に大きく影響します（Cheng, 2005, 2007, Trock, Hattab）。

パターン4癌細胞の存在が予後に大きく影響するということは、パターン3細胞ではみられない予後増悪遺伝子活性を獲得しているということでしょう。もちろん、パターン4細胞全体がその性格を有しているというのではなく、そのなかで浸潤／遠隔転移能を完全に修得した細胞の出現率は、当然パターン4癌細胞巣の大きさに比例して上昇すると考えられるわけですから、その量的意義も理解できます。ではパターン4と3とはどのような違いがあるのでしょうか。

免疫組織化学染色や超微構造で観察すると、正常腺房、high grade前立腺上皮内腫瘍（prostatic intraepithelial neoplasia）およびGleason3＋3＝6あるいはそれ以下の前立腺癌では、基底膜は腺房周囲に完全な形で存在しますが、Gleasonパターン4の腺癌では、ごく僅少の腺房を除き、欠損するか、不完全に存在するに過ぎません（Bostwick, Fuchs）（Fig. 9-1）。Fuchsらの4例の転移巣の超微構造探索ではいずれの症例においても基底膜は認められませんでした。腫瘍の間質への浸潤、ひいては転移に向かっての第一歩は基底膜の通過ですから、その欠損は大いに有利になります。

ここで腫瘍細胞の間質への浸潤、ひいては遠隔転移に基本的な役割を果たすと考えられているepithelial-mesenchymal transition（EMT）とmesenchymal-epithelial transition（MET）の概念を簡単に紹介します。

要するに上皮の性格を持つ癌細胞が、間葉型の性格を持つ非上皮細胞型（紡錘型の線維芽細胞様）細胞に一過性に変化（transition）する（EMT）ことにより、間質への浸潤、血管（リンパ管）壁の通過、したがって、遠隔臓器（リンパ節、肺、骨髄、肝、その他の軟部組織）への転移を可能にする。そして、"環境の整った"転移巣（リンパ節、骨髄）に到達したのち、再び上皮性の性格を復元する（MET）という概念です（Yang, Huber, Gao, Xue）。

EMT／METという現象は胎児の発育分化過程において正常にみられるものであり、泌尿器科領域においては、腎形成に典型的に観察されます（Vainio）。したがって、正常胎生期にみられる現象が癌細胞の浸潤／転移過程で再現されているという考えです。確かに、EMT／MET概説を支持するデータは、ヒトおよびマウスの癌細胞株を使ったin vitroおよびin vivoの実験で証明されていますが、この現象がヒトの癌組織でも出現しているのかどうかに関して、病理組織学的には決定的な観察はされておらず、この仮設が疑問視されているのも事実です（Ledford）。

上皮細胞腫瘍（前立腺癌を含めて）が上皮構造を保つのに重要な役割を果たしている遺伝子の一つが、E-cadherinです。in vitro／in vivoで、マウス乳癌細胞や、その他の上皮細胞を使ったWeinbergグループ（Yang）の仕事をみてみましょう。

マウス乳癌細胞株が転移能修得に関与している遺伝子を探索したところ、Twistと呼ばれるtranscription

factorが重大な役割を果たしているのが認められました。Twist遺伝子の活性亢進は、①E-cadherin活性の消失、②間葉性cadherinであるN-cadherin活性の亢進を促し、その結果、間質組織蛋白であるfibronectin、vimentin、smooth-muscle actinらの活性亢進をみました。したがって、Twist遺伝子の活性亢進はEMT現象の出現（増進）となり、浸潤、転移能力上昇に関与していることが示唆されたわけです。同様な観察は他の研究グループからも報告されています（Gao, Xue）。

上記の実験モデルの結果はきわめて魅力的ですが、果たして同様な観察がヒトの前立腺癌の浸潤、転移過程にも当てはまるのでしょうか。ヒト前立腺癌株を使用した報告をみると、同様な現象が起こっているのがうかがえます。

①確かにE-cadherin活性の低下／消失が、浸潤性収得に重要な役割を果たしているようである（Chunthapong, Putzke）。
②Twist遺伝子は、transcription factorとしてE-cadherin遺伝子をネガティブにコントロールし、同時に間葉性遺伝子であるN-cadherin活性を上げる（Alexander）、すなわちE-cadherinからN-cadherinへのswitchingが起こっている。

以上の関係をFig. 9-3で示します。ここで問題となるのは、N-cadherin活性亢進の生物学的意義ですが、少なくともin vitroのデータをみますと、腫瘍細胞の移動性亢進（Tanaka）、血管内皮細胞の通過（Sandig）に積極的役割を果たしていることが示されています。

では、上記のEMT現象がRP標本を含めて前立腺癌にみられるかどうか検討してみます。免疫組織化学反応そのほかの報告をまとめると、

①E-cadherin活性はGleasonスコアに反比例してその出現の低下がみられ（Umbas, 1992, 1994, De Marzo, Tomita）、その低下は癌組織内で均等ではなく、周辺部で著しく観察された（Kuniyasu）
②Twist遺伝子がtranscription factorとして直接にE-cadherin活性を陰性にコントロールしている（Yang, Wallerand）
③Twist遺伝子はtranscription factorとして直接にN-cadherin活性（出現）を亢進している（Alexander, Kwok, Yang）。N-cadherin活性はGleasonスコア7以上の腫瘍で強く出現している（Jaggi）。したがって、E-cadherin活性低下はN-cadherin活性上昇と密接に関連している（E- to N-cadherin switching）
④E-cadherin活性の低下している前立腺癌では、間質消化酵素（浸潤を促進する）のMMP2と9や、血管増殖因子（vascular endothelial growth factor）活性が上昇している（Kuniyasu）。したがって上記の所見はGleasonスコアの高い腫瘍（＞7）ではEMT様現象が起こっている可能性が示唆される（Wallerand）

ということです。

興味のあることは、転移巣（リンパ節、骨髄、軟組織）ではE-cadherinが強く発現しています（Rubin, De Marzo, Putzke）。この現象は転移巣においてもE-cadherinの出現がその増殖に不可欠なのであり、EMTはあくまで可逆性の一過性現象と説明されています（Putzke, De Marzo）。

以上をまとめると、Gleasonパターン3と4腫瘍は形態学的相違のみならず、後者は遠隔転移能を修得した、より悪性型であり、EMT／METを思わせる分子生物学的特徴がみられ、それの関与が想像されます。

Fig. 9-3　ヒト前立腺癌株を用いたin vivo／in vitroの実験においてみられるEMT現象

prostate cancer cell
↓
Twist遺伝子の活性化
↓
↓E-cadherin遺伝子・↑N-cadherin遺伝子
↓
間葉性形態および活性出現
↓
癌細胞の移動性亢進
↓
転移腫瘍（上皮性性格復元）

References

1. Epstein JI, Allsbrook WC Jr, Amin MB, Egevad LL; ISUP Grading Committee. The 2005 International Society of Urological Pathology (ISUP) Consensus Conference on Gleason Grading of Prostatic Carcinoma. Am J Surg Pathol 2005, 29: 1228-1242.
2. Epstein JI. An update of the Gleason grading system. J Urol 2010, 183: 433-440.
3. Feinstein AR, Sosin DM, Wells CK. The Will Rogers phenomenon. Stage migration and new diagnostic techniques as a source of misleading statistics for survival in cancer. N Engl J Med 1985, 312: 1604-1608.
4. Albertsen PC, Hanley JA, Barrows GH, Penson DF, Kowalczyk PD, Sanders MM, Fine J. Prostate cancer and the Will Rogers phenomenon. J Natl Cancer Inst 2005, 97: 1248-1253.
5. Ross HM, Kryvenko ON, Cowan JE, Simko JP, Wheeler TM, Epstein JI. Do adenocarcinomas of the prostate with Gleason score (GS) ≤ 6 have the potential to metastasize to lymph nodes? Am J Surg Pathol 2012, 36: 1346-1352.
6. Stark JR, Perner S, Stampfer MJ, Sinnott JA, Finn S, Eisenstein AS, Ma J, Fiorentino M, Kurth T, Loda M, Giovannucci EL, Rubin MA, Mucci LA. Gleason score and lethal prostate cancer: does 3+4=4+3? J Clin Oncol 2009, 27: 3459-3464.
7. Wright JL, Salinas CA, Lin DW, Kolb S, Koopmeiners J, Feng Z, Stanford JL. Prostate cancer specific mortality and Gleason 7 disease differences in prostate cancer outcomes between cases with Gleason 4+3 and Gleason 3+4 tumors in a population based cohort. J Urol 2009, 182: 2702-2707.
8. Trock BJ, Guo CC, Gonzalgo ML, Magheli A, Loeb S, Epstein JI. Tertiary Gleason patterns and biochemical recurrence after prostatectomy: proposal for a modified Gleason scoring system. J Urol 2009, 182: 1364-1370.
9. Cheng L, Koch MO, Juliar BE, Daggy JK, Foster RS, Bihrle R, Gardner TA. The combined percentage of Gleason patterns 4 and 5 is the best predictor of cancer progression after radical prostatectomy. J Clin Oncol 2005, 23: 2911-2917.
10. Cheng L, Davidson DD, Lin H, Koch MO. Percentage of Gleason pattern 4 and 5 predicts survival after radical prostatectomy. Cancer 2007, 110: 1967-1972.
11. Hattab EM, Koch MO, Eble JN, Lin H, Cheng L. Tertiary Gleason patterns 5 is a powerful predictor of biochemical relapse in patients with Gleason score 7 prostatic adenocarcinoma . J Urol 2006, 175: 1695-1699.
12. Bostwick DG, Leske DA, Qian J, Sinha AA. Prostatic intraepithelial neoplasia and well differentiated adenocarcinoma maintain an intact basement membrane. Pathol Res Pract 1995, 191: 850-855.
13. Fuchs ME, Brawer MK, Rennels MA, Nagle RB. The relationship of basement membrane to histologic grade of human prostatic carcinoma. Mod Pathol 1989, 2: 105-111.
14. Yang J, Mani SA, Donaher JI, Ramaswamy S, Itzykson RA, Come C, Savagner P, Gitelman I, Richardson A, Weinberg RA. Twist, a master regulator of morphogenesis, plays an essential role in tumor metastasis. Cell 2004, 117: 927-939.
15. Huber MA, Kraut N, Beug H. Molecular requirements for epithelial-mesenchymal transition during tumor progression. Curr Opin Cell Biol 2005, 17: 548-558.
16. Gao D, Vahdat LT, Wong S, Chang JC, Mittal V. Microenvironmental regulation of epithelial-mesenchymal transitions in cancer. Cancer Res 2012, 72: 4883-4889.
17. Xue C, Plieth D, Venkov C, Xu C, Neilson EG. The gatekeeper effect of epithelial-mesenchymal transition regulates the frequency of breast cancer metastasis. Cancer Res 2003, 63: 3386-3394.
18. Vainio S, Lin Y. Coordinating early kidney development: lessons from gene targeting. Nat Rev Genet 2002, 3: 533-543.
19. Ledford H. Cancer theory faces doubts. Nature 2011, 472: 273.
20. Chunthapong J, Seftor EA, Khalkhali-Ellis Z, Seftor RE, Amir S, Lubaroff DM, Heidger PM Jr, Hendrix MJ. Dual roles of E-cadherin in prostate cancer invasion. J Cell Biochem 2004, 91: 649-661.
21. Putzke AP, Ventura AP, Bailey AM, Akture

C, Opoku-Ansah J, Celiktas M, Hwang MS, Darling DS, Coleman IM, Nelson PS, Nguyen HM, Corey E, Tewari M, Morrissey C, Vessella RL, Knudsen BS. Metastatic progression of prostate cancer and e-cadherin regulation by zeb1 and SRC family kinases. Am J Pathol 2011, 179: 400-410.

22. Alexander NR, Tran NL, Rekapally H, Summers CE, Glackin C, Heimark RL. N-cadherin gene expression in prostate carcinoma is modulated by integrin-dependent nuclear translocation of Twist1. Cancer Res 2006, 66: 3365-3369.

23. Tanaka H, Kono E, Tran CP, Miyazaki H, Yamashiro J, Shimomura T, Fazli L, Wada R, Huang J, Vessella RL, An J, Horvath S, Gleave M, Rettig MB, Wainberg ZA, Reiter RE. Monoclonal antibody targeting of N-cadherin inhibits prostate cancer growth, metastasis and castration resistance. Nat Med 2010, 16: 1414-1420.

24. Sandig M, Voura EB, Kalnins VI, Siu CH. Role of cadherins in the transendothelial migration of melanoma cells in culture. Cell Motil Cytoskeleton 1997, 38: 351-364.

25. Umbas R, Schalken JA, Aalders TW, Carter BS, Karthaus HF, Schaafsma HE, Debruyne FM, Isaacs WB. Expression of the cellular adhesion molecule E-cadherin is reduced or absent in high-grade prostate cancer. Cancer Res 1992, 52: 5104-5109.

26. Umbas R, Isaacs WB, Bringuier PP, Schaafsma HE, Karthaus HF, Oosterhof GO, Debruyne FM, Schalken JA. Decreased E-cadherin expression is associated with poor prognosis in patients with prostate cancer. Cancer Res 1994, 54 3929-3933.

27. De Marzo AM, Knudsen B, Chan-Tack K, Epstein JI. E-cadherin expression as a marker of tumor aggressiveness in routinely processed radical prostatectomy specimens. Urology 1999, 53: 707-713.

28. Tomita K, van Bokhoven A, van Leenders GJ, Ruijter ET, Jansen CF, Bussemakers MJ, Schalken JA. Cadherin switching in human prostate cancer progression. Cancer Res 2000, 60: 3650-3654.

29. Kuniyasu H, Troncoso P, Johnston D, Bucana CD, Tahara E, Fidler IJ, Pettaway CA. Relative expression of type IV collagenase, E-cadherin, and vascular endothelial growth factor/vascular permeability factor in prostatectomy specimens distinguishes organ-confined from pathologically advanced prostate cancers. Clin Cancer Res 2000, 6: 2295-2308.

30. Wallerand H, Robert G, Pasticier G, Ravaud A, Ballanger P, Reiter RE, Ferrière JM. The epithelial-mesenchymal transition-inducing factor TWIST is an attractive target in advanced and/or metastatic bladder and prostate cancers. Urol Oncol 2010, 28: 473-479.

31. Kwok WK, Ling MT, Lee TW, Lau TC, Zhou C, Zhang X, Chua CW, Chan KW, Chan FL, Glackin C, Wong YC, Wang X. Up-regulation of TWIST in prostate cancer and its implication as a therapeutic target. Cancer Res 2005, 65: 5153-5162.

32. Jaggi M, Nazemi T, Abrahams NA, Baker JJ, Galich A, Smith LM, Balaji KC. N-cadherin switching occurs in high Gleason grade prostate cancer. Prostate 2006, 66: 193-199.

33. Rubin MA, Mucci NR, Figurski J, Fecko A, Pienta KJ, Day ML. E-cadherin expression in prostate cancer: a broad survey using high-density tissue microarray technology. Hum Pathol 2001, 32: 690-697.

Question 10

去勢抵抗性前立腺癌（castration resistant prostate cancer）とはどういう腫瘍ですか？ 初期の癌とどのように異なるのですか？

■ 略語一覧
ADT: androgen deprivation therapy
AR: androgen receptor
EMT: epithelial-mesenchymal transition
SHBG: sex hormone-binding globulin
DHT: dihydrotestosterone
ARE: androgen response element
CAB: combined androgen blockade
GnRH: gonadotropin-releasing hormone

Answer

アンドロゲン遮断療法（androgen deprivation therapy: ADT）後、再増殖する細胞が進行癌に発展することは周知のとおりで、臨床家の頭痛の種です。再発癌の増殖をサポートするメカニズムは複雑ですが、アンドロゲン供給が著しく低下した環境においても増殖を可能にする細胞群は2つに大別されます。

第一に、アンドロゲン受容体（androgen receptor: AR）を継続して使用して増殖をはかる細胞群と、第二に、ARに依存しない機構を使用して増殖を開始する細胞群です。

後者に関しては2つの起源が考えられています。一つは初期癌組織内に潜在した細胞の増殖で、もう一つは癌基幹細胞（cancer stem cell）（AR陰性）の分化増殖により生じるAR陽性細胞およびAR陰性細胞の増殖です。いずれにしてもAR陽性、AR陰性群の共生が十分に考えられます。

AR陽性細胞は、低アンドロゲン環境下で増殖を可能にするメカニズムを新たに獲得した利口な細胞です。複数のメカニズムの存在が証明されています。いずれも血中に微量に存在する（例えば、副腎皮質由来の性ホルモン）アンドロゲンを上手にとらえ、AR結合を最高に生かすものです。列挙すると、AR遺伝子の増幅（amplification）、AR遺伝子m-RNA活性の強化、AR蛋白のアンドロゲンに対する感受性の亢進（親和性の増強）、テストステロン活性化に必要な5-α reductase活性の亢進、癌細胞自身でのステロイド合成機能の確立、すなわちautocrine機構の獲得、AR遺伝子に変異を促してその機能を亢進（gain of function mutation）、その結果はテストステロン以外のステロイドや、さらに非ステロイド物質もligandとして活用する能力の確立、ARの活性化に関係するcoactivatorとそれに拮抗するcorepressorとのバランスを調整してAR機能の亢進、などが挙げられます。

一方、ARを経由しない経路による細胞増殖経路の活性は、主としてAR活性陰性の癌細胞が使用する方法ですが、AR陽性癌細胞も用いる可能性が十分にあります。すなわち、anti-apoptosis活性の強化、IL-6およびIL-8などの非ホルモン（サイトカイン）による細胞増殖です。

増殖機能の促進に関与するもう一つの大きなメカニズムが考えられます。epithelial-mesenchymal transition（EMT）現象の出現です。この現象の出現に伴い、E-cadherin活性は消失ないし低下し、AR活性は著しく低下します。Question9で既に述べましたように、EMT現象下ではE-cadherin活性は消失ないし低下し、N-cadherin活性の亢進、その結果、癌細胞は間質型の性格を獲得、より悪性な生物学的態度を示すのです。

まとめますと、ADTのあと、一時的に癌細胞の増

殖は抑制されますが、必ず再生が始まり、癌細胞は巧妙な手段を駆使し、AR使用経路、AR以外の経路、あるいは両者を駆使して癌組織の増殖を継続するのです。

Comments

1 正常前立腺および前立腺癌の増殖におけるアンドロゲン（テストステロン）の機能

　正常前立腺の増殖およびその機能の継続にアンドロゲンは不可欠です。血清中のテストステロンの90-95％は精巣のLeydig細胞由来。残りの5-10％は副腎皮質から供給され（**Harris**）、いずれも血清中でアルブミンと性ホルモン結合グロブリン（sex hormone-binding globulin: SHBG）と結合して存在します（**Feldman**）。結合の解離に伴い、主要標的の一つの前立腺上皮細胞に取り込まれたあと、細胞質内で5-α reductaseにより活性型のdihydrotestosterone（DHT）となり、その受容体であるARと結合することによりその機能を発揮します。

　ARは、ligand-activated transcription factor（リガンドによって賦活化される転写活性化因子）であり、テストステロンとも結合しますが、DHTとの結合ではその機能は10倍も高くなります。

　DHTとの結合体はAR蛋白2個のhomodimerを形成し（**Harris**）、リン酸化のあと、核内に移行し、標的遺伝子（例えば、PSA遺伝子）のpromoter領域内にあるandrogen response element（ARE）と結合することによりその遺伝子の活性化が起こります（**Fig. 10-1**）。ARに依存する遺伝子の多くは細胞周期（cell cycle）調節に関与するものです。

　前立腺癌でもその大多数の症例でARは存在し、DHTとの結合によって細胞増殖をするわけですが、後述のようにDHT（あるいはテストステロン）以外のligandとして他のステロイドホルモンとも結合することがあり、その結果、DHT反応性の遺伝子の活性化につながります。

　前立腺癌に対するホルモン療法（ADT）の目的は、ARのligandである血清中のテストステロン値を可能なかぎり低下させることで、その方法として除睾術

Fig. 10-1 前立腺に対するテストステロンの作用機構

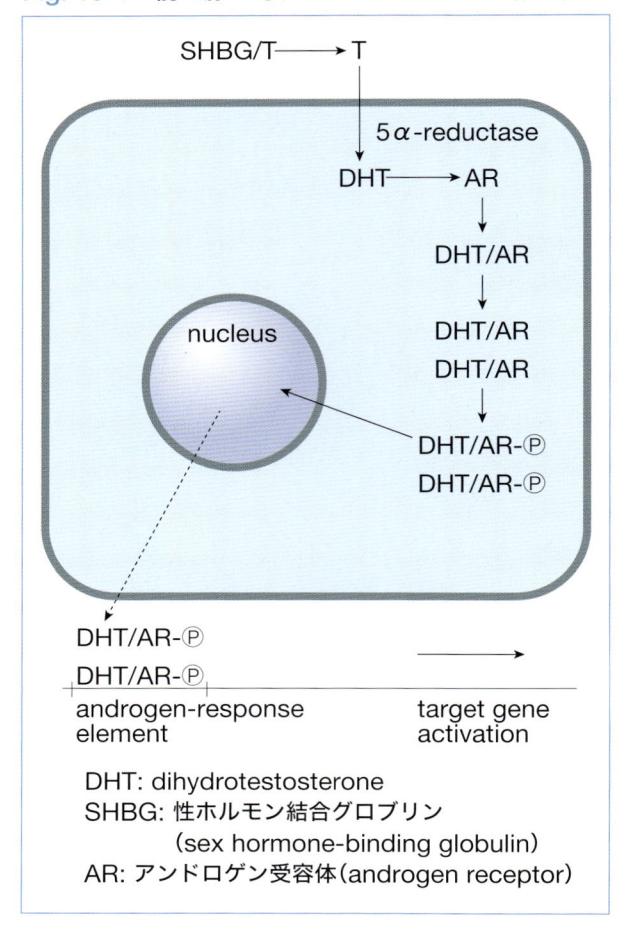

```
SHBG/T ──→ T
              │
              ↓ 5α-reductase
           DHT ──→ AR
              │
              ↓
           DHT/AR
              ↓
           DHT/AR
           DHT/AR
              ↓
           DHT/AR-Ⓟ
           DHT/AR-Ⓟ

   nucleus

DHT/AR-Ⓟ
DHT/AR-Ⓟ
androgen-response          target gene
element                    activation

DHT: dihydrotestosterone
SHBG: 性ホルモン結合グロブリン
      (sex hormone-binding globulin)
AR: アンドロゲン受容体(androgen receptor)
```

（surgical）あるいは内科的去勢（medical castration）があります（andorogen monotherapy）。

　しかしながら、多くの症例で同時にアンドロゲンantagonist（antiandrogen）療法も併用されます（combined androgen blockade: CAB）（**Loblaw**）。これは副腎由来のアンドロゲン作用を遮断するためです。除睾術を施行すると、血清中のテストステロン値は、12時間以内に急速に去勢域レベルまで減少し、その結果、前立腺組織は著明な萎縮像を示します。このことは、前立腺組織が継続的に精巣由来のテストステロンに依存していることを意味し、あたかもガソリンタンクを落とした車が動かなくなるようなものです。xenograftモデルではアポトーシスは3日以内に最高に達し、7-10日経過すると良性、悪性組織ともにアポトーシスは消失し、細胞増殖レベルは正常に復帰します（**Ohlson**）。

　すなわち、アンドロゲン依存性とはいうものの、前立腺癌組織内に死滅する細胞と、何とか生き残る細胞

とが共存するということから、ADTが一過性である理由がここにあります。ラットの実験では正常前立腺の小葉によって除睾効果は異なり、前葉においては上皮細胞および間質細胞ともにアポトーシスが起こるのに対して、他の小葉では萎縮が軽度であり（Banerjee）、同じようにヒト前立腺組織あるいは前立腺癌組織内でもADTに対して抵抗性に違いがあることが明らかです。

一方、gonadotropin-releasing hormone（GnRH）投与（antiandrogenと併用して）の場合、血清中のテストステロン値の減少は緩やかです。いずれにしてもADT効果は継続せず、血中テストステロン値が低下したままでも（この事実は後述のように臨床的にきわめて重要）、2-3年の経過で臨床的に癌の進行がみられ、約16-18カ月後に死に至ります（Pienta）。

さて、ADTの使用により前立腺癌における遺伝子群の発現はどのように変化するのでしょうか。これに答える重要な観察が、3種類の癌組織標本を使いましたスローン・ケタリング癌センターからの報告にみられます（Holzbeierlein）。

第一に、前立腺生検で癌の診断確立後、無治療で摘除した前立腺標本、第二に、3カ月間のCAB療法後に摘除された前立腺標本、第三にADT後、5-10年後に"再発"した転移巣癌です。

コントロールとしては上記の第一のグループ標本内の良性組織です。結果をまとめますと、3カ月のADT直後に得られた前立腺癌組織では、喪失もしくは著しく低下した遺伝子の数が無数に認められました（オリジナルの報告を参照されたい）。これらの遺伝子は、ARによって直接ないし間接にコントロールされているものと考えてよいでしょう。

一方、ADT後に残存した、いわゆる抵抗性の癌細胞において発現している遺伝子群は、意外なことにホルモン療法以前の癌組織（上記の第一のグループ）にみられる遺伝子群と相似していたという事実です。このことが意味するのは、"ADTによって一時的に発現が抑制されたが、時間の経過に伴い初期遺伝子活性が復活した"ということです。同様の意見は他の報告にもみられます（Bubendorf, Mousses, Amler, Zagarra-Moro）。

したがって、ADT後に生き残って活動を再開した癌細胞において、ARを介しての生存機構、すなわちアンドロゲン依存性がなお重要なはたらきをしているという想定のもと、話を進めていきます。

2 アンドロゲン遮断療法（ADT）への抵抗性獲得のメカニズム

前述のようにARを介する癌細胞生存／増殖の機能が生存していますので、androgen refractoryという用語は適切とは思われず、castration-resistantという表現が妥当です。

ARを使用して増殖機構を継続する経路については、in vitro／in vivoモデルの使用のデータに基づき複数の機構が提示されています。

2-1 アンドロゲンへの依存性の亢進

ADT後再発する患者の大多数で血清中のPSAが増加している事実は、ARを介する機構が温存されている証拠です。低アンドロゲン環境下でもそれを最大限に活用してAR機能の持続を図るという手段が最も普遍的なようです。では、どのような機構が保存されているのでしょうか。

a）AR遺伝子のamplification（増幅）

AR遺伝子コピー数の増加とoverexpression（mRNA機能の上昇）によるAR蛋白の増加です（Mellado, Chen）。後者はamplificationなしでも起こります（Chen）。約30％の症例でADT後に観察されます（Koivisto, Visakorpi）。

AR蛋白発現が"通常"の細胞（癌細胞を含む）では著しく低下した血清中アンドロゲン濃度下では死滅します。これが、AR蛋白産生増加への刺激となり、amplification可能なサブクローンの増殖につながります（Feldman）。

この説を支持するデータとして、アンドロゲン依存性のヒト細胞株LNCap細胞由来で去勢したマウスに出現したアンドロゲン"非依存性"のクローンを検査したところ（Chen）、全てのサブクローンにおいてARのmRNAおよびAR蛋白は有意に上昇しており、"アンドロゲン非依存性"のためにはARの増加が必要であることが示されました。

b）AR蛋白のアンドロゲンに対する感受性の亢進

アンドロゲン依存性のヒト前立腺癌株およびADT

後に再発したヒト前立腺組織由来の株を使用した実験において、DHTのARへの結合性は再発株で40倍も上昇しています（Gregory）。すなわち、低血清アンドロゲン濃度環境下でも、ARはtranscription factorとしての機能を最大に発揮しているといえます。

c）前立腺癌細胞内でのアンドロゲン活性化の増強

低血清中アンドロゲン環境下での癌細胞は、テストステロン活性化に必要な5α-reductase活性を亢進させており、AR機能を最大に持続させるに必要なDHT濃度を確保しようとします。この機能に加えて重要なのは、副腎由来のステロイドをアンドロゲンに変換させる酵素活性の強化（Feldman）、および癌細胞自体でステロイド合成機能の亢進の結果産生された、自家製のテストステロンの使用です（Holzbeierlein）。

d）AR遺伝子の変異（mutation）

変異は前立腺癌の10-20%の症例で起こっており、その約70%はミスセンス突然変異（missense mutation）です（Mellado, Gelmann）。ligand結合領域に主として起こり、その結果はgain of function変異、すなわち機能の亢進になります。

Taplinらは、骨髄転移巣由来の癌細胞の分析の結果、antiandrogen（flutamide）療法とGnRH療法併用症例でAR遺伝子に共通の変異を発見しました。コドン877にみられる2種類の変異、スレオニンがアラニン（T877A）にと、スレオニンがセリン（T877S）へとです。

その結果、機能に重要な変化が起こりました（Taplin, 1999, 2004）。これらの変異型AR遺伝子をtransfectされた癌細胞株はflutamideの活性型であるhydroxflutamideによって増殖が抑制されるどころか、逆に刺激される結果になりました。これが、flutamide使用患者でPSAの上昇／癌進行促進というantagonistがagonistに変換するparadoxicalな現象です[*1]。

[*1] antagonistからagonistへの変換はAR遺伝子の変異がなくてもcverexpressionしている癌細胞株でもみられます（Chen）。さらにこの現象はアンドロゲンantagonistを使用した症例の約30%において観察されるかなり普遍的なものであることを付け加えておきます（Schellhammer）。

AR変異の結果はこれだけではありません。その結果、DHT以外の物質もligandとして認識されAR活性化につながります。他のステロイドとして、エストロゲン、ハイドロコーチゾン（Matias）が挙げられます。

さらに驚くべきことに、非ステロイド物質（例えば、keratinocyte growth factor、epidermal growth factor、サイトカインであるIL-6など）もligandとしてはたらき、AR蛋白のリン酸化（活性化）が起こります。その結果ligand binding domainへの結合につながります（Culig, 1994, 2005）。

e）第四の機序としてみられるのはcoactivatorsとそれに拮抗するcorepressorsとのバランス

詳しく述べることは本書の主旨ではありませんので興味ある読者はHeinleinらのreviewを参照してください。1、2の例を挙げると、ARA70はARのcoactivatorの一つですが、副腎由来の弱アンドロゲンによるAR transcription機能を高めます。ADT療法後の前立腺癌の進行に関与する機構の一つです（Yeh, Miyamoto）。

2-2　ARを経由しないADT後の増殖機構（androgen-receptor bypass pathway）

上記の種々の機序はARを介しての継続した増殖機構ですが、ARを使用せず増殖を継続させるメカニズムが存在します。これは、必ずしもAR産生陰性の細胞に限らずAR機構との併存も可能です。

a）cancer stem cell仮説

よく知られているように、前立腺癌はしばしば多巣性（多クローン）であるのみならず、同一病巣内でも複数のクローンで構成されている可能性が十分に考えられます。

ADTの後、アポトーシスによって大多数の癌細胞が死滅、萎縮しますが、時間の経過に伴い、AR陽性細胞が再増殖することは既に述べました。しかし、初期病巣内にAR陰性クローンが共存し、これがADTに影響されることなく継続的に増殖する可能性が十分に考えられます。すなわち、アンドロゲン非依存性癌細胞の共存です（Isaacs）。Isaacsの仮説によれば、基底細胞層中に上皮性の基幹細胞（epithelial stem cells）が存在し、この細胞が癌化するとAR陽性およ

び陰性両タイプの細胞の増殖となり、アンドロゲンの存在では前者が腫瘍増殖します。

一方、アンドロゲン非依存性癌細胞は、ADTの後に増殖を開始し、再発像を示すというものです。しかしながら、ADT後にみられる前立腺腫瘍の大部分がなおAR陽性という事実は、この細胞のなかにいわゆるprostate cancer stem cellの存在（増殖）も考慮しなければなりません（Kwon）。

b）anti-apoptosis活性の上昇

細胞増加は細胞増殖のみならず、anti-apoptosis活性の上昇の結果でも起こるわけです。免疫組織化学反応でみると、anti-apoptotic蛋白であるbcl-2は、正常組織では基底細胞（basal cell）に限局されています（McDonnell, Colombel）が、癌細胞で強く表現され、転移巣（骨転移巣を含む）では、17-52％の症例において免疫組織化学反応陽性です。ADT後の再発癌ではその陽性率は有意に増殖された（p<0.01）とMcDonnellらは報告しています。一方、Furuyaらは、ホルモン療法を受けた群とそうでない群との間に陽性率の差はなかったと報告しています。

bcl-2蛋白活性の意義を検索する目的で、Raffoらはアンドロゲン依存性のヒト前立腺癌株LNCapにbcl-2遺伝子を強制発現させてみました。in vitro、in vivo両方において、アンドロゲン欠如環境下でbcl-2発現株のみ増殖が可能でした。したがって、ホルモン療法後の癌組織ではbcl-2の表現は癌組織増殖のための手段の一つといえましょう。

c）epithelial-mesenchymal transition（EMT）pathwayの活性

EMT活性の重要性についてはGleasonスコア6と7の腫瘍の臨床像の違いを説明する機序として解説しました（Question9参照）。ここでTanakaらのきわめて重要な報告を紹介します。骨髄転移巣から得られたヒト前立腺癌株LAPC9、LAPC4細胞はアンドロゲン依存性です。これらの細胞を去勢されたマウスにxenograftとして植えつけました。castration-resistant株として得られた株との遺伝子発現を組織的に調べたところ、後者に強く発現していたのはN-cadherin遺伝子でした。既にQuestion9で述べましたように、N-cadherinの強い発現は、転移性を獲得した、より悪性の前立腺癌です。

Table10-1 N-cadherin活性に伴って変化する遺伝子群（Tanakaら）

↓	E-cadherin、AR、PSA
↑	vimentin、bcl-2、TGFβ1、VEGF（vascular endothelial growth factor）、IL-6、IL-8

さらに調べてみるとN-cadherinの出現はE-cadherinの異所発現[*2]を伴っており、明らかにEMT現象の出現です。去勢マウスで継続して移植を繰り返したところ、ARの消失ないし減少、N-cadherin、vimentin遺伝子のさらなる活性化がみられ、xenograftの浸潤性の亢進がみられました（Table10-1）。

そこで、N-cadherin蛋白出現の生物学的意義をさらに調べるため、抗N-cadherin抗体で処理したところ、in vivo、in vitroともに増殖が有意に抑制されました。さらに、ヒト前立腺癌組織でのN-cadherinの活性を調べると、castration-resistantの転移巣から採取された組織では、その出現頻度と免疫組織化学での染色性の亢進が確認され、ADT後に出現するヒト前立腺癌でN-cadherin活性が重要な役割を持っていることが示されました。

では、アンドロゲン消失（ないし減少）とN-cadherin活性上昇の間に因果関係があるのでしょうか。現在までのところ、直接の因果関係ははっきり示されていませんが、N-cadherin活性をコントロールする上流の遺伝子群の一つのZib1とAR遺伝子活性の間に相関がありそうです（Sun）。EMT現象に関与する遺伝子を含めてADT後に起こる変化をFig.10-2にまとめます（Tanaka, Sun, Zhu, Kwok, Yuen, Fan）。

d）IL-6、IL-8活性の上昇

IL-6は免疫機構と造血に関与するサイトカインで、その活性は厳重にコントロールされています。しかし

[*2] E-cadherinはLAPC9およびLAPC4細胞ではその正常位置で発現していますが（細胞膜）、castration-resistant株では細胞質に限局しており、この異所発現（aberrant expression）はその機能を失ったタンパク質による。

Fig. 10-2　androgen-deprivation therapy（ADT）後に癌細胞に起こる変化*1

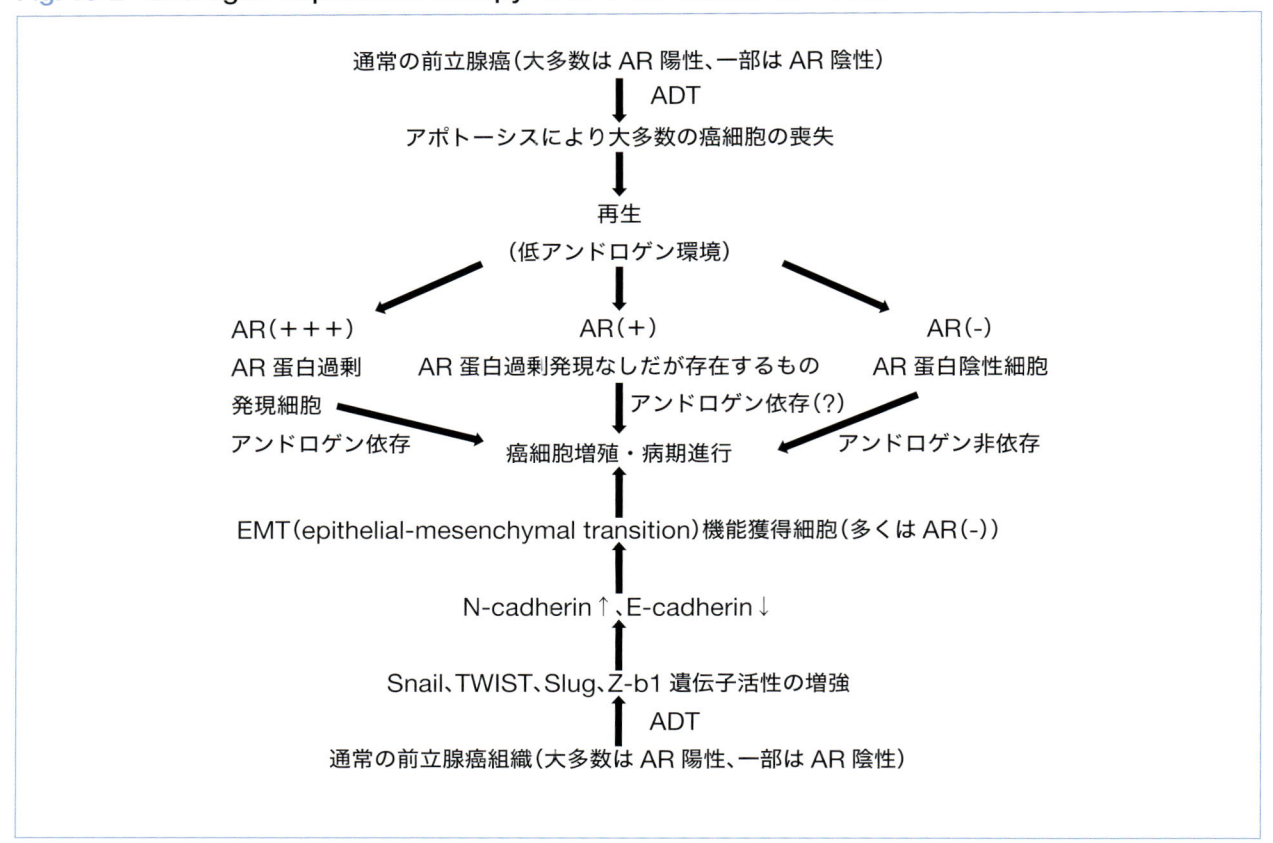

```
通常の前立腺癌（大多数はAR陽性、一部はAR陰性）
                    ↓ ADT
       アポトーシスにより大多数の癌細胞の喪失
                    ↓
                   再生
              （低アンドロゲン環境）

   AR(＋＋＋)          AR(＋)              AR(-)
   AR蛋白過剰    AR蛋白過剰発現なしだが存在するもの    AR蛋白陰性細胞
   発現細胞         アンドロゲン依存(?)
   アンドロゲン依存  癌細胞増殖・病期進行       アンドロゲン非依存

       EMT(epithelial-mesenchymal transition)機能獲得細胞（多くはAR(-)）
                    ↑
            N-cadherin↑、E-cadherin↓
                    ↑
         Snail、TWIST、Slug、Z-b1遺伝子活性の増強
                    ↑ ADT
      通常の前立腺癌組織（大多数はAR陽性、一部はAR陰性）
```

*1　Tanaka, Zhu, Kwok, Yuen, Fanをもとに作成

ながら、担癌患者（前立腺癌、腎細胞癌、リンパ腫、多発性骨髄腫など）（Zerbini, Weiss）では、血清中IL-6の増昇が認められています。ADT後に再発する転移性前立腺癌症例においては、血清中IL-6レベルは予後を予測する因子です（Chung, Drachenberg, Okamoto, Twillie）。したがって、ADT後に生存する前立腺癌の増殖に何らかの役割があることを思わせます。

IL-8も免疫機構、炎症、血管増殖（vascular endothelial growth factorの産生を刺激）に関与するサイトカインで（Araki）、前立腺癌を含む多数の癌組織で検出され、腫瘍増殖因子の一つと考えられています（Araki, Balbay, Inoue）。

IL-6もIL-8もADT後の前立腺癌に発現する増殖因子（Culig, 2005, Zerbini）ということになれば、当然ARの機能との因果関係が興味を引くところです。ヒト前立腺癌株を使った実験によると、アンドロゲン依存性（AR陽性）のLNCapやLAPC-4細胞ではIL-8（Araki）の産生はみられませんが、アンドロゲン非依存性のPC-3では強力な出現がみられています。一方、IL-6も同様に、LNCapでの活性は微弱であるのに対して、アンドロゲン非依存性のPC-3とDu145では大量に出現しています（Zerbini）。

IL-8遺伝子をアンドロゲンに反応するLAPC-4細胞腫株で強制発現させるとIL-8の受容体であるCXCR1を介して細胞増殖がみられ、一方ARとPSA活性は減少しており、ADT後の前立腺癌においてはIL-6あるいはIL-8サイトカインにより増殖はARを経由するものとは別に存在することを示唆しています。さらに、LNCap（AR依存性）をIL-6で処理するとneuroendocrine分化を促進するという報告もあります（Deeble）。

先に述べましたように、N-cadherin活性の上昇によって起こるEMT現象と伴ってIL-6、IL-8活性の上昇がみられ、これらのサイトカインの役割が関係しているようです（Tanaka）。

References

1. Harris WP, Mostaghel EA, Nelson PS, Montgomery B. Androgen deprivation therapy: progress in understanding mechanisms of resistance and optimizing androgen depletion. Nat Clin Pract Urol 2009, 6: 76-85.
2. Feldman BJ, Feldman D. The development of androgen-independent prostate cancer. Nat Rev Cancer 2001, 1: 34-45.
3. Loblaw DA, Virgo KS, Nam R, Somerfield MR, Ben-Josef E, Mendelson DS, Middleton R, Sharp SA, Smith TJ, Talcott J, Taplin M, Vogelzang NJ, Wade JL 3rd, Bennett CL, Scher HI; American Society of Clinical Oncology. Initial hormonal management of androgen-sensitive metastatic, recurrent, or progressive prostate cancer: 2006 update of an American Society of Clinical Oncology practice guideline. J Clin Oncol 2007, 25: 1596-1605.
4. Ohlson N, Wikström P, Stattin P, Bergh A. Cell proliferation and apoptosis in prostate tumors and adjacent non-malignant prostate tissue in patients at different time-points after castration treatment. Prostate 2005, 62: 307-315.
5. Banerjee PP, Banerjee S, Tilly KI, Tilly JL, Brown TR, Zirkin BR. Lobe-specific apoptotic cell death in rat prostate after androgen ablation by castration. Endocrinology 1995, 136: 4368-4376.
6. Pienta KJ, Bradley D. Mechanisms underlying the development of androgen-independent prostate cancer. Clin Cancer Res 2006, 12: 1665-1671.
7. Holzbeierlein J, Lal P, La Tulippe E, Smith A, Satagopan J, Zhang L, Ryan C, Smith S, Scher H, Scardino P, Reuter V, Gerald WL. Gene expression analysis of human prostate carcinoma during hormonal therapy identifies androgen-responsive genes and mechanisms of therapy resistance. Am J Pathol 2004, 164: 217-227.
8. Bubendorf L, Kolmer M, Kononen J, Koivisto P, Mousses S, Chen Y, Mahlamäki E, Schraml P, Moch H, Willi N, Elkahloun AG, Pretlow TG, Gasser TC, Mihatsch MJ, Sauter G, Kallioniemi OP. Hormone therapy failure in human prostate cancer: analysis by complementary DNA and tissue microarrays. J Natl Cancer Inst 1999, 91: 1758-1764.
9. Mousses S, Wagner U, Chen Y, Kim JW, Bubendorf L, Bittner M, Pretlow T, Elkahloun AG, Trepel JB, Kallioniemi OP. Failure of hormone therapy in prostate cancer involves systematic restoration of androgen responsive genes and activation of rapamycin sensitive signaling. Oncogene 2001, 20: 6718-6723.
10. Amler LC, Agus DB, LeDuc C, Sapinoso ML, Fox WD, Kern S, Lee D, Wang V, Leysens M, Higgins B, Martin J, Gerald W, Dracopoli N, Cordon-Cardo C, Scher HI, Hampton GM. Dysregulated expression of androgen-responsive and nonresponsive genes in the androgen-independent prostate cancer xenograft model CWR22-R1. Cancer Res 2000, 60: 6134-6141.
11. Zegarra-Moro OL, Schmidt LJ, Huang H, Tindall DJ. Disruption of androgen receptor function inhibits proliferation of androgen-refractory prostate cancer cells. Cancer Res 2002, 62: 1008-1013.
12. Mellado B, Codony J, Ribal MJ, Visa L, Gascón P. Molecular biology of androgen-independent prostate cancer: the role of the androgen receptor pathway. Clin Transl Oncol 2009, 11: 5-10.
13. Chen CD, Welsbie DS, Tran C, Baek SH, Chen R, Vessella R, Rosenfeld MG, Sawyers CL. Molecular determinants of resistance to antiandrogen therapy. Nat Med 2004, 10: 33-39.
14. Koivisto P, Kononen J, Palmberg C, Tammela T, Hyytinen E, Isola J, Trapman J, Cleutjens K, Noordzij A, Visakorpi T, Kallioniemi OP. Androgen receptor gene amplification: a possible molecular mechanism for androgen deprivation therapy failure in prostate cancer. Cancer Res 1997, 57: 314-319.
15. Visakorpi T, Hyytinen E, Koivisto P, Tanner M, Keinänen R, Palmberg C, Palotie A, Tammela T, Isola J, Kallioniemi OP. In vivo amplification of the androgen receptor gene and progression of human prostate cancer. Nat Genet 1995, 9: 401-406.
16. Gregory CW, Johnson RT Jr, Mohler JL, French FS, Wilson EM. Androgen receptor stabilization in recurrent prostate cancer is

associated with hypersensitivity to low androgen. Cancer Res 2001, 61: 2892-2898.
17. Gelmann EP. Molecular biology of the androgen receptor. J Clin Oncol 2002, 20: 3001-3015.
18. Taplin ME, Bubley GJ, Ko YJ, Small EJ, Upton M, Rajeshkumar B, Balk SP. Selection for androgen receptor mutations in prostate cancers treated with androgen antagonist. Cancer Res 1999, 59: 2511-2515.
19. Taplin ME, Balk SP. Androgen receptor: a key molecule in the progression of prostate cancer to hormone independence. J Cell Biochem 2004, 91: 483-490.
20. Schellhammer PF, Venner P, Haas GP, Small EJ, Nieh PT, Seabaugh DR, Patterson AL, Klein E, Wajsman Z, Furr B, Chen Y, Kolvenbag GJ. Prostate specific antigen decreases after withdrawal of antiandrogen therapy with bicalutamide or flutamide in patients receiving combined androgen blockade. J Urol 1997, 157: 1731-1735.
21. Matias PM, Carrondo MA, Coelho R, Thomaz M, Zhao XY, Wegg A, Crusius K, Egner U, Donner P. Structural basis for the glucocorticoid response in a mutant human androgen receptor (AR[ccr]) derived from an androgen-independent prostate cancer. J Med Chem 2002, 45: 1439-1446.
22. Culig Z, Hobisch A, Cronauer MV, Radmayr C, Trapman J, Hittmair A, Bartsch G, Klocker H. Androgen receptor activation in prostatic tumor cell lines by insulin-like growth factor-I, keratinocyte growth factor, and epidermal growth factor. Cancer Res 1994, 54: 5474-5478.
23. Culig Z, Steiner H, Bartsch G, Hobisch A. Interleukin-6 regulation of prostate cancer cell growth. J Cell Biochem 2005, 95: 497-505.
24. Heinlein CA, Chang C. Androgen receptor (AR) coregulators: an overview. Endocr Rev 2002, 23: 175-200.
25. Yeh S, Chang C. Cloning and characterization of a specific coactivator, ARA70, for the androgen receptor in human prostate cells. Proc Natl Acad Sci USA 1996, 93: 5517-5521.
26. Miyamoto H, Yeh S, Lardy H, Messing E, Chang C. Delta5-androstenediol is a natural hormone with androgenic activity in human prostate cancer cells. Proc Natl Acad Sci USA 1998, 95: 11083-11088.
27. Isaacs JT. The biology of hormone refractory prostate cancer. Why does it develop? Urol Clin North Am 1999, 26: 263-273.
28. Kwon OJ, Xin L. Prostate epithelial stem and progenitor cells. Am J Clin Exp Urol 2014, 2: 209-218.
29. McDonnell TJ, Troncoso P, Brisbay SM, Logothetis C, Chung LW, Hsieh JT, Tu SM, Campbell ML. Expression of the protooncogene bcl-2 in the prostate and its association with emergence of androgen-independent prostate cancer. Cancer Res 1992, 52: 6940-6944.
30. Colombel M, Symmans F, Gil S, O'Toole KM, Chopin D, Benson M, Olsson CA, Korsmeyer S, Buttyan R. Detection of the apoptosis-suppressing oncoprotein bc1-2 in hormone-refractory human prostate cancers. Am J Pathol 1993, 143: 390-400.
31. Furuya Y, Krajewski S, Epstein JI, Reed JC, Isaacs JT. Expression of bcl-2 and the progression of human and rodent prostatic cancers. Clin Cancer Res 1996, 2: 389-398.
32. Raffo AJ, Perlman H, Chen MW, Day ML, Streitman JS, Buttyan R. Overexpression of bcl-2 protects prostate cancer cells from apoptosis in vitro and confers resistance to androgen depletion in vivo. Cancer Res 1995, 55: 4438-4445.
33. Tanaka H, Kono E, Tran CP, Miyazaki H, Yamashiro J, Shimomura T, Fazli L, Wada R, Huang J, Vessella RL, An J, Horvath S, Gleave M, Rettig MB, Wainberg ZA, Reiter RE. Monoclonal antibody targeting of N-cadherin inhibits prostate cancer growth, metastasis and castration resistance. Nat Med 2010,16: 1414-1420.
34. Sun Y, Wang BE, Leong KG, Yue P, Li L, Jhunjhunwala S, Chen D, Seo K, Modrusan Z, Gao WQ, Settleman J, Johnson L. Androgen deprivation causes epithelial-mesenchymal transition in the prostate: implications for androgen-deprivation therapy. Cancer Res 2012, 72: 527-536.

35. Zhu ML, Kyprianou N. Role of androgens and the androgen receptor in epithelial-mesenchymal transition and invasion of prostate cancer cells. FASEB J 2010, 24: 769-777.
36. Kwok WK, Ling MT, Lee TW, Lau TC, Zhou C, Zhang X, Chua CW, Chan KW, Chan FL, Glackin C, Wong YC, Wang X. Up-regulation of TWIST in prostate cancer and its implication as a therapeutic target. Cancer Res 2005, 65: 5153-5162.
37. Yuen HF, Chua CW, Chan YP, Wong YC, Wang X, Chan KW. Significance of TWIST and E-cadherin expression in the metastatic progression of prostate cancer. Histopathology 2007, 50: 648-658.
38. Fan XJ, Wan XB, Yang ZL, Fu XH, Huang Y, Chen DK, Song SX, Liu Q, Xiao HY, Wang L, Wang JP. Snail promotes lymph node metastasis and Twist enhances tumor deposit formation through epithelial-mesenchymal transition in colorectal cancer. Hum Pathol 2013, 44: 173-180.
39. Zerbini LF, Wang Y, Cho JY, Libermann TA. Constitutive activation of nuclear factor kappaB p50/p65 and Fra-1 and JunD is essential for deregulated interleukin 6 expression in prostate cancer. Cancer Res 2003, 63: 2206-2215.
40. Weiss LM. Lymph Nodes. Cambridge University Press, 2008.
41. Chung TD, Yu JJ, Spiotto MT, Bartkowski M, Simons JW. Characterization of the role of IL-6 in the progression of prostate cancer. Prostate 1999, 38: 199-207.
42. Drachenberg DE, Elgamal AA, Rowbotham R, Peterson M, Murphy GP. Circulating levels of interleukin-6 in patients with hormone refractory prostate cancer. Prostate 1999, 41: 127-133.
43. Okamoto M, Lee C, Oyasu R. Interleukin-6 as a paracrine and autocrine growth factor in human prostatic carcinoma cells in vitro. Cancer Res 1997, 57: 141-146.
44. Twillie DA, Eisenberger MA, Carducci MA, Hseih WS, Kim WY, Simons JW. Interleukin-6: a candidate mediator of human prostate cancer morbidity. Urology 1995, 45: 542-549.
45. Araki S, Omori Y, Lyn D, Singh RK, Meinbach DM, Sandman Y, Lokeshwar VB, Lokeshwar BL. Interleukin-8 is a molecular determinant of androgen independence and progression in prostate cancer. Cancer Res 2007, 67: 6854-6862.
46. Balbay MD, Pettaway CA, Kuniyasu H, Inoue K, Ramirez E, Li E, Fidler IJ, Dinney CP. Highly metastatic human prostate cancer growing within the prostate of athymic mice overexpresses vascular endothelial growth factor. Clin Cancer Res 1999, 5: 783-789.
47. Inoue K, Slaton JW, Eve BY, Kim SJ, Perrotte P, Balbay MD, Yano S, Bar-Eli M, Radinsky R, Pettaway CA, Dinney CP. Interleukin 8 expression regulates tumorigenicity and metastases in androgen-independent prostate cancer. Clin Cancer Res 2000, 6: 2104-2119.
48. Deeble PD, Murphy DJ, Parsons SI, Cox ME. Interleukin-6- and cyclic AMP-mediated signaling potentiates neuroendocrine differentiation of LNCaP prostate tumor cells. Mol Cell Biol 2001, 21: 8471-8482.

Question 11

末期前立腺癌は、大多数の症例において骨転移を併発し、いかにしてこの問題に対処するかが臨床上の問題点です。骨転移はどのような機序によって起こるのか解説してください。

■ 略語一覧
HSC: hematopoietic stem cell
SDF-1: stromal-derived factor-1
PSA: prostate specific antigen
RP: radical prostatectomy
RANKL: receptor activator of nuclear factor kappa-B ligand

Answer

骨髄転移前立腺癌では、骨形成（osteoblastic）および骨溶解（osteolytic）の組み合わせの変化が共存します。このことは、癌細胞と骨髄組織との間に密接な相互関係があることを思わせます。過去15年間の研究（その多くは前立腺癌株を使う in vitro のデータですが）によって、造血幹細胞（hematopoietic stem cell: HSC）の帰巣性（homing）メカニズムをそのまま踏襲しているという興味ある事実が明らかになりました。胎生初期、造血は、肝および脾で増殖を開始するのですが、究極的にHSCはそこを離れ、血中に入って最終目的地である骨髄に到着し、そこで定着して増殖します。この帰巣性のためには、巧妙な特異的メカニズムが存在するのですが、なんと前立腺癌細胞は、この機構をそっくり利用して骨髄に定着・増殖するのです。

前立腺癌の骨髄転移巣の特徴は、osteoblastic metastasisです。このことは、癌細胞と骨髄組織（骨芽細胞〔osteoblast〕、破骨細胞〔osteoclast〕、内皮細胞〔endothelial cell〕）や骨梁（endosteum）との間に、相互に成長を促進するメカニズムが確立されていることです。その詳しいメカニズムについては次のCommentsを参照してください。

Comments

骨転移は、末期前立腺癌でのきわめて普遍的現象で、約70％の症例にて観察されます（**Mundy**）。乳癌も同様に骨転移を起こしやすい癌ですが、両者には違いがあります。

すなわち、前立腺癌転移巣は圧倒的に osteoblastic metastasis（**Fig. 11-1**）であるのに対して、乳癌は多くの場合、骨溶解型（osteolytic type）です。腎細胞癌の転移も同様に骨溶解型です。

もっとも、前立腺癌転移巣は純粋に2つのタイプに分けられるのではなく、両タイプの混合型として出現します。純粋に骨溶解型は、多発性骨髄腫（multiple myeloma）のみです（**Roodman**）。

成人の骨組織では恒常的に骨吸収／新生（osteolysis／osteogenesis）が行われているのですが、その回転は緩やかで、骨溶解と骨形成過程（osteoblastic process）の間に均衡が保たれています。

それでは、前立腺癌はなぜ骨転移を起こしやすいのでしょうか。そのメカニズムはきわめて複雑です。前立腺癌細胞と骨髄組織内の細胞に由来する多数の因子が複雑に絡み合っての結果ですが、この複雑な機構を可能なかぎり単純化した最低のメカニズムを紹介します。過去10-15年間の研究で明らかになってきたことは、骨転移のメカニズムはHSCの骨髄への"帰巣"

のために使われる機構がそのまま使われているという重大な発見です。したがって、HSCの"帰巣"のメカニズムをまず紹介します。

骨髄を増殖巣とする血液細胞（白血球、赤血球、巨核球、リンパ球等）は、いずれもHSC由来です。胎生期には、肝、脾を主とする骨髄外臓器で造血は始まり、胎生後期までには骨髄に移動し、リンパ球系を除いては骨髄が唯一の正常造血組織となります（**Yin, Wilson**）。

では、他臓器で増殖していたHSCがどのようなメカニズムで究極の目的地としての骨髄へ移動するのでしょうか。これには骨髄内の特殊なミクロ環境（microenvironment）が、決定的な役割を果たしています。このミクロ環境とは、骨梁の表面を覆う骨芽細胞層と、骨髄内に分布する後毛細血管静脈（post capillary venule）を構成する内皮細胞の2カ所で構成されているニッチ（niche）と呼ばれるものです（**Yin, Wilson**）。胎生期に肝および脾から遊離したHSCは、血行を通じて骨髄に到着しますが、ここから血管外へ、すなわち骨髄組織内のニッチに到着する第一歩として、内皮細胞表面に癒着することが必要です。

骨髄内に分布する内皮細胞は、その特徴として表面に癒着因子endothelial selectin（E-selectin）を発現しており、一方、HSCは、その表面にその受容体に対応するE-selectin ligandを持ち、両者の結合の結果、内皮細胞表面への癒着が起こります（**Dimitroff, 2001, Xia**）（Fig. 11-2）。

次のステップは内皮細胞間隙を通過して骨髄質内への侵入です。ここで関係するのは、内皮細胞および骨芽細胞から分泌されるサイトカインCXCL-12（別名：stromal-derived factor-1〔SDF-1〕）が、HSCを誘導します[*1]（**Willson**）。HSCの表面に存在するその受容体CXCR-4に吸着することによりニッチへと導かれます（Fig. 11-2）（**Yin, Peled, Kollet, Ponomaryov, Hamada, Ara**）。最終目的地ニッチに定着後、造血を開始します。CXCL-12とCXCR-4がHSCの骨髄への移動（帰巣）に決定的役割を果たしていることは、これらの遺伝子が欠如しているknock-outマウスでの観察で明らかで、すなわち胎生初期、肝における造血は、正常に進行するも骨髄への移動は起こりません（**Nagasawa**）。

さて、話は前立腺癌細胞に戻ります。Taichmanらは、前立腺癌の骨髄への転移に際して、HSCの帰巣

Fig. 11-1　前立腺癌の骨転移巣
転移病巣を囲んで疎繊維組織が分布している。骨稜表面には骨芽細胞（osteoblast）（＊）が増殖しており、仮骨（＋）を形成している。

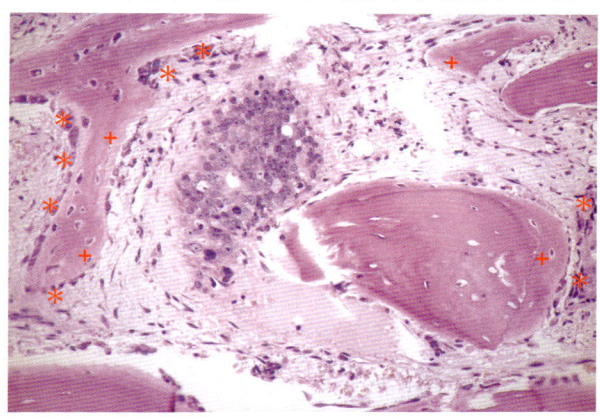

にみられるメカニズムを利用している可能性があるのではないかと考えました。この可能性に関してその後多くの報告があり、これをまとめてみますと、前立腺癌細胞はE-selectin ligandを活発に産生しており（**Jørgensen, Dimitroff, 2004, 2005, Barthel**）、これが骨髄内の内皮細胞に癒着するのに使われているようです。しかも前立腺癌細胞は、大動脈内皮細胞や、臍帯内皮細胞あるいは皮膚の内皮細胞よりも、骨髄内皮細胞により強い癒着性を示します（**Lehr**）。

さらに、前述のSDF-1（CXCL-12）と結合するCXCR-4の産生も転移性前立腺癌細胞で活発であり（**Sun, Wang**）、その結果、HSCのニッチが前立腺癌細胞の定着地ともなります。ここで、当然両者の間に骨梁表面に存在するニッチの獲得競争が起こるのですが（**Schettpelz**）、勝負は前立腺癌細胞が勝ちのようです。ニッチを占領した結果、HSCの減少（貧血）が起こります（**Shiozawa**）。

癌細胞はいったん骨髄内に定着すると造血細胞や間質の細胞（骨芽細胞、破骨細胞、fibroblast、マクロファージ）とのクロストークを始めます。前述のように、前立腺癌骨転移巣は基本的にはosteoblastic metastasisですが、もちろんosteoclastic changeが先行（あるいは並行）しており、このことは骨組織由来の蛋白が血中に遊離されていることから分かります

[*1] 内皮細胞によるCXCL-12（SDF-1）の分泌は骨髄内皮細胞に特有で、例えば膀胱の内皮細胞ではこの遺伝子発現は陰性です（**Imai**）。

Fig. 11-2 前立腺癌細胞とhematopoietic stem cell（HSC）の骨髄組織への帰巣性競争

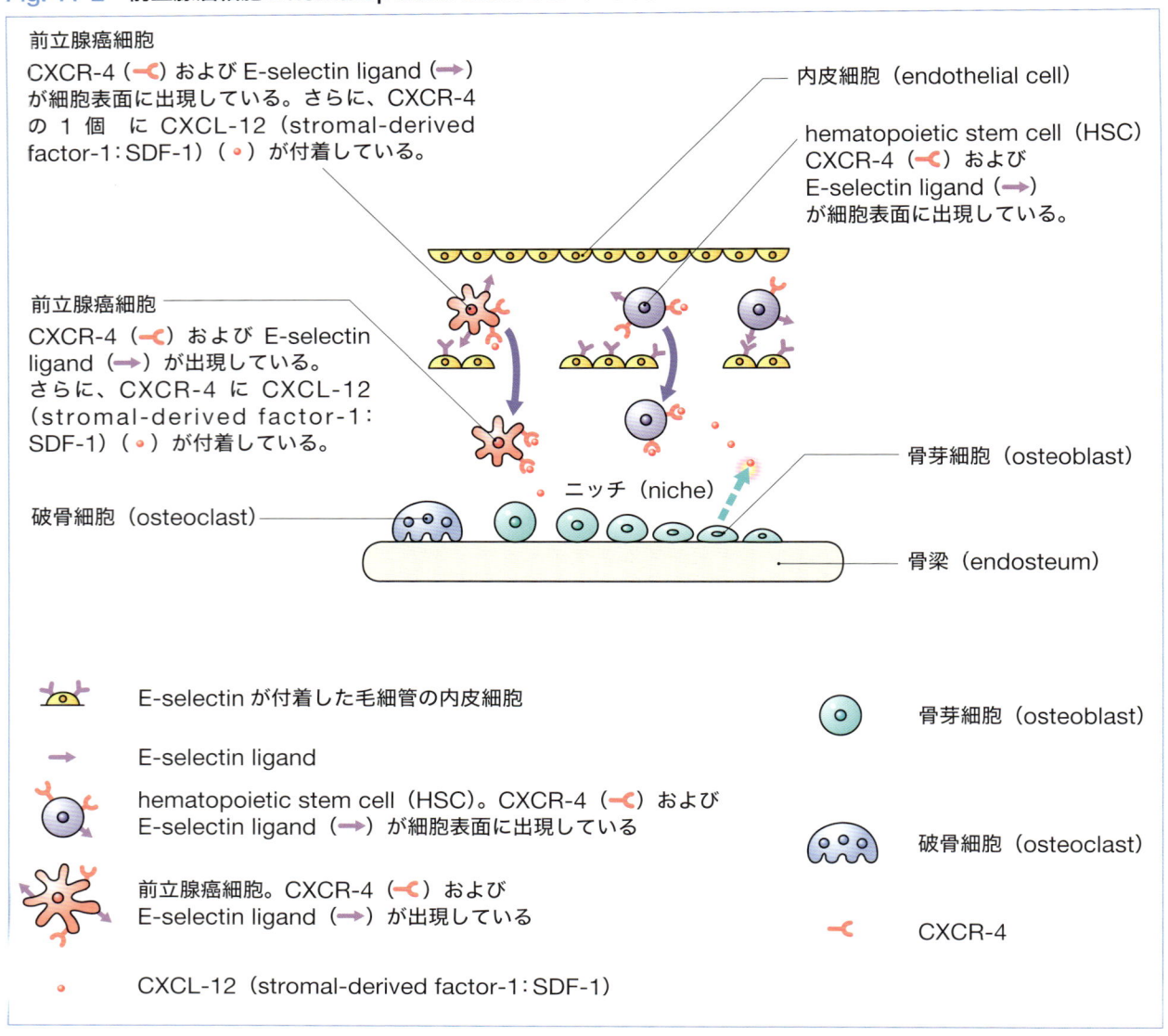

前立腺癌細胞
CXCR-4（ ）および E-selectin ligand（ ）が細胞表面に出現している。さらに、CXCR-4の1個にCXCL-12（stromal-derived factor-1：SDF-1）（ ）が付着している。

内皮細胞（endothelial cell）

hematopoietic stem cell（HSC）
CXCR-4（ ）および
E-selectin ligand（ ）が細胞表面に出現している。

前立腺癌細胞
CXCR-4（ ）および E-selectin ligand（ ）が出現している。さらに、CXCR-4 に CXCL-12（stromal-derived factor-1：SDF-1）（ ）が付着している。

破骨細胞（osteoclast）

ニッチ（niche）

骨芽細胞（osteoblast）

骨梁（endosteum）

- E-selectin が付着した毛細管の内皮細胞
- E-selectin ligand
- hematopoietic stem cell（HSC）。CXCR-4（ ）およびE-selectin ligand（ ）が細胞表面に出現している
- 前立腺癌細胞。CXCR-4（ ）およびE-selectin ligand（ ）が出現している
- CXCL-12（stromal-derived factor-1：SDF-1）
- 骨芽細胞（osteoblast）
- 破骨細胞（osteoclast）
- CXCR-4

(Maeda)。

ニッチに定着した癌細胞は必ずしも直ちに増殖を開始することはありません。定着後安定した静止状態を保ちながら潜伏し、後日増殖を開始する可能性があります（Morgan）。一見、前立腺外科的切除により完治したと思われる患者において、前立腺特異抗原（prostate specific antigen: PSA）値の再上昇（biochemical recurrence）がみられるのは、このような症例に基づく可能性が当然考えられます。この可能性は、PSA非再発率を示すKaplan-Meier曲線をみると、術後最初の2-3年に比較的急に曲線が下向することからもうかがえます。Morganらによれば、根治的前立腺摘除術（radical prostatectomy: RP）前に行われていた骨髄穿刺標本中、なんと72％（569例中408例）において、癌細胞と判定される異常上皮細胞が認められました[*2]（Morgan）。

話をもとに戻します。ニッチにたどり着いた前立腺癌細胞は、まずosteoclast形成を促します。osteoclastはHSC由来です。その前段階であるpreosteoclastがosteoclastに分化するためには、骨芽細胞から分泌される因子のRANKL（receptor activator of nuclear factor kappa-B ligand）とpreosteoclast表面のreceptorであるRANKとの結合が必要です（Weilbaecher, Loberg, Logothesis）（Fig. 11-3）。osteoclastから

[*2] この報告の欠点は、異常上皮細胞の検出に上皮細胞検出用の免疫組織反応を使い、PSA抗体による判定が使用されなかったことです。

Fig. 11-3 骨転移巣における癌細胞と骨髄組織（骨芽細胞〔osteoblast〕、破骨細胞〔osteoclast〕）との相互増殖促進関係（使用した細胞群はFig. 11-2と同じ）

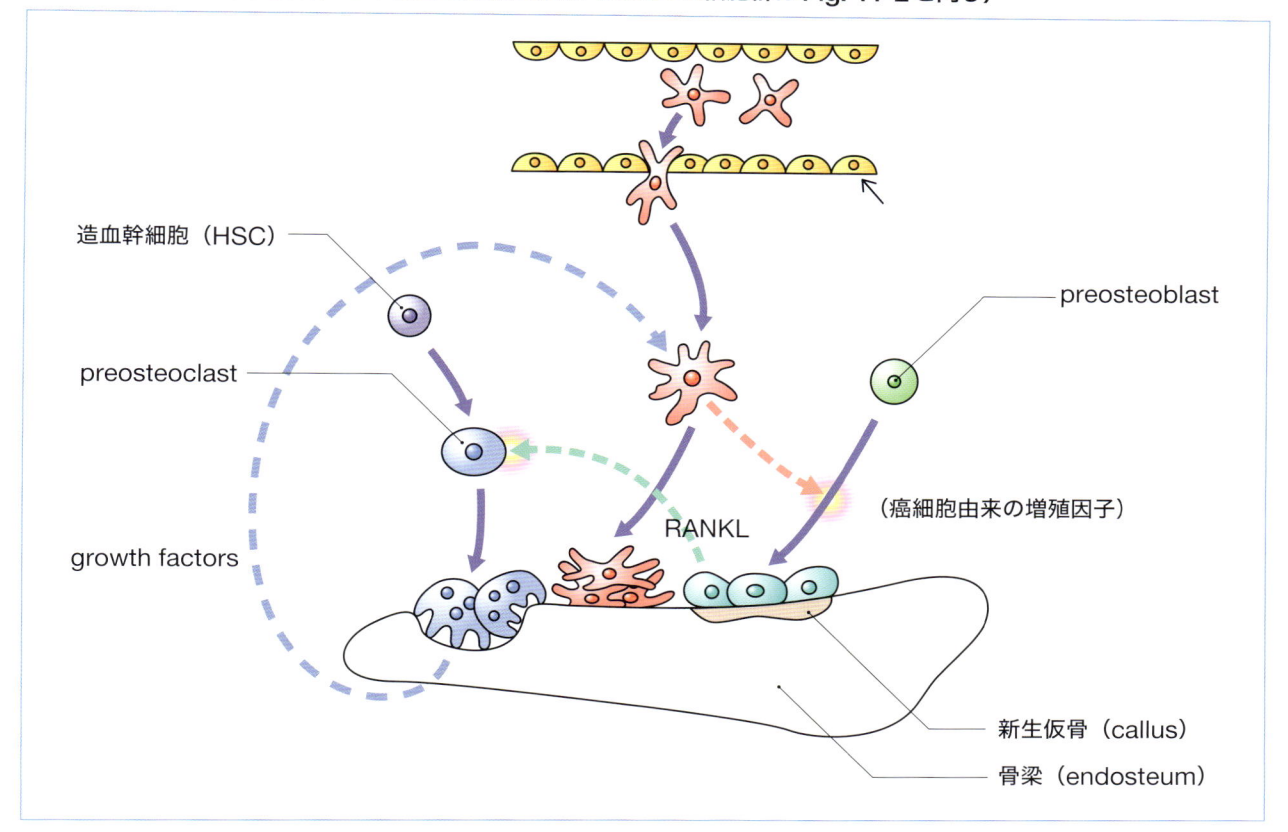

［図：造血幹細胞（HSC）、preosteoclast、growth factors、preosteoblast、RANKL、（癌細胞由来の増殖因子）、新生仮骨（callus）、骨梁（endosteum）］

分泌される酸、および蛋白分解酵素により骨吸収が起こることおよび骨組織内に貯蔵されている複数の増殖因子[*3]が放出される結果（**Roodman, Weilbaecher**）、骨芽細胞の増殖を支持します。また、これらの因子のなか、特に癌組織の増殖に重要な役割を果たすのはTGFβです（**Weilbaecher**）。骨芽細胞の増殖およびその機能亢進には、上記の骨間質由来の因子の他、前立腺癌細胞由来の因子も参加します[*4]。このなかのVEGFは、ミクロ環境を整える間接因子（血管増殖）としてはたらくのですが、その他に骨芽細胞の増殖を直接刺激するとの報告もあります（**Midy, Street**）。このようにして作られた骨組織は未熟なもの（仮骨〔callus〕"woven bone"）です。

では、骨芽細胞活性の上昇は、転移前立腺癌組織にどのような影響を与えるのでしょうか。これに関しても多くの報告がありますが、結論として癌組織の増殖を促します。これを支持するデータとしては、前立腺癌細胞と骨芽細胞とのcocultureで前者の増殖が示されています。骨芽細胞の培養液（conditioned media）によるこの効果は前立腺癌細胞に対しては陽性効果を示すものの、他の癌細胞に対してはみられなかったと報告されています（**Chackal-Roy, Lang**）。なお、これに関与する増殖促進因子は特定されていません。前述のように骨芽細胞はRANKLを分泌し、preosteoclastをosteoclast（破骨細胞）に分化させます。

以上で前立腺癌と骨髄組織（骨芽細胞、破骨細胞、内皮細胞、HSC）との相互関係を一応説明しました。

しかし、なお不明な点が多数あります。Question9で述べましたように、Gleasonスコアや病期が、遠隔転移や前立腺周囲への浸潤に重大な影響を与えているのですが、どのタイプの癌が、そして、どの特質が骨

[*3] 骨組織が放出される因子として知られているのは、BMP（bone morphogenic protein）、TGFβ（transforming growth factor β）、IGF（insulin-like growth factor）、FGF（fibroblast growth factor）などです（**Roodman**）。

[*4] 前立腺癌細胞由来の増殖・分化促進因子として知られているのは、PDGF（platelet-derived growth factor）、VEGF（vascular endothelial growth factor）、uPA（urokinase-type plasminogen activator）、BMP、FGF、WNT、IGF、FGF、ET1（endothelin 1）などです（**Weilbaecher, Loberg, Logothesis**）。

髄転移に直接関与しているのか、まだはっきりしていません。前述のMorganらの術前骨髄穿刺での癌細胞検出の陽性率は、Gleasonスコアと無関係であったという報告は納得しがたいものです。陽性症例の多くが直ちに増殖につながることなく潜伏するというのは、どのような性格によるのか。なぜ、前立腺癌転移巣は骨溶解ではなくて、骨形成／骨溶解の組み合わせなのか。骨転移のメカニズムを究明するさらなる報告が待たれます。

References

1. Mundy GR. Metastasis to bone: causes, consequences and therapeutic opportunities. Nat Rev Cancer 2002, 2: 584-593.
2. Roodman GD. Mechanisms of bone metastasis. N Engl J Med 2004, 350: 1655-1664.
3. Yin T, Li L. The stem cell niches in bone. J Clin Invest 2006, 116: 1195-1201.
4. Wilson A, Trumpp A. Bone-marrow haematopoietic-stem-cell niches. Nat Rev Immunol 2006, 6: 93-106.
5. Dimitroff CJ, Lee JY, Rafii S, Fuhlbrigge RC, Sackstein R. CD44 is a major E-selectin ligand on human hematopoietic progenitor cells. J Cell Biol 2001, 153: 1277-1286.
6. Xia L, McDaniel JM, Yago T, Doeden A, McEver RP. Surface fucosylation of human cord blood cells augments binding to P-selectin and E-selectin and enhances engraftment in bone marrow. Blood 2004, 104: 3091-3096.
7. Imai K, Kobayashi M, Wang J, Shinobu N, Yoshida H, Hamada J, Shindo M, Higashino F, Tanaka J, Asaka M, Hosokawa M. Selective secretion of chemoattractants for haemopoietic progenitor cells by bone marrow endothelial cells: a possible role in homing of haemopoietic progenitor cells to bone marrow. Br J Haematol 1999, 106: 905-911.
8. Peled A, Petit I, Kollet O, Magid M, Ponomaryov T, Byk T, Nagler A, Ben-Hur H, Many A, Shultz L, Lider O, Alon R, Zipori D, Lapidot T. Dependence of human stem cell engraftment and repopulation of NOD/SCID mice on CXCR4. Science 1999, 283: 845-848.
9. Kollet O, Spiegel A, Peled A, Petit I, Byk T, Hershkoviz R, Guetta E, Barkai G, Nagler A, Lapidot T. Rapid and efficient homing of human CD34(+)CD38(-/low)CXCR4(+) stem and progenitor cells to the bone marrow and spleen of NOD/SCID and NOD/SCID/B2m(null) mice. Blood 2001, 97: 3283-3291.
10. Ponomaryov T, Peled A, Petit I, Taichman RS, Habler L, Sandbank J, Arenzana-Seisdedos F, Magerus A, Caruz A, Fujii N, Nagler A, Lahav M, Szyper-Kravitz M,

Zipori D, Lapidot T. Induction of the chemokine stromal-derived factor-1 following DNA damage improves human stem cell function. J Clin Invest 2000, 106: 1331-1339.
11. Hamada T, Möhle R, Hesselgesser J, Hoxie J, Nachman RL, Moore MA, Rafii S. Transendothelial migration of megakaryocytes in response to stromal cell-derived factor 1 (SDF-1) enhances platelet formation. J Exp Med 1998, 188: 539-548.
12. Ara T, Tokoyoda K, Sugiyama T, Egawa T, Kawabata K, Nagasawa T. Long-term hematopoietic stem cells require stromal cell-derived factor-1 for colonizing bone marrow during ontogeny. Immunity 2003, 19: 257-267.
13. Nagasawa T, Hirota S, Tachibana K, Takakura N, Nishikawa S, Kitamura Y, Yoshida N, Kikutani H, Kishimoto T. Defects of B-cell lymphopoiesis and bone-marrow myelopoiesis in mice lacking the CXC chemokine PBSF/SDF-1. Nature 1996, 382: 635-638.
14. Taichman RS, Cooper C, Keller ET, Pienta KJ, Taichman NS, McCauley LK. Use of the stromal cell-derived factor-1/CXCR4 pathway in prostate cancer metastasis to bone. Cancer Res 2002, 62: 1832-1837.
15. Jørgensen T, Berner A, Kaalhus O, Tveter KJ, Danielsen HE, Bryne M. Up-regulation of the oligosaccharide sialyl Lewis^x: a new prognostic parameter in metastatic prostate cancer. Cancer Res 1995, 55: 1817-1819.
16. Dimitroff CJ, Lechpammer M, Long-Woodward D, Kutok JL. Rolling of human bone-metastatic prostate tumor cells on human bone marrow endothelium under shear flow is mediated by E-selectin. Cancer Res 2004, 64: 5261-5269.
17. Dimitroff CJ, Descheny L, Trujillo N, Kim R, Nguyen V, Huang W, Pienta KJ, Kutok JL, Rubin MA. Identification of leukocyte E-selectin ligands, P-selectin glycoprotein ligand-1 and E-selectin ligand-1, on human metastatic prostate tumor cells. Cancer Res 2005, 65: 5750-5760.
18. Barthel SR, Hays DL, Yazawa EM, Opperman M, Walley KC, Nimrichter L, Burdick MM, Gillard BM, Moser MT, Pantel K, Foster BA, Pienta KJ, Dimitroff CJ. Definition of molecular determinants of prostate cancer cell bone extravasation. Cancer Res 2013, 73: 942-952.
19. Lehr JE, Pienta KJ. Preferential adhesion of prostate cancer cells to a human bone marrow endothelial cell line. J Natl Cancer Inst 1998, 90: 118-123.
20. Sun YX, Wang J, Shelburne CE, Lopatin DE, Chinnaiyan AM, Rubin MA, Pienta KJ, Taichman RS. Expression of CXCR4 and CXCL12 (SDF-1) in human prostate cancers (PCa) in vivo. J Cell Biochem 2003, 89: 462-473.
21. Wang J, Shiozawa Y, Wang J, Wang Y, Jung Y, Pienta KJ, Mehra R, Loberg R, Taichman RS. The role of CXCR7/RDC1 as a chemokine receptor for CXCL12/SDF-1 in prostate cancer. J Biol Chem 2008, 283: 4283-4294.
22. Schuettpelz LG, Link DC. Niche competition and cancer metastasis to bone. J Clin Invest 2011, 121: 1253-1255.
23. Shiozawa Y, Pedersen EA, Havens AM, Jung Y, Mishra A, Joseph J, Kim JK, Patel LR, Ying C, Ziegler AM, Pienta MJ, Song J, Wang J, Loberg RD, Krebsbach PH, Pienta KJ, Taichman RS. Human prostate cancer metastases target the hematopoietic stem cell niche to establish footholds in mouse bone marrow. J Clin Invest 2011, 121: 1298-1312.
24. Maeda H, Koizumi M, Yoshimura K, Yamauchi T, Kawai T, Ogata E. Correlation between bone metabolic markers and bone scan in prostatic cancer. J Urol 1997, 157: 539-543.
25. Morgan TM, Lange PH, Porter MP, Lin DW, Ellis WJ, Gallaher IS, Vessella RL. Disseminated tumor cells in prostate cancer patients after radical prostatectomy and without evidence of disease predicts biochemical recurrence. Clin Cancer Res 2009, 15: 677-683.
26. Weilbaecher KN, Guise TA, McCauley LK. Cancer to bone: a fatal attraction. Nat Rev Cancer 2011, 11: 411-425.
27. Loberg RD, Logothetis CJ, Keller ET, Pienta KJ. Pathogenesis and treatment of prostate cancer bone metastases: targeting the lethal phenotype. J Clin Oncol 2005, 23: 8232-8241.

28. Logothetis CJ, Lin SH. Osteoblasts in prostate cancer metastasis to bone. Nat Rev Cancer 2005, 5: 21-28.
29. Midy V, Plouët J. Vasculotropin/vascular endothelial growth factor induces differentiation in cultured osteoblasts. Biochem Biophys Res Commun 1994, 199: 380-386.
30. Street J, Bao M, deGuzman L, Bunting S, Peale FV Jr, Ferrara N, Steinmetz H, Hoeffel J, Cleland JL, Daugherty A, van Bruggen N, Redmond HP, Carano RA, Filvaroff EH. Vascular endothelial growth factor stimulates bone repair by promoting angiogenesis and bone turnover. Proc Natl Acad Sci USA 2002, 99: 9656-9661.
31. Chackal-Roy M, Niemeyer C, Moore M, Zetter BR. Stimulation of human prostatic carcinoma cell growth by factors present in human bone marrow. J Clin Invest 1989, 84: 43-50.
32. Lang SH, Miller WR, Habib FK. Stimulation of human prostate cancer cell lines by factors present in human osteoblast-like cells but not in bone marrow. Prostate 1995, 27: 287-293.

Question 12

前立腺病変で篩状構造（cribriform）を示す病変（cribriform lesions）は、どのように分類したらよいのですか？
高度前立腺上皮内腫瘍（high grade prostatic intraepithelial neoplasia: HGPIN）とGleasonパターン4病巣との鑑別はどのようにしたらよいのですか？　また、最近intraductal carcinoma（IC）という名称が文献で使われていますが、どのような病変ですか？　導管腺癌（ductal adenocarcinoma: DC）とはどのように異なるのですか？

■ 略語一覧　　HGPIN: high grade prostatic intraepithelial neoplasia
　　　　　　　IC: intraductal carcinoma
　　　　　　　DC: ductal adenocarcinoma
　　　　　　　TZ: transition zone

Answer

　篩状構造（cribriform）ないし乳頭状（papillary）、micropapillaryからtuft型の腺房（あるいは導管）内の増殖を示す病変が多数存在します。これらは、導管細胞あるいは腺房細胞由来です。前立腺穿刺標本でこの組織像が認められた場合に、病理医にとって鑑別診断上考慮しなければならない組織診断をTable12-1に示しました。診断の根拠として重要なのは、構成する細胞の形態、すなわち高円柱型か立方型か、核は円型か縦長の柵状型か、核小体は肥大しているか、核分裂は簡単に認められるか、コメド壊死があるか、などの点で、診断決定に重要な役割を果たします。まず、基底細胞層が欠損していれば、浸潤癌の診断はほぼ確定です[*1]。各病巣間の鑑別に必要な所見を次に解説します。

Comments

　1970年代にGleasonが提唱した前立腺癌の組織分類は、構成する細胞異型によるのではなく、組織構造に基づくもので、予後との相関が密接に示されたことにより、米国ではまたたく間に普及しました。その後、諸外国の病理・泌尿器科医の支持も得て、もはや世界共通語となりました。しかしながら、組織分類基準と臨床経過との関係をさらに追究したところ、多くの点で改善の余地のあることが指摘され、2005年に新しいGleason分類基準が示されました（Epstein）。

　しかし、篩状構造を示す病変は単純ではなく、数種の病型でみられます。鑑別診断は、穿刺標本において特に困難です。低分化前立腺癌が腺管内で増殖し、あたかもHGPINのような組織像を示す場合、どちらのタイプに分類するかによりその後の処置に大きな影響を与えます。

　本項では、cribriform lesionsを示す病変の診断基準を示します。篩状構造を示す病変をTable12-1に示します。

　前立腺癌の大多数は腺房構造を示す（したがって腺房由来と考えられる）腺房型腺癌（acinar adenocarcinoma）で、残り10％以下が管型腺癌（したがって導管由来と考えられる）（DC）です。いずれの型も篩状構造で増殖が可能です。

　腺房型の基本的構造は、個々の小腺房が間質内で浸潤性に広がり、腺房の型とサイズの規則性によりGleasonパターン3、4、5に分類することはQues-

─────────────────

*1　HGPINでは、基底細胞層が伸展されているので、部分的に欠損している可能性があります。単一病巣に限られるHGPINの場合、欠損は必ずしも浸潤病変とは断定できません。

Table12-1 篩状構造（cribriform）を示す前立腺病変

Ductal origin	Acinar origin
ductal adenocarcinoma, non invasive ductal carcinoma, invasive high grade PIN-like, ductal carcinoma	cribriform hyperplasia（in transition zone） high grade prostatic intraepithelial neoplasia（HGPIN） "intraductal carcinoma" cribriform carcinoma, Gleason grade 4, 5, invasive

Fig.12-1 前立腺の腺房で始まり、導管内での連続的増殖（HGPIN, IC）（A）と浸潤性腺房癌による篩状構造（cribriform）の形成（B）

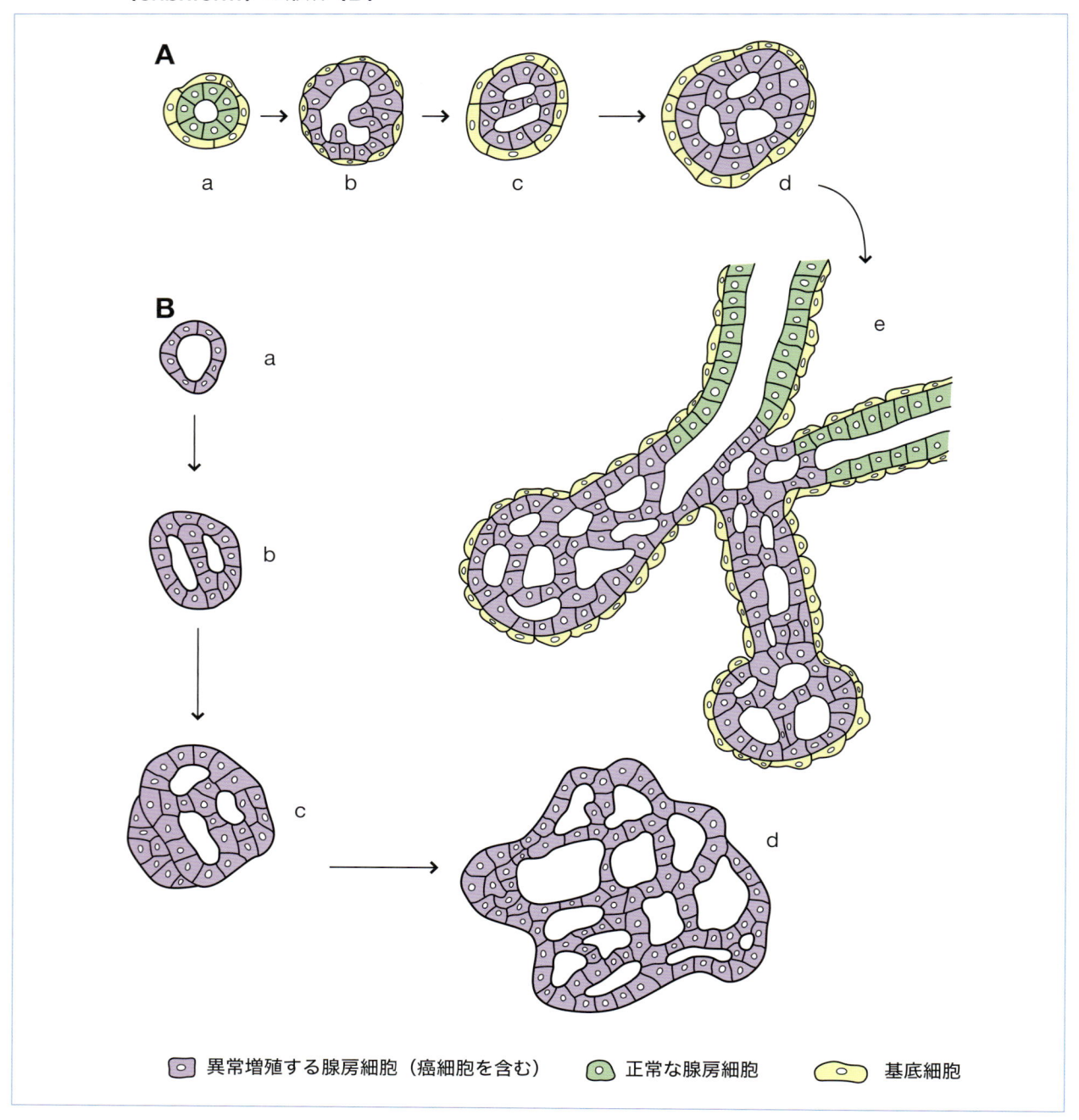

異常増殖する腺房細胞（癌細胞を含む）　　正常な腺房細胞　　基底細胞

tion8で詳述しました。病理医にとって鑑別は困難ではありません。問題は、腺房が融合した結果、篩状構造を示すときです。篩状構造は、

①拡張した腺房内増殖にとどまる場合（Fig.12-1A-d）
②増殖が導管に沿って近位部（尿道へ向かって）へと樹枝状に増殖する場合（Fig.12-1A-e）（いずれも基底細胞層に囲まれています）
③もはや基底細胞層を認めない（すなわち浸潤性増殖）（Fig. 12-1B-c, d）

に分類することができます。篩状構造を示す各病変を次に解説します。

1　篩状腺房過形成（cribriform hyperplasia）

この病変は典型的に肥大病巣、したがって、移行領域（transition zone: TZ）でみられるもので、拡張した腺房は、正常サイズの核と透明な細胞質を持つ非腫瘍性腺房細胞で構成され、病理診断上問題はありません（Fig.12-2）。

2　高度前立腺上皮内腫瘍（HGPIN）

HGPINは、当初McNealら（1986）によってdysplasiaとして報告されましたが、その後まもなく同じグループにより前立腺上皮内腫瘍（prostatic intraepithelial neoplasia: PIN）の名称が提唱され（Bostwick, 1987）、これが一般的な呼称となりました。

McNealら（1986）、Bostwickら（1993）は、前立腺癌の診断で摘出された標本および前立腺癌以外の臨床診断で死亡した解剖症例の系統的組織検査を行いました。HGPINは前者（外科症例）の38％で認められたのに対し、後者（良性と考えられる解剖例の前立腺）でも4％で発見されました。

HGPINが多巣性に認められた症例では、前立腺癌病巣も多巣性に認められたので、Bostwickら（1987）は、HGPINは前立腺癌の先駆体であると位置づけました。事実、HGPIN病巣で基底細胞層を破壊して初期浸潤を示す病変を認めることができます。

Fig.12-2　cribriform hyperplasia
淡透明な細胞質を持つ立方型の上皮細胞は、大きさも正常で、均等な正常大の核を有する。

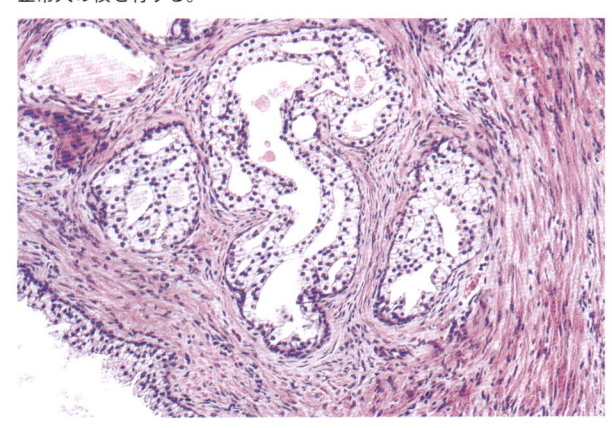

HGPINに4つのパターンがあります（Bostwick, 1993）。すなわち、

①flat
②tufting（Fig.12-1A-b）
③micropapillary
④篩状構造

です（Fig.12-1A-b, d、Fig.12-3A, B）。パターンの違いに病理学的意義はありません。組織学的特徴は、単層あるいは重層性に増殖し、細胞表面に水泡状突起（blebs）がみられます。円型核は、サイズは均等ですが、核小体の著しい増大が認められ（Fig.12-3B）、これの存在はHGPINの診断に必要です。

3　篩状構造を示すGleasonパターン4および5

Gleasonパターン4、5でも、組織パターンの一つとして篩状構造が発生します。大多数の症例において、周囲に小腺房型の浸潤増が存在します。"篩状構造を示す浸潤性病変は（すなわち基底細胞層を欠く）全てGleasonパターン4と診断する"ことは既にQuestion8で述べました。いずれにしても篩状構造の周囲に基底細胞層を欠くということが前提です。

4　intraductal carcinoma（IC）

McNealら（1996）は、前立腺摘出標本の検索中、

拡張した腺腔あるいは接続する導管内で異常増殖する明らかに腫瘍性の細胞巣の存在に注目しました。これらは、Gleasonパターン4の篩状構造病巣とは分類できません。なぜならば、周囲に基底細胞を明らかに認めるからです。

しかし、細胞異型と増殖形態はHGPINの病理像とも異なります。しかもHGPINは浸潤癌の周辺部に分布するのに対して、この病変は浸潤癌の病巣内に認められ、樹枝状に導管内あるいは腺房内で拡散しています（Fig.12-4）。

では、この病巣を何と呼ぶのが適切なのでしょうか。周囲には明らかに低分化癌（Gleasonパターン4あるいは5）が存在するので、その一部と考えICと名づけました。これは不幸にしてきわめて不適当な呼称でした。

2つの点で問題になります。第一に、DCとどのように違うのか、同じものなのかが明らかではありません。第二に、McNealらの提唱する"IC"は病理学上の独立した概念を反映させる名称ではなく、単なる"descriptive" diagnosisで、実は低分化腺房癌（poorly differentiated high-grade acinar adenocarcinoma）が導管に沿って広がっている腫瘍形態に過ぎません。この病変は、既に1985年にKoviらにより"ductal spread in prostate carcinoma"として報告されており、彼らは賢明にも"IC"の名称を使用しませんでした（Kovi）。

では、なぜ筆者らは"IC"の使用にこだわるのでしょうか。その根拠は次のとおりです。

"IC"あるいは"ductal carcinoma in situ"の概念は、他の臓器、例えば乳腺や膵癌で明確に定義されたものとして存在し、放置すれば浸潤癌に移行するリスクの高い非浸潤癌という認識が確立されているからです。したがって、McNealの"IC"とは本質的に異なる病理学的定義です。英語の表現を使えば、"a horse of a different color"です。不幸にしてその後、他の泌尿器病理専門家がこの用語を使用して報告していますから、読者はその"定義"をよく理解してください。

5　導管腺癌（ductal adenocarcinoma）

導管腺癌（ductal adenocarcinoma）は、形態学的にも臨床像においても腺房癌と明らかに異なる独立した疾患です。詳細は筆者らの報告（大保）を参照してください。

基本的にはDCは前立腺の中心部、すなわち尿道への開口部周辺に分布しますが、導管に沿って実質内部にも進展し、さらに実質内へ浸潤性に増殖します。

最も多い組織型は血管に富む間質に支えられた乳頭状増殖および篩状型増殖で、さらに充実性で融合した腺管構造もとり、コメド壊死が普遍的にみられます（Fig.12-5）。

実質内へ深く進展する場合、穿刺標本コアでとらえられますので（Fig.12-6A, B）、当然Gleasonパターン4、5の腺房癌との鑑別が重要となります。

さらに話は複雑になりますが、DCは前立腺辺縁部から発生することもあり、また腺房癌と併存（混合型）も稀ではありませんので、これとの鑑別も重要です（大保）。

DCの細胞は、腺房由来の細胞と形態が異なります。後者が円型核を有する立方型の細胞であるのに対して、DC細胞は高円柱型で細胞質底部に縦長の柵状に並ぶ多型核を有し、核分裂像も頻繁に認められます。

Gleason分類による悪性度を当てはめれば、パターン4あるいは5に相当する病期および臨床経過を示します。しかし全てが高悪性度ではなく、分化型のDCも存在します（次項を参照してください）。

6　HGPIN様の前立腺癌

話はややこしくなりますが、HGPINの形態を示す前立腺癌（浸潤性）の存在が、最近2つのグループから報告されました。この所見は前立腺穿刺標本で認められましたので、病理医にとって鑑別診断の立場から重要となります。

まず、Humphreyグループ（Hameed）による2006年の報告をみてみます。その組織像の特徴は、一見してHGPINを思わせる密生する腺房群で形成され、単層あるいは重層の腫瘍細胞は円型、楕円型、あるいは柵状に配列された核を有しています。

HE染色上、HGPINとの違いは、HGPINに特徴的な巨大な核小体が認められないことで、免疫組織化学反応で基底細胞は存在しないことで浸潤性前立腺癌と診断されました。円柱状の細胞構造を示すにもかかわらず、彼らは稀なタイプの腺房癌とみなしました。

Fig.12-3　high-grade PIN in prostate biopsy
cribriform型のHGPIN。拡張した腺房は篩状構造を示す。周辺部の細胞に増大した核小体を認める。このPIN巣周囲にまばらではあるが、なお萎縮した基底細胞を認める（arrow heads）。

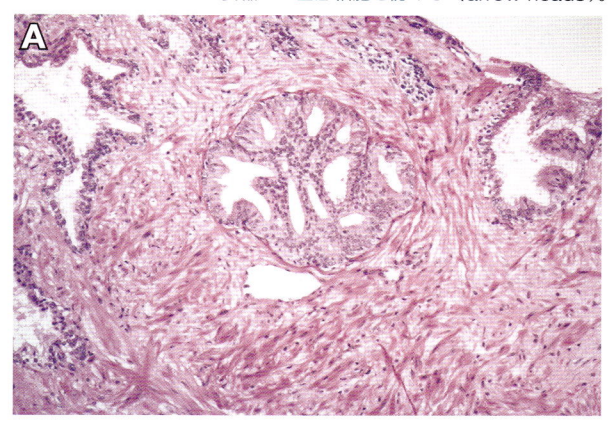

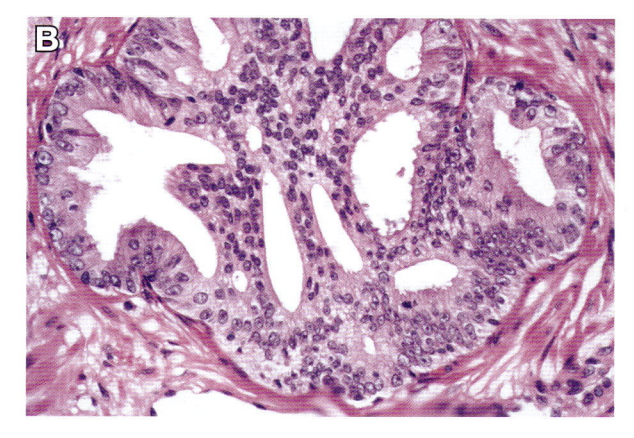

Fig.12-4　緻密なcribriform型のGleasonパターン4腺房癌と、いわゆるintraductal carcinoma
RP標本にみられる篩状型腺癌（視野の左半分と右上部）と腺房内で増殖しているintraductal carcinoma。基底細胞層で囲まれていることに注意（視野の右半分を占める）。この篩状構造は、Fig. 12-3のHGPINにみられる篩状構造よりももっと緻密である。

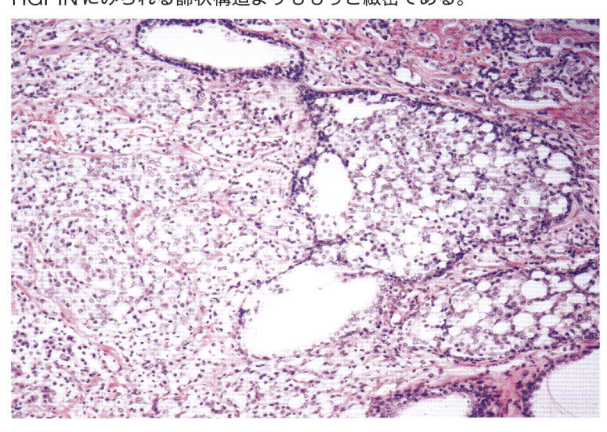

Fig.12-5　ductal adenocarcinoma
TURPで得られた乳頭状増殖を示す導管癌。

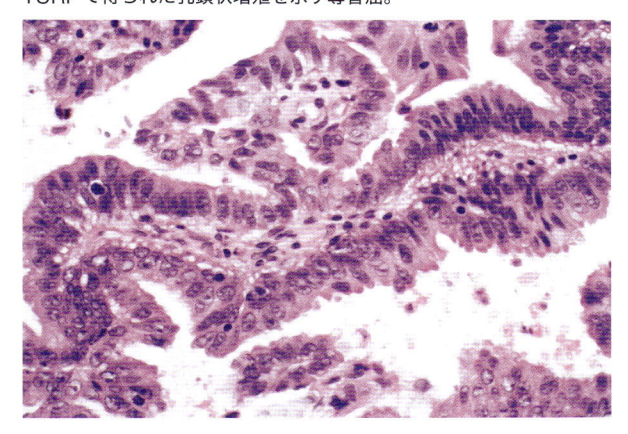

Fig.12-6　前立腺穿刺標本にみられたductal adenocarcinoma
腺構造はやや拡張している。構成細胞は高円柱型で核の不規則な配列（柵状）と大小不同が著しく、腺房型癌と異なることに注意が必要。肥大した核小体と腺房にコメド壊死がみられる。

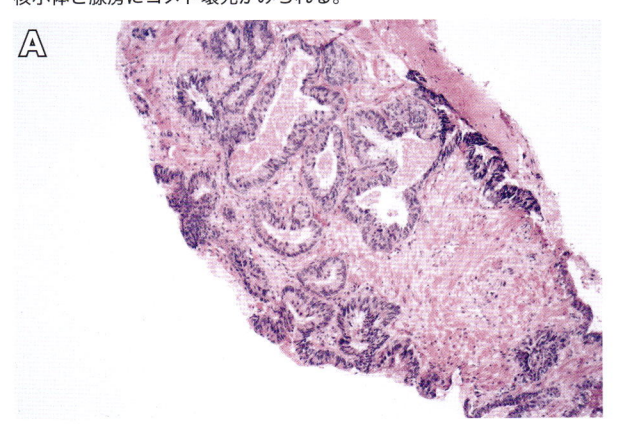

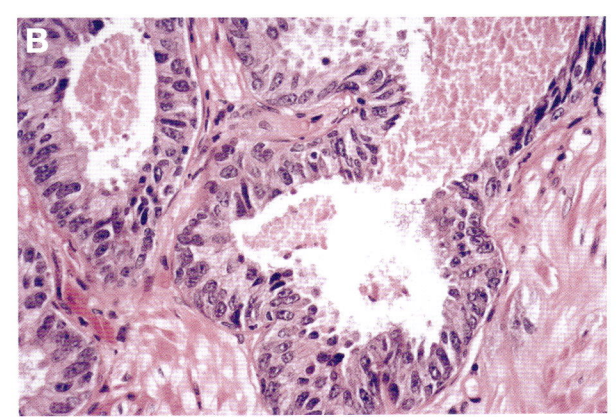

すなわち、"PIN様の前立腺癌"と呼びました。

2年遅れて、Epsteinのグループ（Tavora）は、類似した組織像を持つ28例を"HGPIN様のDC"として報告しました。その特徴は、"flat, tuftあるいはmicropapillary型のHGPINと酷似するが、異常腺房は密生し、単層あるいは重層する腫瘍細胞は円柱型で柵状の核を有する。核小体の著しい肥大は認められず、基底細胞層も認められない"。

この診断に基づいて摘出された前立腺標本9例での所見は次のとおりでした。すなわち、8例で病期がP2、1例でP3a（前立腺外浸潤）、精嚢浸潤例はなく、全体でPIN様のDCの所見が著明でした。9例中6例で腺房癌が併存し、いずれもGleasonスコア3＋3＝6でした。しかも、両タイプの癌は独立した病巣として認められました。この稀な前立腺癌の頻度を調べるため、ジョンズ・ホプキンス大学での最近の連続摘出標本（150例）の再検査の結果、HGPIN様癌の発生はわずか1.3％でした。Gleasonスコア6の腺癌の併存、および摘出標本の病期に基づいて、Epsteinらはこの特殊タイプの腺癌は比較的低悪性度のDCと結論しました。筆者らも、この腫瘍の組織像に基づき低悪性度のDCとの意見に賛成です。

7 篩状構造を示す前立腺腫瘍の鑑別診断

ここで、篩状構造の腫瘍間の鑑別診断を解説します。

a）ICと前立腺実質内で増殖するDCとの鑑別診断

定義として（McNeal, 1996, Guo）、ICは低分化腺房癌のGleasonパターン4および5の腺管（導管）内増殖（非浸潤性）であり、基底細胞層によって囲まれているのに対し、DCは導管内で発生したDCの遠位（実質へ向かう）進展で、必ずしも間質を浸潤しているわけではなく、周囲を基底細胞層で覆われていることもしばしばです。さらに、構造上の類似点として篩状構造、乳頭状増殖やコメド壊死が挙げられます。

したがって、鑑別に重要なことは構成する細胞型の違いです。この点に関してその違いを前記の4と5の項で述べました。

しかしながら、最近発表された泌尿器病理のエキスパートの定義はいささか異なり、あたかもDCの細胞型を含むように拡大されています。すなわち、"拡張した腺房ないし導管腔を篩状構造ないし実質型に充満するが、基底細胞層は保たれている。もう一つのタイプは管腔内で増殖する細胞は疎に篩状構造をとるか、micropapillary型を示す。構成細胞は極端な核異型を示し、そのサイズは正常核の6倍あるいはそれ以上である。コメド壊死は広範にみられる"（Guo）と、されています。この定義は、McNealらによって提唱された定義から大きく逸脱しており、筆者らの意見によればDCの組織像を強く思わせます。

日常の病理診断に従事する病理医にとって鑑別が重要になるのは、穿刺標本中に篩状構造の病巣が認められるときです。ICは低分化度腺癌に伴う所見ですから、周辺において高頻度に浸潤巣が存在するはずです。必要に応じてパラフィンブロックを切り込み浸潤病巣の存在を追跡します。それによってICかDCの鑑別が確立するはずです。

もし、浸潤病巣が認められない場合、もう一度篩状構造の細胞をみてください。前記のDCの特徴が認められるのならば、基底細胞層が存在してもDCの診断が可能です。Epsteinらは、"（非浸潤性増殖でも）DCとして治療（前立腺摘出を含め）することが妥当だ"と結論しています（Brinker）。

b）ICとHGPINとの鑑別診断

穿刺コアで浸潤病変が同時に存在する場合には問題になりませんが、篩状病変のみの場合、この2つの型の鑑別はきわめて重要です。治療方針が大きく異なるからです。

Epsteinらは、鑑別診断に有用とされるものをGuoらの報告のなかに記載していますが、筆者らのみるところ、両者の鑑別に役に立つとは思われません。すなわち、質的変化ではなく、若干の量的変化に基づく差です。したがって、前記6の項で述べたように、周辺に浸潤のない場合は確定診断ができない旨、臨床医に報告し、再穿刺を勧めることが必要です。この点Bostwick（1993）やEpsteinも同じ意見を表明し、両者の鑑別が困難であることを認めています（Guo）。

8 管腔内（あるいは拡張した腺房内）に篩状増殖（cribriform lesions）を穿刺標本で認める場合、病理医はどう対処するか

　まず、異型度をみます。核の増大がなく、透明な細胞質であれば、良性増殖（cribriform hyperplasia）と判断して間違いありません。核および核小体の増大がみられれば異常増殖ですから、HGPIN（基底細胞層あり）、IC（基底細胞層あり）、Gleasonスコア4ないし5（基底細胞層なし）を考慮します。Gleason4、5の診断は、基底細胞染色（34β12E抗体使用）陰性で確定できます。採取された全コアを複数のスライドで浸潤性病巣の存在を探索します。もしみつかれば、篩状構造病変はICであり、低分化腺房癌に伴う篩状病巣の診断がほぼ確立します。もちろん共存しているHGPINの可能性は残りますが、この場合には鑑別診断はアカデミックな問題となります。

　篩状構造病変周囲に浸潤巣がみつからない場合、DCの前立腺実質内への進展も考慮されなければなりません。この場合、しばしば基底細胞層を伴います。

　したがって、鑑別の基準は構成する細胞型によります。DCは前述のように、高円柱、柵状に配列され縦長の多型核で、分裂像もしばしば認められます。これらの点を考慮すれば、多くの場合、鑑別診断は可能です。

　そうはいうものの、鑑別の困難な場合、躊躇せず、再穿刺検査を勧めることが重要です。篩状構造を示す病変の間に分子生物学的に有用なマーカーがあればよいのですが、目下のところその差を示す特異的な遺伝子マーカーはみつかっていません（Lotan, Sonati, Herawi）。

References

1. Epstein JI, Allsbrook WC Jr, Amin MB, Egevad LL; ISUP Grading Committee. The 2005 International Society of Urological Pathology (ISUP) Consensus Conference on Gleason Grading of Prostatic Carcinoma. Am J Surg Pathol 2005, 29: 1228-1242.
2. McNeal JE, Bostwick DG. Intraductal dysplasia: a premalignant lesion of the prostate. Hum Pathol 1986, 17; 64-71.
3. Bostwick DG, Brawer MK. Prostatic intra-epithelial neoplasia and early invasion in prostate cancer. Cancer 1987, 59: 788-794.
4. Bostwick DG, Amin MB, Dundore P, Marsh W, Schultz DS. Architectural patterns of high-grade prostatic intraepithelial neoplasia. Hum Pathol 1993, 24: 298-310.
5. McNeal JE, Yemoto CE. Spread of adenocarcinoma within prostatic ducts and acini. Morphologic and clinical correlations. Am J Surg Pathol 1996, 20: 802-814.
6. Kovi J, Jackson MA, Heshmat MY. Ductal spread in prostatic carcinoma. Cancer 1985, 56: 1566-1573.
7. 大保亮一, 吉田修, 荒井陽一: 日常臨床の疑問に答える 泌尿器科臨床病理学. インターメディカ, 2008年.
8. Hameed O, Humphrey PA. Stratified epithelium in prostatic adenocarcinoma: a mimic of high-grade prostatic intraepithelial neoplasia. Mod Pathol 2006, 19: 899-906.
9. Tavora F, Epstein JI. High-grade prostatic intraepithelial neoplasia like ductal adenocarcinoma of the prostate: a clinicopathologic study of 28 cases. Am J Surg Pathol 2008, 32: 1060-1067.
10. Guo CC, Epstein JI. Intraductal carcinoma of the prostate on needle biopsy: Histologic features and clinical significance. Mod Pathol 2006, 19: 1528-1535.
11. Brinker DA, Potter SR, Epstein JI. Ductal adenocarcinoma of the prostate diagnosed on needle biopsy: correlation with clinical and radical prostatectomy findings and progression. Am J Surg Pathol 1999, 23: 1471-1479.
12. Lotan TL, Gumuskaya B, Rahimi H, Hicks JL, Iwata T, Robinson BD, Epstein JI, De Marzo AM. Cytoplasmic PTEN protein loss distinguishes intraductal carcinoma of the

prostate from high-grade prostatic intraepithelial neoplasia. Mod Pathol 2013, 26: 587-603.
13. Sanati S, Watson MA, Salavaggione AL, Humphrey PA. Gene expression profiles of ductal versus acinar adenocarcinoma of the prostate. Mod Pathol 2009, 22: 1273-1279.
14. Herawi M, Epstein JI. Immunohistochemical antibody cocktail staining (p63/HMWCK/AMACR) of ductal adenocarcinoma and Gleason pattern 4 cribriform and noncribriform acinar adenocarcinomas of the prostate. Am J Surg Pathol 2007, 31: 889-894.

Question 13

前立腺癌における神経内分泌細胞の臨床的意義は何ですか？
ホルモン療法後、この細胞が増加し、前立腺癌細胞の増殖を促すといわれていますが、そのとおりですか？

■ 略語一覧
ADT: androgen deprivation therapy
AR: androgen receptor
NE 細胞: neuroendocrine cell
PSA: prostate specific antigen
CgA: chromogranin A
VEGF: vascular endothelial growth factor
VIP: vasoactive intestinal peptide

Answer

ヒト前立腺癌細胞をマウスに xenograft として移植し、アンドロゲン遮断療法（androgen deprivation therapy: ADT）の効果を調べたデータをみますと、アンドロゲン感受性癌細胞は、アポトーシス（アポプトーシス）によって急速に消失ないし著しく減少するとともに、神経内分泌細胞（neuroendocrine cells: NE 細胞）は確実に増加します。したがって、NE 細胞が残存するアンドロゲン受容体（androgen receptor: AR）陽性癌細胞に増殖性にはたらく可能性が疑われます。

この増加した NE 細胞は、細胞周期（cell cycle）の G0 期にあった AR 陰性細胞由来ですが、細胞増殖による出現ではなく、transformation によることが分かっています。なお、ADT のあと、アポトーシスを受けず残存する AR 陽性癌細胞は、その後もホストマウスで密かに生き延びていますが、細胞増殖や死滅の様子もありません。

増加した NE 細胞は確かに種々のタイプの neuropeptides を生成、分泌しています。in vitro のデータによれば、そのあるものは前立腺癌細胞の増殖を刺激します。しかしながら、これらのペプチドが、残存する癌細胞に臨床的に有意義な増殖促進作用を示している様子は認められません。したがって、筆者らは、ADT 後出現する NE 細胞による刺激は、あるとしても臨床的に意義はないと考えます。

Comments

NE 細胞は多くの正常臓器で散在性に認められており、前立腺もその一つです。上皮細胞の成長、分化と分泌機能の恒常性調節（homeostasis）に欠かすことができないといわれています（Grube, Abrahamsson）。

AR 陰性の NE 細胞は、前立腺癌細胞組織でもほとんど全例において散在していることが免疫組織化学反応で示されており（Krijnen）、前立腺癌細胞に対して何らかの作用を持つ可能性が考えられます。NE 細胞の存在意義に関して、筆者らは前著において（大保）詳しく記載しました。本項では、その後明らかになった報告に基づいて NE 細胞の存在意義を考察します。

なお、純粋に NE 細胞のみで構成される腫瘍、small cell carcinoma と carcinoid は本項では除外し、腺房癌に散在する NE 細胞の意義について討論を進めます。

報告はまちまちですが、あるグループは ADT 療法のあと NE 細胞の増加があり、さらには NE 細胞周辺の非 NE 細胞に増殖効果を及ぼすとしています。しかし、このような報告は、臨床条件の多様性に基づく結果であるので、信憑性に欠けます。NE 細胞の意義を

客観的に明らかにするためには動物実験モデル、すなわちヒト前立腺癌細胞をxenograftとして用い、ホルモン環境の変化に対してどのように反応するかを調べる必要があります。

筆者らの知るかぎり、この問題に一番貢献しているのは、オランダのエラスムス大学のvan SteenbruggeおよびSchröder教授らのグループからの報告ですので、これに基づいて論議を進めます。

1 ホルモン療法（ADT）に対してアンドロゲン依存性の前立腺癌はどのように反応するのか

オランダの研究者らは2つの癌細胞株を使いました。リンパ節転移巣由来のPC295株と前立腺摘除標本から得られたPC310株で、いずれもアンドロゲン依存性です。アンドロゲンの供給を増強するため、アンドロゲンを封入したsilastic implantを皮下に埋没されたオスのnude mouseがホストです。いずれの腫瘍も前立腺特異抗原（prostate specific antigen: PSA）産生陽性で、マウスの血清中にその値が計測されます。また、PC295もPC310もアンドロゲンを含む培地で増殖継続が可能です。

まず、PC295のデータをみましょう（Noordzij, Jongsma, 1999）。担癌動物からアンドロゲン除去（orchiectomyとsilastic implantの除去）後、21日間経時的に観察しました。術後4日目までに腫瘍体積は50%に低下し、その後も減少を続け、7日目までには20%以下、21日目では5%にまで縮小します。摘出した残存腫瘍のAR陽性細胞率も血中PSA値も、ともに急速に下降し、7日目までにはいずれも0に近くなります。

アポトーシスは4日目に最高（20%弱）値に達したのち、その後も徐々に低下して21日目には5%以下になります。これに対してNE細胞分化のマーカーであるchromogranin A（CgA）陽性細胞は4日目から上昇しはじめ、10日目で最高値（約30%の細胞が陽性）に達し、その後21日目には10%までに下がります。

なお、この実験では、細胞増殖（DNA合成）とG1、G2、S期細胞検出のマーカーとして免疫組織化学反応（M1B染色）も行っています。その結果をまとめますと、AR陽性の癌細胞は急速に減少して0近くになる一方、NE細胞が急速に増加しますが、この増加過程でDNA合成、すなわち細胞増殖を起こしている証拠は認められません。したがって、研究者たちは、G0期（growth arrestされている）にあった細胞がNE細胞へと転化したと結論しました。これは、妥当な判断です。免疫組織反応の結果をみると、NE細胞はAR陰性、CgA陽性でした。

P295細胞を使ってのこの実験は興味深いデータを提供していますが、弱点があります。

第一に、実験が3週間で中止されているので、ヒトにおけるADTの効果を検討するには余りにも短期の実験といわざるを得ません。

第二に、ADTが余りにも劇的効果をなし、非NE細胞がほとんど消滅してしまったことです。これが実験を早期に終了させた理由かもしれませんが、さらに長期の観察を継続すればAR陽性細胞の再増殖の可能性が考えられます。

第三に、出現したNE細胞が非NE細胞に対してパラクリン効果を示したのかどうかの質問に対しての明らかな答えがありません。研究者らもこの点を十分に意識したと思われます。

そこで、同じグループのJongsmaら（2000, A）は、もう一つのアンドロゲン依存性のP310細胞を用いて、ADTの効果をみるin vivoおよびin vitroの実験を行いました。実験方法は前回と同様で、実験は21日目で終わっています。xenograftは、ADT後急速に腫瘍体積は縮小しますが、P295細胞と異なり、14日目までに減少は止まり、21日目には初期体積の40%で安定。その結果、残存する腫瘍の解析が可能になりました。

NE細胞の絶対値は14日に最高値に達し21日目には少々減少しました。前回同様、DNA合成を示すデータは認められません。血清PSA値も14日目までにほとんど0になりました。経時的に摘出された腫瘍中のAR値は5日目までに急速に減少しましたが、その後は術前値にまで復帰しました（western blot）。しかし、前回同様、PSA値の回復はみられません。21日目の実験終了時、残存細胞の約半分がAR陽性、CgA陰性（AR＋／CgA-）で、残りの半分がAR陰性、CgA陽性（AR-／CgA＋）で、AR、CgAともに陽性（AR＋／CgA＋）の細胞は認められませんでした。

一方、in vitroの実験ではADT（活性炭素を使用し

てアンドロゲンを吸収させた）下の培養では、in vivo 同様CgAの産生に上昇がみられましたが、in vivoデータと異なり、培養液のPSAは初期に低下するも、アンドロゲンの欠除下での培養にもかかわらず、その後上昇しています。このことは残存するAR陽性細胞が生存し、PSA産生能力があることを示しています。

なお、xenograftはCgA以外のneuropeptidesも産生しています。

以上のデータをまとめますと、P310細胞でもADT後アポトーシスによって多数の細胞が失われるが、前回と違いAR陽性細胞もNE細胞と共存して残るということで、ヒトにおけるADT効果を推定するのによいモデルといえます。ただし、前回同様21日の短期実験のため長期効果が示されていません。

そこで、次の実験ではP310細胞を使って154日まで観察を延長しました（Jongsma, 2002）。21日目までの経過は前回同様です。増殖期細胞の存在を示すMIB-1抗体での反応は前回同様7日目までにほとんど0まで低下し、実験終了の154日目まで回復はみられませんでした。腫瘍体積は2週目までに35％台にまで低下し、その後、実験終了まで目立った変化はみられません。CgAは前回同様14日目で最高に達し、その後やや低下するも、154日目まで同様なレベルを保ちます。

NE細胞分化のマーカーとしてCgAの他に5種類を検定したところ、いずれも14日から産生が認められ、そのまま最終日まで継続されます。興味深いことは、NE細胞で前記のneuropeptidesの他にvascular endothelial growth factor（VEGF）の出現が7日目から認められ、高レベルが継続されました。前回同様、腫瘍細胞の約半数はAR－／CgA＋、残りはAR＋／CgA-でした。AR陽性細胞の存在にもかかわらず、血中PSA値は14日目以後ほとんど0の値でした。

この実験で今回新たに加わったグループがあります。35日目にマウスの一部にアンドロゲンを供給するsilastic implantを皮下に挿入したところ、腫瘍は急速に増大しはじめ、血清中のPSA値も急上昇し（コントロールマウスと同じレベルへ）、3週間後には初期のサイズにまで回復します。一方、NE細胞は70％減少しました。

この実験から明らかなことは、アンドロゲン供給喪失の状況下ではAR陽性の非NE細胞は増殖も減少も起こさず、PSA産生で評価されるARの機能も停止した状態にありますが、一度アンドロゲンを供給すると、直ちに反応して増殖を開始する能力を潜在しているということです。

2 ADT後に出現するNE細胞は残存するAR陽性の癌細胞に対して増殖刺激効果を示すか

NE細胞は周囲の非NE細胞の増殖を促進しているという報告があり（Dalsgaard, Jongsma, 2000, B, Yuan）、促進効果を示すneuropeptidesとして報告されているのはserotonin（Abdul, Abrahamsson, Seuwen）、gastrin-releasing peptide（Aprikian, Bologna）、vasoactive intestinal peptide（VIP）（Gknos, Solano, Jongsma, 2000, B）、calcitonin（Richie, di-Sant'Agnese, Shah, Cramer）、somatostation（Brevini）、その他のpeptides（Jongsma, 2000, B）が挙げられます。

多くのneuropeptidesは、その作用としてadenyl cyclaseによりcAMPを介して起こり（Wasilenko, Han, Cox, Burchardt）、しかも可逆性です（Cox, Shen）。しかし、これらのneuropeptidesの効果は、in vitroでの前立腺癌株で示されているもので、果たしてin vivoで非NE細胞に増殖効果を示すのか否かは判然としません。上記のP310細胞を使ったxenograftの長期間観察に基づくと、AR陽性細胞に対してDNA合成を刺激している様子は明らかではありません。

したがって、筆者らの結論は、ADT後に認められるNE細胞はいろいろなneuropeptidesを分泌しているが、再発する前立腺癌の増殖に対して積極的な役割を果たしているとは思われず、Question10で述べたように、やはり残存する癌細胞の所有するARを介しての再増殖（ARの量的増加、感受性の亢進、アンドロゲン以外のリガンドによるARを介しての）によるものが主な役割を果たしていると考えます。

ただし、一つ付け加えたいのは、NE細胞がVEGFを分泌していることです。この所見がADT後に出現するNE細胞に普遍的にみられるならば、間接的に癌細胞の再増殖に関与しているかもしれません。

References

1. Grube D. The endocrine cells of the digestive system: amines, peptides, and modes of action. Anat Embryol 1986, 175: 151-162.
2. Abrahamsson PA. Neuroendocrine differentiation and hormone-refractory prostate cancer. Prostate Suppl 1996, 6: 3-8.
3. Krijnen JL, Janssen PJ, Ruizevelde de Winter JA, van Krimpen H, Schröder FH, van der Kwast TH. Do neuroendocrine cells in human prostate cancer express androgen receptor? Histochemistry 1993, 100: 393-398.
4. 大保亮一, 吉田 修, 荒井陽一：日常臨床の疑問に答える 泌尿器科臨床病理学. インターメディカ, 2008.
5. Noordzij MA, van Weerden WM, de Ridder CM, van der Kwast TH, Schröder FH, van Steenbrugge GJ. Neuroendocrine differentiation in human prostatic tumor models. Am J Pathol 1996, 149: 859-871.
6. Jongsma J, Oomen MH, Noordzij MA, Van Weerden WM, Martens GJ, van der Kwast TH, Schröder FH, van Steenbrugge GJ. Kinetics of neuroendocrine differentiation in an androgen-dependent human prostate xenograft model. Am J Pathol 1999, 154: 543-551.
7. Jongsma J, Oomen MH, Noordzij MA, Van Weerden WM, Martens GJ, van der Kwast TH, Schröder FH, van Steenbrugge GJ. Androgen deprivation of the PC-310 [correction of prohormone convertase-310] human prostate cancer model system induces neuroendocrine differentiation. Cancer Res 2000, 60: 741-748.（A）
8. Jongsma J, Oomen MH, Noordzji MA, Van Weerden WM, Martens GJ, van der Kwast TH, Schröder FH, van Steenbrugge GJ. Different profiles of neuroendocrine cell differentiation evolve in the PC-310 human prostate cancer model during long-term androgen deprivation. Prostate 2002, 50: 203-215.
9. Dalsgaard CJ, Hultgårdh-Nilsson A, Haegerstrand A, Nilsson J. Neuropeptides as growth factors. Possible roles in human diseases. Regul Pept 1989, 25: 1-9.
10. Jongsma J, Oomen MH, Noordzji MA, Romjin JC, van der Kwast TH, Schröder FH, van Steenbrugge GJ. Androgen-independent growth is induced by neuropeptides in human prostate cancer cell lines. Prostate 2000, 42: 34-44.（B）.
11. Yuan TC, Veeramani S, Lin FF, Kondrikou D, Zelivianski S, Igawa T, Karan D, Batra SK, Lin MF. Androgen deprivation induces human prostate epithelial neuroendocrine differentiation of androgen-sensitive LNCaP cells. Endocr Relat Cancer 2006, 13: 151-167.
12. Abdul M, Anezinis PE, Logothetis CJ, Hoosein NM. Growth inhibition of human prostate carcinoma cell lines by serotonin antagonists. Anticancer Res 1994, 14: 1215-1220.
13. Abrahamsson PA, Wadström LB, Alumets J, Falkmer S, Grimelius L. Peptide-hormone-and serotonin-immunoreactive tumour cells in carcinoma of the prostate. Pathol Res Pract 1987, 182: 298-307.
14. Seuwen K, Pouysségur J. Serotonin as a growth factor. Biochem Pharmacol 1990, 39: 985-990.
15. Aprikian A, Tremblay L, Han K, Chevalier S. Bombesin stimulates the motility of human prostate-carcinoma cells through tyrosine phosphorylation of focal adhesion kinase and of integrin-associated proteins. Int J Cancer 1997, 72: 498-504.
16. Bologna M, Festuccia C, Muzi P, Biordi L, Ciomei M. Bombesin stimulates growth of human prostatic cancer cells in vitro. Cancer 1989, 63: 1714-1720.
17. Gkonos PJ, Ashby MH, Andrade AA. Vasoactive intestinal peptide stimulates prostate-specific antigen secretion by LNCaP prostate cancer cells. Regul Pept 1996, 65: 153-157.
18. Solano RM, Carmena MJ, Carrero I, Cavallaro S, Roman F, Hueso C, Travali S, Lopez-Fraile N, Guijarro LG, Prieto JC. Characterization of vasoactive intestinal peptide/pituitary adenylate cyclase-activating peptide receptors in human benign hyperplastic prostate. Endocrinology 1996, 137: 2815-2822.
19. Ritchie CK, Thomas KG, Andrews LR, Tindall DJ, Fitzpatrick LA. Effects of the calciotrophic peptides calcitonin and parathyroid hormone on prostate cancer growth and chemotaxis. Prostate 1997, 30: 183-187.

20. di Sant'Agnese PA. Calcitoninlike immunoreactive and bombesinlike immunoreactive endocrine-paracrine cells of the human prostate. Arch Pathol Lab Med 1986, 110: 412-415.
21. Shah GV, Rayford W, Noble MJ, Austenfeld M, Weigel J, Vamos S, Mebust WK. Calcitonin stimulates growth of human prostate cancer cells through receptor-mediated increase in cyclic adenosine 3', 5'-monophosphates and cytoplasmic Ca^{2+} transients. Endocrinology 1994, 134: 596-602.
22. Cramer SD, Peehl DM, Edgar MG, Wong ST, Deftos LJ, Feldman D. Parathyroid hormone--related protein (PTHrP) is an epidermal growth factor-regulated secretory product of human prostatic epithelial cells. Prostate 1996, 29: 20-29.
23. Brevini TA, Bianchi R, Motta M. Direct inhibitory effect of somatostatin on the growth of the human prostatic cancer cell line LNCaP: possible mechanism of action. J Clin Endocrinol Metab 1993, 77: 626-631.
24. Wasilenko WJ, Cooper J, Palad AJ, Somers KD, Blackmore PF, Rhim JS, Wright GL Jr, Schellhammer PF. Calcium signaling in prostate cancer cells: evidence for multiple receptors and enhanced sensitivity to bombesin/GRP. Prostate 1997, 30: 167-173.
25. Han K, Viallet J, Chevalier S, Zheng W, Bazinet M, Aprikian AG. Characterization of intracellular calcium mobilization by bombesin-related neuropeptides in PC-3 human prostate cancer cells. Prostate 1997, 31: 53-60.
26. Cox ME, Deeble PD, Lakhani S, Persons SJ. Acquisition of neuroendocrine characteristics by prostate tumor cells is reversible: implications for prostate cancer progression. Cancer Res 1999, 59: 3821-3830.
27. Burchardt T, Burchardt M, Chen MW, Cao Y, de la Taille A, Shabsigh A, Hayek O, Dorai T, Buttyan R. Transdifferentiation of prostate cancer cells to a neuroendocrine cell phenotype in vitro and in vivo. J Urol 1999, 162: 1800-1805.
28. Shen R, Dorai T, Szaboles M, Katz AE, Olsson CA, Buttyan R. Transdifferentiation of cultured human prostate cancer cells to a neuroendocrine cell phenotype in a hormone-depleted medium. Urol Oncol 1997, 3: 67-75.

Question 14

最近、前立腺特異抗原（prostate specific antigen: PSA）スクリーニングによって発見された前立腺癌に対して直ちに治療を開始せず、定期的観察によって治療開始時期を遷延させる手段が報告されています。どのような条件を満たす症例なら、この手段にまかせてよいでしょうか？　どのような方法で患者の追跡をしますか？

■ 略語一覧　　PSA: prostate specific antigen　　DRE: digital rectal examination
　　　　　　　AS: active surveillance　　　　　　RP: radical prostatectomy

Answer

PSAスクリーニングの普及に伴って、早期前立腺癌が検出できるようになりました。その結果、前立腺癌による死亡例は若干ながら減少していると報告されています。しかし、同時に、"精査が行われなかった場合、発見されることがなかったであろう"臨床的意義の少ない低悪性度癌の発見にもつながり、過剰診断（overdiagnosis）、過剰治療（overtreatment）という望ましくない結果が憂慮されます。

そこで、穿刺病理標本の所見が一定の基準を満たす低悪性度癌の場合、定期的観察を継続し、病期や悪性度に進展のないかぎり治療開始を延期する、active surveillance（AS）が普及してきました。

ASの対象基準は報告者により多少異なりますが、共通しているのはGleasonスコア6以下の癌で、コアにみられる腫瘍面積の低い（すなわち小腫瘍と考えられる）症例です。このような症例に対して、定期的PSA検査と直腸指診（digital rectal examination: DRE）での観察を続け、その後一定の期間を経て前立腺再生検を行い悪性度の進展（Gleasonパターン4あるいは5の出現、コアに占める腫瘍面積の増加）がみられる場合、直ちに積極的な治療を開始します。約25-30％の症例において進展所見のためASからの脱落がみられますが、これらの多くは初期検査時に既にその存在にもかかわらず証明されなかったものです。

したがって、AS開始前に多数コア採取または再生検でこれらの症例の発見がかなり可能です。ASに組み込まれたのち、脱落した症例の追跡をみますと前立腺癌自体による死亡例はきわめて少なく、死亡例の大多数はcomorbidityによるもので、したがって、高齢者の間では、非前立腺癌死亡率は当然高くなっています。

なお、中リスクグループ（Gleasonスコア3＋4）もASの対象としている報告もあります。このような症例でも前立腺癌に起因する死亡例はきわめて少なく、したがって高齢者ではAS基準の緩和はリスクの上昇なく可能です。

Comments

剖検所見によれば、50歳以上の男性の50％で前立腺癌が発見されていますが（Franks, Hølund）、米国およびカナダにおいては生涯において前立腺癌が発見される可能性は18％で、前立腺癌による死亡リスクは2.8％といわれています（Canadian Cancer Statistics 2000）。したがって、発見率と癌死亡率との比は6.4であり、大多数の担癌男子は他の原因で死亡していることになります。一方、米国において男性癌死亡の第2位が前立腺癌によるものであり、前立腺

癌による死亡率を下げようとする努力が払われていることは十分に理解できます。

最近の報告によれば、PSAスクリーニングの結果、前立腺癌による死亡率はやや低下しましたが（Schröder, Hugosson）、スクリーニングの結果が陽性に出るためには少なくとも10年の経過観察が必要なことも示されています。

一方、スクリーニングの結果、過剰診断、すなわち"PSA検査が行われなかった場合、発見されることがなかったであろう"と考えられる臨床的意義の少ない前立腺癌の発見につながっていることも確かです。その結果、過剰治療という望ましくない結果が当然心配されます。このため、PSAスクリーニングに反対という意見も出てきました（Moyer）。

重要な問題は、前立腺癌のなかから、進行癌となり死亡に至る"悪性"型の癌を発見することであり、その目的のためにPSAスクリーニングや針生検は重要な手段です。したがって、現在のASの概念は、過剰診断／過剰治療を防ぐ目的で、発見された前立腺癌が一定の基準を満たす低悪性度で腫瘍体積の限られたものと判断された場合、直ちに治療を施すことなく臨床的観察を続け、もし、癌の進行が疑われる場合、"時期を失うことなく適切な治療を提供する（without missing the window of opportunity）"、というものです。

過去に使われていたwatchful waitingはこれと異なり、"高齢者で同時にcomorbidityが併存しており、前立腺癌の進行が出現するまで治療（保存的）開始を延期する"というものです。

1 active surveillance（AS）に組み込むための臨床像・病理像

Question9で述べましたように、進行型の前立腺癌はGleasonパターン4および5です。生検結果で最も多く発見されるのは、Gleasonスコア3＋3＝6です。組織学的には浸潤癌として分類されますが、進行性に乏しいことが過去10年の観察で明らかになりました[*]。したがって、穿刺標本でGleasonパターン3の病理像であることがASへ組み込むための最低条件です。ジョンズ・ホプキンズ大学のEpsteinらの提唱した条件（Carter, Tosoian）が一応ゴールドスタンダードになっており、他の報告者（Dall'Era, van den Bergh, 2009, 2010, Klotz, van As, Berglund, Soloway, 2008, 2010）の基準もこれを修正したもので、Table14-1に示しました。ジョンズ・ホプキンズ大学の基準とは"臨床的にT1c、PSA densityが0.15以下、穿刺標本でGleasonパターン3以下（スコア6以下）、陽性コアは最大2個、1コアにおける癌組織の占有率は50％まで"というものです。研究機関によってもう少し緩和したものでGleasonパターン4を含む報告者もいます（van As, Klotz）。

2 ASに組み込まれた後、患者をどのようにfollow-upするのが適切か

ASの少なくとも初期には短期間ごと（3-6カ月間隔で）にPSA値測定とDREを続けます。例えばSolowayらは、はじめの2年間は3-4カ月おきにPSA測定とDREを行い、その後は6カ月おきに実施しました。AS開始から9-12カ月後に前立腺生検（10-12コア）施行。もし、結果陰性であれば（進行癌が発見されない場合）臨床観察を続けるが、PSAの異常上昇の場合には、1年以内に生検を繰り返すとしています。基準の厳しいジョンズ・ホプキンズ大学らは、AS開始1年経過後、全症例で毎年12-14コアの再生検を勧めています。

いずれのグループの報告も進行癌とはGleasonパターン4の出現ないし、穿刺標本にみられる癌組織の増加です。生検所見以外にPSA kinetics（PSA値の上昇、＞10ng/mL、PSA velocity上昇、PSA density上昇、PSA doubling timeの短縮）をASからの脱落

---

[*] Gleasonスコア3＋3＝6の癌の臨床的意義に関して徹底的な追跡をしたジョンズ・ホプキンズ大学のグループのデータを紹介します（Hernandez、Miyamoto）。Gleasonスコア6の生検所見に基づき、根治的前立腺摘除術（radical prostatectomy: RP）を受けた2,526人の追跡によれば（中間値は5年）、PSAの再上昇による再発率は5年目で0.3％、10年目で0.9％、15年目で1.3％でした。遠隔転移症例や前立腺癌死亡症例は0です。少なくとも5年間追跡してPSA再上昇をみた38例の病理標本ブロックを深く切り込み、組織学的検査を行った結果をみると、38例中27例においてグレードの不正低評価あるいは、不正低深達度評価が発見され、純粋に高分化限局癌（Gleasonスコア3＋3、pT2）と最終診断を受けたもの（11例）における進行はきわめて稀である（0.4％）と結論しました。ただし、著者らも認めているように、この報告の弱点はPSA再発を示さなかった症例を使用しての同様の検査を行った結果のデータがないことです。

Table14-1　Active surveillanceによる観察を容認する前立腺癌の基準

研究機構	臨床病期	PSA値	穿刺標本でのGleasonスコア	陽性コア数	1コアにおける占有率	その他
Johns Hopkins（Carter, Tosoian）	≤T1c	NS*1	≤3+3	≤2	≤50%	PSAD≤0.15*2
Univ. Toronto*3（Klotz）	NS	≤10*3	≤3+3*3	NS	NS	-
Univ. Ca. S. F.（Dall'Era）	≤T2a	≤10	≤3+3	<33%	≤50%	-
ERSPC（PRIAS）*4（van den Bergh, 2009, 2010）	<T2a	≤10	≤3+3	≤2	NS	PSAD<0.2
Royal Marsden Hosp.（van As）	<T2a	≤15	≤3+4	≤50%	NS	-
M.Sloan-Kettering（Berglund）	≤T2a	≤10	≤3+3	≤3	≤50%	-
Univ. Miami（Soloway, 2008, 2010）	<T2	≤10	≤3+3	≤2	≤20%	-

＊1　NS: not statedあるいはnot considered
＊2　PSADT: PSA値をTRUSで測定した体積で割った値
＊3　Klotzら（トロント大学）の報告では中リスク癌（PSA≤15、Gleasonスコア3＋4も含めている。その内訳は70歳未満が19例、70歳以上が53例である。
＊4　ERSPC: European Randomized Study of Screening for Prostate Cancer（Prostate cancer Research International: Active Surveillance）。オランダ、ノルウェー、イタリア、フランスの研究機関の共同研究。

の根拠としているところもありますが（van den Bergh, 2009, Klotz, van As, Cooperberg）（Table14-2）、PSA kineticsの異常は必ずしも再生検所見でのスコアを反映しないと主張する報告もあります（Ross, Whitson）。

3　ASから脱落する症例

脱落する症例の頻度は11-33％と幅があり（Table14-2）、治療開始までの中間値も1.3-3.5年です。他のグループからの報告をみても、ASに組み込まれている生検・臨床条件を満たしている患者で前立腺摘出が行われた場合、予後不良因子（腫瘍の前立腺外への進展、精嚢浸潤、切除縁陽性）が約25％の症例において発見されており、これらはGleasonスコア7あるいはそれ以上の腫瘍の存在と密接に関係しています（Kane, Suardi, 2008, 2010, Chun, Smaldone, Ploussard）。

したがって、脱落者を減少させるためにはAS参加前に予後不良因子を抱えている患者を極力除去することで、そのために、可能なかぎりコア数を増やし（最小12コア）、前方領域（anterior prostate cancer検出のため。Question5参照）からも採取することが推奨されます（Adamy, Meng, Lawrentschuk）。すなわち、初期生検で陽性診断の後3カ月以内に再生検（標準12コア）（Berglund）を勧めるグループもあります。このスローン・ケタリング癌センター（Berglund）からの報告をみると、再生検の結果、27％のAS候補者に進行癌の存在が発見されました。その結果を反映して脱落率はわずか11％です（Table14-2）。

一方、フランスのPloussardらはコアの数およびコ

Table14-2 Active surveillance追跡結果のまとめ

研究機構	報告年	症例数	登録時の年齢（中間値）	追跡期間中間値（年）	治療を受けた症例 [%]	治療開始までの期間中間値（年）	治療開始の動機	疾患特異的死亡数	全死亡数 [%]
Johns Hopkins (Tosoian)	2011	769	66	2.7	255 [33]	2.2	再生検所見	0	14
Univ. Toronto (Klotz)	2010	450*1	70.3	6.8	135 [30]	NS	PSADTと再生検所見*2	1	[21]
ERSPC (PRIAS) (van den Bergh, 2009)	2009	616	66.3	3.9	197 [32]	2.6	PSAD<3	2	53 [9]
Royal Marsden Hosp. (van As)	2008	326	67	1.8	65 [20]	1.3	PSA	0	2
M.Sloan-Kettering (Berglund, Adamy)	2011	238	64	1.8*3	25 [11]	NS	再生検所見	NS	NS
Univ. Miami (Soloway, 2010)	2010	230	63.4	3.7	32 [14]	2.8	再生検所見	0	NS

*1 KlotzらのトロントUniv.の報告では、中リスク癌（PSA≤15mg/mL、Gleasonスコア3＋4）症例も含まれており、その内訳は70歳未満が19例、70歳以上が53例である。
*2 PSADT: PSA doubling time ＜3years
*3 patients without progressionに限られている。

アにみられる癌巣の大きさを考慮して4つのグループに分けた結果を報告しています。ASの最低基準は65歳以下の"健康"男子、少なくとも10年間は生存すると判断された患者での報告です。

穿刺の所見としてGleasonスコア3＋3＝6、臨床病期T1-T2a、PSA値10ng/mL以下です。72％の患者においてRPが行われ、その所見（病期、Gleasonスコア）に基づいて生検所見を分析した結論です。6カ所生検（sextant biopsy）部位、12コア生検部位における所見と、21コア生検（いわゆるsaturation biopsy）の結果を比較すると、6コアよりも12コアのほうが臨床的に重要な前立腺癌発見に有用ですが、それでも21コア生検の結果では25％の患者において臨床的に"治療を必要とする患者"の発見につながると結論しています（採取箇所は報告の図を参照）。

4 高齢者（70歳以上）のASへの参加の意義

Table14-1、2に示すデータでは、登録時の年齢は選択の要因になっていません。年齢の中間値は65歳前後です。ただし、トロント大学の報告では（Klotz）、70歳以上の参加者が半数以上を占めています。高齢者の参加に注目して経過観察を報告している仕事は稀です。

イタリアのSuardiら（2012）の報告は、AS基準を満たす症例を3つの年齢グループ（63歳未満、63-70歳、70歳以上）に分け、RP標本における予後不良因子存在の頻度を調べました。穿刺コア数は最少12コア、同一大学でRPが行われ、エキスパート病理医による精査の結果です。

多変量解析の結果、70歳以上の患者において予後不良因子（前立腺外進展、Gleasonスコア7以上、精嚢浸潤）の存在は有意に増加していました（p＜0.03）。結論として70歳以上の患者の41％が該当症例として不適当に組み込まれていることを指摘しています。

5 中リスク前立腺癌患者をASに組み込んだ場合の成績

Table14-1にも示したASへの容認基準は、ロイヤル・マースデン病院以外いずれもGleasonスコアは6以下です。European Randomized Study of Screening for Prostate Cancer（ERSPC）（Bul）のなかで、オランダとノルウェーの研究機構に限られた長期観察で中リスク癌のグループを含めた報告があり、結果をTable14-3にまとめました。

追跡期間の中間値は7.4年。低リスクグループは39.9％の症例で、中リスクグループは53.9％において治療が開始されました。RPを受けた症例数には有意な差はありませんが、放射線療法を受けた症例数は、低リスクグループで中リスクグループに比べて有意に高くみられました（p＝0.01）。一方、ホルモン療法を受けた症例では、中リスクグループのほうが優勢でした（p＝0.01）。死因を前立腺に限ると、10年生存率は99.1％（低リスクグループ）と96.1％で両者に差がありませんが、全死因による死亡症例（Kaplan-Meier曲線）は中リスクのほうが有意に高いです（log-rank p＝0.003）。

この報告で注目すべきは、
①半数以上の症例（56.6％）において中間値6.8年で治療が避けられたこと
②中リスクグループでは出発点で既に病期が進行しているか、あるいはより悪性型前立腺癌が存在するにもかかわらず、前立腺に起因する死亡例はきわめて低く、低リスクグループとの間に有意の差がみられなかったこと
の2点です。

Table14-2で示したトロント大学の報告では（Klotz）、70歳以上の参加者が半数以上を占め、しかも70歳以上の場合、PSA15ng/mL以上、Gleasonスコア3＋4の中等度のリスクを持つものが多数を占めています。

したがって、データベースは、年齢の考慮あるいは中リスク癌に関して純粋ではありませんが、結論として述べられていることは、
①前立腺癌による死亡者はきわめて少なく、5年と10年の生存率はそれぞれ99.7％と97.2％であること
②中リスクの患者（総数450人中85人〔18.9％〕）の

Table14-3 低リスクと中リスクグループ症例のAS追跡結果の比較（BulらによるERSPC*1追跡データ）

	低リスクグループ	中リスクグループ	P値
参加条件	T1c/T2、PSA ≤ 10ng/mL、PSA density ≤ 0.2 Gleasonスコア ≤ 6 陽性コア ≤ 2	PSA 10-20ng/mL、Gleasonスコア（3＋4、4＋3）、陽性コア ≤ 3（いずれか一つの条件を満たすもの）	
症例数	381	128	
年齢（中間値）	67.6	67.4	P＝0.52
追跡期間（年、中間値）	7.5	7.2	P＝0.69
治療が開始された症例［％］	152［39.9］	69［53.9］	P＝0.006
治療開始までの期間（年、中間値）	2.5	2.7	P＝0.90
全死因による死亡数［％］	60［15.7］	38［29.6］	P＝0.001
全死因による死亡までの期間（年、中間値）	5.3	6.8	P＝0.05
前立腺癌による死亡数	3	2	P＝0.44
前立腺癌による死亡までの期間（年、中間値）	2.9	8.1	P＝0.08

＊1　European Randomized Study of Screening for Prostate Cancer

うち、49人はASから脱落して治療を受け、残り36人は無治療で継続されたが前立腺癌死亡例は後者に1例認められたのみであること
③全死因による死亡例は、年齢に関係なく前立腺癌死（hazard ratio）よりも高い（70歳以上で33倍、70歳以下で9倍）こと
など指摘しています。

6　ASへ組み込まれた患者におけるcomorbidityへの配慮

既に何回も触れましたが、前立腺癌は年齢の増加に伴って普遍的に発見される（スクリーニングの結果）癌であり、その進行（悪性型に限っても）は緩慢なので、積極的な処置（RP、放射線療法〔brachy therapyを含む〕、androgen deprivation therapy）が果たして患者の余生に対して有効なのか、quality of lifeを考慮して処置の妥当性があるのか、などの問題も考慮する必要があります。

すなわち治療を提供することにどれだけの意味があるかの問題です。当然考えられるのは患者の年齢、それに伴うcomorbidityへの配慮です。この配慮は、低リスク癌（Gleasonスコア7〔3＋4、4＋3〕）患者も含みます。最近の報告によれば、comorbidityのある患者に対して過剰治療の症例がきわめて多く、保存的措置への考慮が必要との意見が強く出ています（Daskivich, A, B）。その理由はcomorbidityにより死亡のリスク（hazard ratio）がきわめて高い（8.5倍）からです。comorbidityの規定に関しては前記の報告を参照してください。

7　まとめ──ASに取り込むための条件

重要なことは生検標本にみられるGleasonスコアと患者の年齢です。基礎となるのは、厳重な生検です。最少12コアを採取し、Gleasonスコアが6以下で陽性コア（多くの意見に従えば≤2）、1コアにおける腫瘍の占有率（多くの意見に従えば50％以下〔これは腫

瘍体積の推定、したがって、T2腫瘍の推定につながります〕）を基準としています。ただし、これは絶対的なものではなく、各臨床家が一定の基準を作成するべきと考えます。

　以上は70歳以下の患者に対する基本的基準です。AS基準を満たす症例を厳重に選択するため、陽性診断の根拠になった生検に続いて数カ月以内に再生検を施行することも考慮します。これにより約1/4の症例が不適合として除去されます。follow-upでは、最初の2年は少なくとも年2回のPSA測定＋DREを施行します。再生検をいつ行うかは各臨床家の選択に任せますが、ジョンズ・ホプキンズ大学グループの勧める毎年12-14コア採取（**Tosoian**）はかなり厳しいようで、患者の協力が得られるかどうか疑問です。

　一方、70歳以上の患者に対してはcomorbidityによる死因が大きく関係しますから、AS基準を緩和して中リスク癌（穿刺標本：Gleasonスコア3＋4、腫瘍の存在）患者も含めてよいでしょう。前記のように高齢者においては進行した癌の存在の可能性が高いのですが、それにもかかわらず長期観察においてAS脱落者と非脱落者グループともに、前立腺癌に起因する死亡例はきわめて少なく、両者に差がありません。

References

1. Franks LM. Proceedings: Etiology, epidemiology, and pathology of prostatic cancer. Cancer 1973, 32: 1092-1095.
2. Hølund B. Latent prostatic cancer in a consecutive autopsy series. Scand J Urol Nephrol 1980, 14: 29-35.
3. Canadian Cancer Statistics 2000. National Cancer Institute of Canada, Toronto, Canada 2001.
4. Schröder FH, Hugosson J, Roobol MJ, Tammela TL, Ciatto S, Nelen V, Kwiatkowski M, Lujan M, Lilja H, Zappa M, Denis LJ, Recker F, Páez A, Määttänen L, Bangma CH, Aus G, Carlsson S, Villers A, Rebillard X, van der Kwast T, Kujala PM, Blijenberg BG, Stenman UH, Huber A, Taari K, Hakama M, Moss SM, de Koning HJ, Auvinen A; ERSPC Investigators. Prostate-cancer mortality at 11 years of follow-up. N Engl J Med 2012, 366: 981-990.
5. Hugosson J, Carlsson S, Aus G, Bergdahl S, Khatami A, Lodding P, Pihl CG, Stranne J, Holmberg E, Lilja H. Mortality results from the Göteborg randomised population-based prostate-cancer screening trial. Lancet Oncol 2010, 11: 725-732.
6. Moyer VA; U.S. Preventive Services Task Force. Screening for prostate cancer: U.S. Preventive Services Task Force recommendation statement. Ann Intern Med 2012, 157: 120-134.
7. Hernandez DJ, Nielson ME, Han M, Trock BJ, Partin AW, Walsh PC, Epstein JI. Natural history of pathologically organ-confined (pT2), Gleason score 6 or less, prostate cancer after radical prostatectomy. Urology 2008, 72: 172-176.
8. Miyamoto H, Hernandez DJ, Epstein JI. A pathological reassessment of organ-confined, Gleason score 6 prostatic adenocarcinomas that progress after radical prostatectomy. Hum Pathol 2009, 40: 1693-1698.
9. Carter HB, Kettermann A, Warlick C, Metter EJ, Landis P, Walsh PC, Epstein JI. Expectant management of prostate cancer with curative intent: an update of the Johns Hopkins experience. J Urol 2007, 178: 2359-2365.
10. Tosoian JJ, Trock BJ, Landis P, Feng Z,

Epstein JI, Partin AW, Walsh PC, Carter HB. Active surveillance program for prostate cancer: an update of the Johns Hopkins experience. J Clin Oncol 2011, 29: 2185-2190.
11. Dall'Era MA, Konety BR, Cowan JE, Shinohara K, Stauf F, Cooperberg MR, Meng MV, Kane CJ, Perez N, Master VA, Carroll PR. Active surveillance for the management of prostate cancer in a contemporary cohort. Cancer 2008, 112: 2664-2670.
12. van den Bergh RC, Vasarainen H, van der Poel HG, Vis-Maters JJ, Rietbergen JB, Pickles T, Cornel EB, Valdagni R, Jaspars JJ, van der Hoeven J, Staerman F, Oomens EH, Rannikko A, Roemeling S, Steyerberg EW, Roobol MJ, Schröder FH, Bangma CH. Short-term outcomes of the prospective multicentre 'Prostate Cancer Research International: Active Surveillance' study. BJU Int 2010, 105: 956-962.
13. van den Bergh RC, Roemeling S, Roobol MJ, Aus G, Hugosson J, Rannikko AS, Tammela TL, Bangma CH Schröder FH. Outcomes of men with screen-detected prostate cancer eligible for active surveillance who were managed expectantly. Eur J Urol 2009, 55: 1-8.
14. Klotz L, Zhang L, Lam A, Nam R, Mamedov A, Loblaw A. Clinical results of long-term follow-up of a large, active surveillance cohort with localized prostate cancer. J Clin Oncol 2010, 28: 126-131.
15. van As NJ, Norman AR, Thomas K, Khoo VS, Thompson A, Huddart RA, Horwich A, Dearnaley DP, Parker CC. Predicting the probability of deferred radical treatment for localised prostate cancer managed by active surveillance. Eur Urol 2008, 54: 1297-1305.
16. Berglund RK, Masterson TA, Vora KC, Eggener SE, Eastham JA, Guillonneau BD. Pathological upgrading and up staging with immediate repeat biopsy in patients eligible for active surveillance. J Urol 2008, 180: 1964-1968.
17. Soloway MS, Soloway CT, Williams S, Ayyathurai R, Kava B, Manoharan M. Active surveillance; a reasonable management alternative for patients with prostate cancer: the Miami experience. BJU Int 2008, 101: 165-169.
18. Soloway MS, Soloway CT, Eldefrawy A, Acosta K, Kava B, Manoharan M. Careful selection and close monitoring of low-risk prostate cancer patients on active surveillance minimizes the need for treatment. Eur Urol 2010, 58: 831-835.
19. Ross AE, Loeb S, Landis P, Partin AW, Epstein JI, Kettermann A, Feng Z, Carter HB, Walsh PC. Prostate-specific antigen kinetics during follow-up are an unreliable trigger for intervention in a prostate cancer surveillance program. J Clin Oncol 2010, 28: 2810-2816.
20. Whitson JM, Carroll PR. Active surveillance for early-stage prostate cancer: defining the triggers for intervention. J Clin Oncol 2010, 28: 2807-2809.
21. Kane CJ, Im R, Amling CK, Presti JC Jr, Aronson WJ, Terris MK, Freedland SJ; SEARCH Database Study Group. Outcomes after radical prostatectomy among men who are candidates for active surveillance: results from the SEARCH database. Urology 2010, 76: 695-700.
22. Suardi N, Capitanio U, Chun FK, Graefen M, Perrotte P, Schlomm T, Haese A, Huland H, Erbersdobler A, Montorsi F, Karakiewicz PI. Currently used criteria for active surveillance in men with low-risk prostate cancer: an analysis of pathologic features. Cancer 2008, 113: 2068-2072.
23. Suardi N, Briganti A, Gallina A, Salonia A, Karakiewicz PI, Capitanio U, Freschi M, Cestari A, Guazzoni G, Rigatti P, Montorsi F. Testing the most stringent criteria for selection of candidates for active surveillance in patients with low-risk prostate cancer. BJU Int 2010, 105: 1548-1552.
24. Chun FK, Suardi N, Capitanio U, Jeldres C, Ahyai S, Graefen M, Haese A, Steuber T, Erbersdobler A, Montorsi F, Huland H, Karakiewicz PI. Assessment of pathological prostate cancer characteristics in men with favorable biopsy features on predominantly sextant biopsy. Eur Urol 2009, 55: 617-628.
25. Smaldone MC, Cowan JE, Carroll PR, Davies BJ. Eligibility for active surveillance and pathological outcomes for men undergoing radical prostatectomy in a

large, community based cohort. J Urol 2010, 183: 138-143.
26. Ploussard G, Xylinas E, Salomon L, Allory Y, Vordos D, Hoznek A, Abbou CC, de la Taille A. The role of biopsy core number in selecting prostate cancer patients for active surveillance. Eur Urol 2009, 56: 891-898.
27. Adamy A, Yee DS, Matsushita K, Maschino A, Cronin A, Vickers A, Guillonneau B, Scardino PT, Eastham JA. Role of prostate specific antigen and immediate confirmatory biopsy in predicting progression during active surveillance for low risk prostate cancer. J Urol 2011, 185: 477-482.
28. Meng MV, Franks JH, Presti JC Jr, Shinohara K. The utility of apical anterior horn biopsies in prostate cancer detection. Urol Oncol 2003, 21: 361-365.
29. Lawrentschuk N, Haider MA, Daljeet N, Evans A, Toi A, Finelli A, Trachtenberg J, Zlotte A, Fleshner N. 'Prostatic evasive anterior tumours': the role of magnetic resonance imaging. BJU Int 2010, 105: 1231-1236.
30. Suardi N, Gallina A, Capitanio U, Salonia A, Lughezzani G, Freschi M, Mottrie A, Rigatti P, Montorsi F, Briganti A. Age-adjusted validation of the most stringent criteria for active surveillance in low-risk prostate cancer patients. Cancer 2012, 118: 973-980.
31. Bul M, van den Bergh RC, Zhu X, Rannikko A, Vasarainen H, Bangma CH, Schröder FH, Roobol MJ. Outcomes of initially expectantly managed patients with low or intermediate risk screen-detected localized prostate cancer. BJU Int 2012, 110: 1672-1677.
32. Daskivich TJ, Chamie K, Kwan L, Labo J, Palvolgyi R, Dash A, Greenfield S, Litwin MS. Overtreatment of men with low-risk prostate cancer and significant comorbidity. Cancer 2011, 117: 2058-2066. (A)
33. Daskivich TJ, Chamie K, Kwan L, Labo J, Dash A, Greenfield S, Litwin MS. Comorbidity and competing risks for mortality in men with prostate cancer. Cancer 2011, 117: 4642-4650. (B)

索引

あ
アポトーシス（アポプトーシス）、前立腺の……161
アンドロゲン遮断療法……137, 139

い
移行領域、前立腺の……94
　　──移行領域由来の前立腺癌……114

お
オンコサイト型乳頭状腎細胞癌……22

か
癌基幹細胞、前立腺癌の……137
　　──仮説、前立腺癌の……140
管状嚢胞状腎細胞癌……12
　　──cystic nephroma……14
　　──multilocular cystic RCC……14
　　──TCRCCにおける遺伝子発現……14

き
帰巣性……146
去勢抵抗性前立腺癌……137

こ
高悪性度浸潤性腫瘍、膀胱の……69
高異型度癌、膀胱の……53, 62, 69, 72, 73, 76
高異型度原発性尿路上皮癌……81
高異型度前立腺癌……80, 81
高異型度尿路上皮癌……80
甲状腺様濾胞型腎細胞癌……10, 28
高度前立腺上皮内腫瘍……153, 155
国際泌尿器病理学会……12, 124
骨髄転移前立腺癌……146
根治的会陰式前立腺摘除術……100
根治的前立腺摘除術……99

さ
細胞周期……70

し
篩状構造……153
　　──を示す病変……153
篩状腺房過形成……155
小径腎腫瘍……30
腎機能、腎部分切除術（PN）あるいは根治的腎摘除術（RN）が与える影響……40
神経血管束、前立腺の……95, 97, 100
神経内分泌細胞、前立腺癌の……161
腎部分切除術の適応……36
腎保存手術の適応……36

せ
切除断端陽性……99
　　──癌病変のある前立腺実質に偶然切り込んでの……106
穿刺診断
　　──経皮的腎腫瘍穿刺診断……30
　　──腎腫瘍の……30
尖部前領域癌、前立腺の……94
腺房型腺癌の特殊型、前立腺癌の……127
前立腺
　　──外進展……101
　　──解剖学的構築……94
　　──幹細胞……96
　　──前括約筋……90
　　──尖部……95
　　──前部……90, 94
　　──底部……97
　　──中部……96
前立腺後部癌……109, 110
前立腺前部癌……109, 110
前立腺前部優勢癌……109
前領域前立腺癌……94

そ
造血幹細胞の帰巣性……146

た
多房嚢胞性腎細胞癌……17, 18
淡明細胞型腎細胞癌……16, 17, 18
　　──乳頭型の……17, 20
淡明細胞型乳頭状腎細胞癌……16, 17, 19
　　──病理学的および細胞遺伝学的特徴……16

ち
恥骨後式前立腺摘除術……100, 101
中心領域、前立腺の……94

て
低悪性度乳頭状尿路上皮腫瘍……52, 53, 56, 72

低異型度癌、膀胱癌の……52, 53, 62, 69, 72
低異型度非浸潤性尿路上皮癌……56
デノビエ筋膜……90
転座型腎細胞癌……17, 19
　　──TFEB転写因子活性……20
　　──t（6；11）……20
　　──（p21；q12）……20

と
導管腺癌、前立腺の……129, 156

に
ニッチ、骨髄の……147
乳頭腫、膀胱の……69
乳頭状腎細胞癌……11, 12, 16, 17, 21
　　──淡明細胞から構成される……22
尿膜管由来の腺癌……82
尿路上皮乳頭腫……54

は
針生検
　　──意図的に前立腺の移行領域（TZ）に行う……119
反応性尿路上皮過形成……83

ひ
"被膜"、前立腺の……90, 95, 106
病期pT3症例、前立腺癌の……102

へ
辺縁領域、前立腺の……94

め
免疫組織化学反応の役割、尿路上皮腫瘍の……79

A
active surveillance（AS）……44, 166, 168, 169
androgen deprivation therapy（ADT）……137
anterior apical cancer、前立腺の……94
anterior fibromuscular stroma（AFMS）、前立腺の
　　……90, 94
anteriorly located prostate cancer……94
anterior predominant cancer、前立腺の……109
anterior prostate cancer（APC）……109, 110
AR遺伝子……137, 138

B
Birt-Hogg-Dube 症候群……11

C
cancer stem cell、前立腺癌の……137
　　──cancer stem cell仮説、前立腺癌の……140

capsule、前立腺の……90, 95, 106
castration resistant prostate cancer……137
cell cycle……70
central zone（CZ）、前立腺の……94
CIS、膀胱の……72
clear cell papillary renal cell carcinoma（CCPRCC）
　　……16, 17, 19
　　──cytogenetic characteristics……16
clear cell renal cell carcinoma（CCRCC）……16, 17, 18
　　──clear cell RCC with papillary architecture……17, 20
cribriform、前立腺の……153
cribriform hyperplasia、前立腺の……155
cribriform lesions、前立腺の……153
CXCL-12（SDF-1）……147
CXCR-4……147

D
Denonvilliers' fascia……90
ductal adenocarcinoma、前立腺の……129, 156
dysplasia、尿路上皮の……72

E
E-cadherin……77, 133
epithelial-mesenchymal transition（EMT）……77, 133, 137
　　──pathwayの活性……141
extraprostatic extension（EPE）……101
E2F……70, 71

F
fibroblast growth factor receptor 3（FGFR3）遺伝子
　　……69, 70, 71, 72, 76
　　──変異……76
Fuhrmanグレード……37
fumarate hydratase遺伝子……10

G
GATA3……80
Gleasonパターン4……131, 133

H
hematopoietic stem cell（HSC）……146
hereditary leiomyomatosis and RCC syndrome associated
　　RCC……10
high grade prostatic intraepithelial neoplasia（HGPIN）
　　……153, 155
homing……146

I
IMP3……52, 64, 67, 79, 84
International Society of Urological Pathology（ISUP）
　　……12, 124
intraductal carcinoma（IC）、前立腺の……153, 155

M

MDM2蛋白……70, 71
mesenchymal-epithelial transition（MET）……133
multilocular cystic RCC……17, 18

N

N-cadherin……134, 141
NE細胞、前立腺の……161
nephron-sparing surgeryの適応……36
neurovascular bundle（NVB）、前立腺の……95, 97, 100
niche、骨髄の……147

O

oncocytic chromophobe cell腎腫瘍群……11
oncocytic papillary RCC……22
oncocytoma、腎の……14

P

papillary renal cell carcinoma（PRCC）
　　　　……11, 12, 16, 17, 21
　　──PRCC with clear cells……22
papillary urothelial neoplasm of low malignant potential
　　　（PUNLMP）……52, 53, 56, 72
partial nephrectomy（PN）の適応……36
percutaneous renal mass biopsy……30
peripheral zone（PZ）……94
placental S100（S100P）、膀胱癌の……80
positive surgical margin（PSM）……99
　　──癌病変のある前立腺実質に偶然切り込んでの……106
posterior prostate cancer（PPC）……109, 110
preprostatic sphincter……90
prostate needle biopsy（PNB）……119
　　──意図的に移行領域（TZ)に行う……119
pTa 高異型度尿路上皮癌（CaHG）……66, 67
pT1、膀胱癌の……62, 63, 64, 76
pT2、膀胱癌の……62
pT3、前立腺癌の……102
PUNLMP……52, 53, 56, 72
p21遺伝子……70
p21 蛋白……70
p53遺伝子……69, 70, 71, 72, 76
　　──機能喪失……76
p53 蛋白……70

R

radical prostatectomy（RP）……99
RANK……148
RANKL……148
reactive urothelial hyperplasia……83
receptor activator of nuclear factor kappa-B ligand
　　　（RANKL）……148
renal mass biopsy……30

retinoblastoma（RB）遺伝子……70
retinoblastoma蛋白（PRB）……70

S

SDF-1（CXCL-12）……147
small cell 型腫瘍、膀胱の……82
small cell carcinoma……82
small renal mass……30
stem cell、前立腺の……96
succinated dehydrogenase β deficiency-associated RCC
　　……10

T

tertiary Gleasonパターン……129
TFE3……19
thrombomodulin、膀胱の……80
thyroid-like follicular RCC（TLFRCC）……10, 28
thyroid transcriptionfactor-1（TTF-1）……82
transition zone（TZ）、前立腺の……94
translocation carcinomas……17, 19
　　──TFEB転写因子活性……20
　　──t（6;11）……20
　　──（p21;q12）……20
tubulocystic renal cell carcinoma（TCRCC）……12
　　──cystic nephroma……14
　　──multilocular cystic RCC……14
　　──TCRCCにおける遺伝子発現……14
Twist遺伝子……134
TZ腫瘍
　　──臨床的特徴……114
TZ穿刺……119

U

urachus由来の腺癌……82
uroplakinⅢ……80
urothelial carcinoma, high grade（CaHG）
　　……53, 62, 66, 67, 69, 72, 73, 76, 80
urothelial carcinoma, low grade（CaLG）
　　……52, 53, 56, 62, 69, 72
urothelial papilloma……54

V

VHL遺伝子……16

W

watchful waiting、前立腺癌の……167

X

Xp11.2型……19

β

β-catenin……81

ホットトピックスを徹底的に究明する!!

新・泌尿器科臨床病理学

2015年4月1日　初版第1刷発行

- [著者]　大保亮一／大園誠一郎／荒井陽一
- [発行人]　赤土正幸
- [発行所]　株式会社インターメディカ
  〒102-0072　東京都千代田区飯田橋2-14-2
  TEL. 03-3234-9559　FAX. 03-3239-3066
  URL. http://www.intermedica.co.jp
- [印刷]　三報社印刷株式会社
- [デザイン]　株式会社デザインコンビビア（AD：岡野祐三）

ISBN978-4-89996-331-8
定価はカバーに表示してあります。